魏氏伤科

李国衡医案集

胡劲松　李飞跃　编著

中国中医药出版社
·北京·

图书在版编目（CIP）数据

魏氏伤科李国衡医案集 / 胡劲松，李飞跃编著 . —北京：中国中医药出版社，2020.5

ISBN 978 - 7 - 5132 - 4547 - 0

Ⅰ . ①魏…　Ⅱ . ①胡…　②李…　Ⅲ . ①中医伤科学—医案—汇编—中国—现代　Ⅳ . ① R274

中国版本图书馆 CIP 数据核字（2017）第 254598 号

中国中医药出版社出版

北京市朝阳区北三环东路 28 号易亨大厦 16 层

邮政编码　100013

传真　010-64405750

廊坊市祥丰印刷有限公司印刷

各地新华书店经销

开本 710×1000　1/16　印张 18.75　彩插 1.5　字数 292 千字

2020 年 5 月第 1 版　2020 年 5 月第 1 次印刷

书号　ISBN 978 - 7 - 5132 - 4547 - 0

定价　75.00 元

网址　www.cptcm.com

社 长 热 线　010-64405720

购 书 热 线　010-89535836

维 权 打 假　010-64405753

微信服务号　zgzyycbs

微商城网址　https://kdt.im/LIdUGr

官 方 微 博　http://e.weibo.com/cptcm

天猫旗舰店网址　https://zgzyycbs.tmall.com

如有印装质量问题请与本社出版部联系（010-64405510）

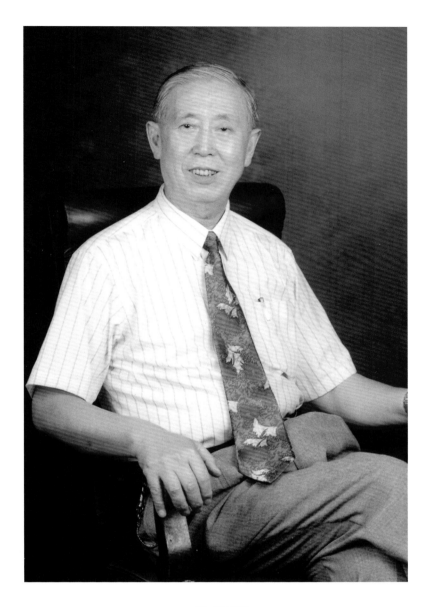

◎ 李国衡

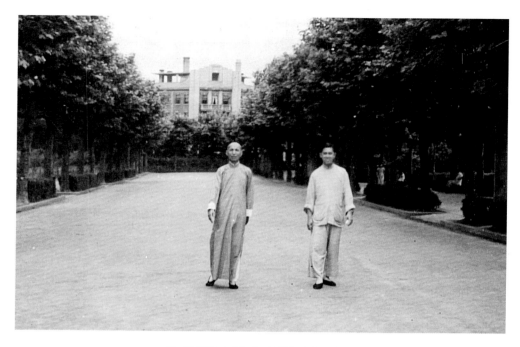

◎ 魏指薪（左）与李国衡（右）合影

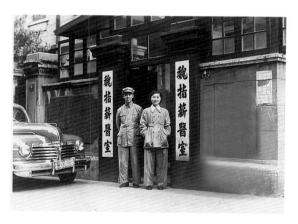

◎ 魏指薪诊室前李国衡夫妇合影

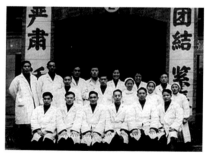

◎ 20世纪50年代末，李国衡（前排右二）在仁济医院与骨科伤科同事合影

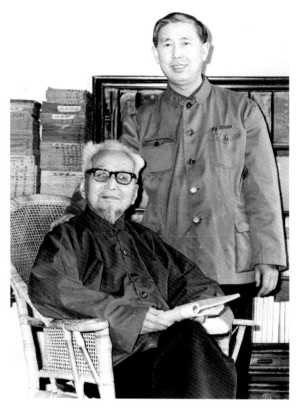

◎ 魏指薪与李国衡合影

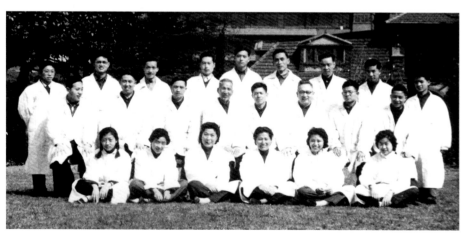

◎ 20世纪60年代，魏指薪（二排左四）、李国衡（二排左二）、施家忠（二排右三）、
魏淑英（一排右三）、魏淑云（一排左三）与伤科同事、进修医生和学生合影

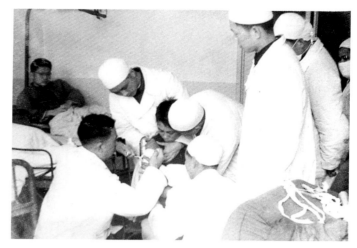

◎ 20世纪60年代初，李国衡（左二）在诊治骨折病人

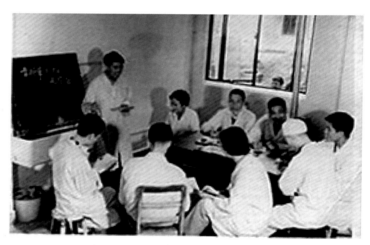

◎ 20世纪60年代，李国衡与西医骨科医生进行学术交流

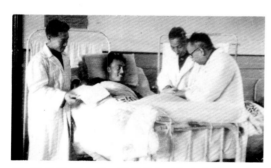

◎ 20世纪60年代，魏指薪与叶衍庆教授（右一）共同诊查病人

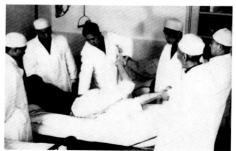

◎ 20世纪60年代初，李国衡（左）在魏指薪（右二）指导下诊治病人

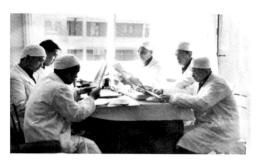
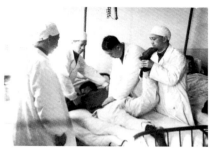

◎ 20 世纪 60 年代初，李国衡（左二）在魏指薪（右一）指导下参加学习

◎ 20 世纪 60 年代初，李国衡（中）在魏指薪（左一）指导下治疗病人

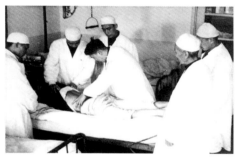
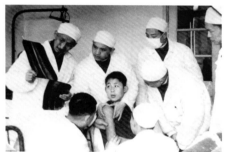

◎ 20 上世纪 60 年代初，李国衡（中）在魏指薪（右二）指导下治疗病人

◎ 20 世纪 60 年代初，李国衡（左二）在魏指薪（左一）指导下进行手法复位治疗

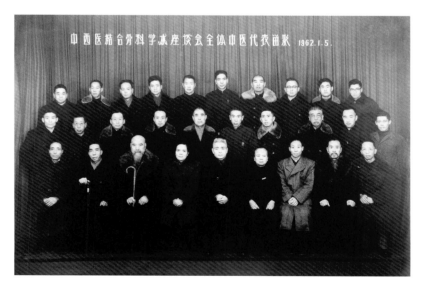

◎ 1962 年，李国衡（第二排右四）参加中西医结合骨科学术座谈会时和全体中医合影

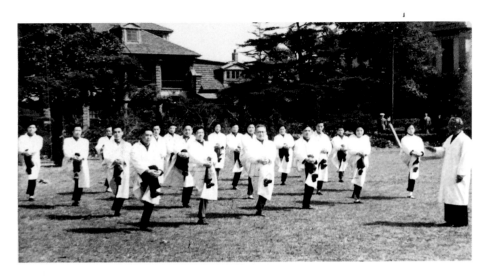

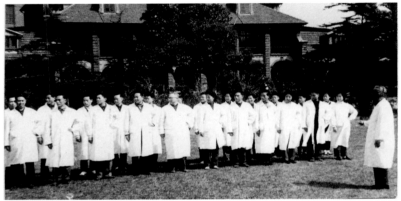

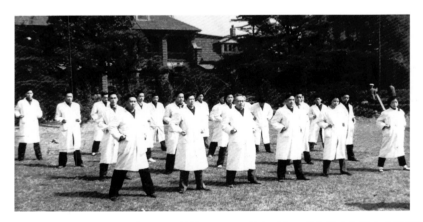

◎ 20世纪60年代初，李国衡（前排左一）及科内同事、进修医生和学生在魏指薪指导下练功

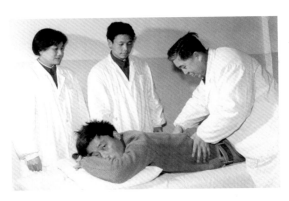
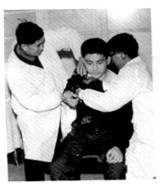

◎ 20世纪70年代，李国衡教授学生腰部手法治疗

◎ 20世纪70年代，李国衡教授学生手法治疗

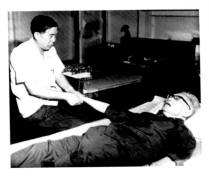
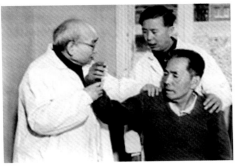

◎ 20世纪70年代，李国衡在为著名作家巴金诊疗

◎ 20世纪70年代，李国衡与骨科叶衍庆教授一起检查病人

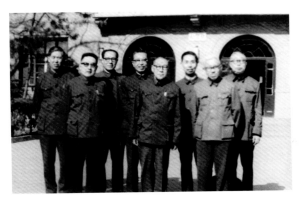

◎ 20世纪70年代，李国衡（左一）与中医同道合影

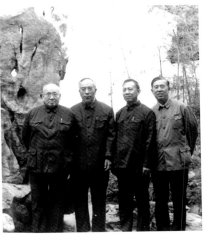

◎ 20世纪70年代，叶衍庆（左一）、郭维淮（左三）、李国衡（右一）等参加学术会议时合影

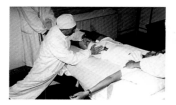

◎ 20 世纪 80 年代，李国衡演示股骨粗隆间骨折复位手法

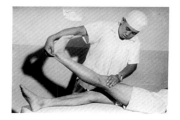

◎ 20 世纪 80 年代，李国衡演示髌上滑囊血肿治疗手法

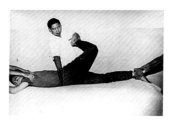

◎ 20 世纪 80 年代，李国衡演示魏氏督脉经手法

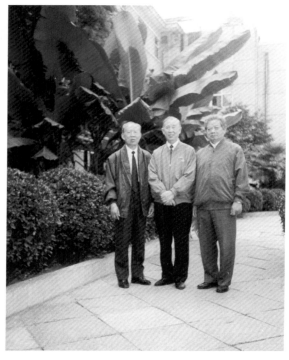

◎ 20 世纪 80 年代，李国衡（中）、郭维淮（左）、李同生（右）合影

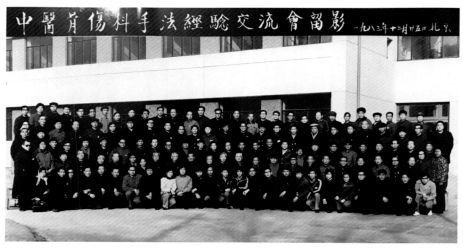

◎ 1983 年，李国衡（第二排右三）参加全国中医骨伤科手法经验交流会合影

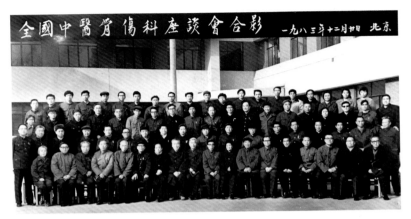

◎ 1983 年，李国衡（前排左四）参加全国中医骨伤科座谈会合影

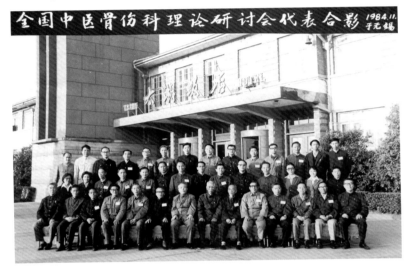

◎ 1984 年，李国衡（前排左五）参加全国中医骨伤科理论研讨会合影

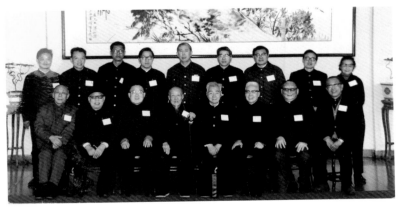

◎ 1985 年，李国衡（后排左五）参加全国中医药学会代表大会合影

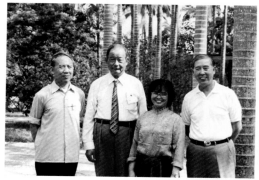 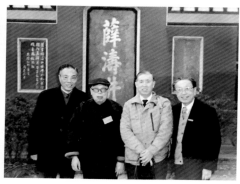

◎ 1986年，李国衡（右一）与尚天裕（左二）、郭维淮（左一）等合影

◎ 1986年，李国衡（右二）与颜德馨（左一）、顾柏华（左二）、黄羡明（右一）合影

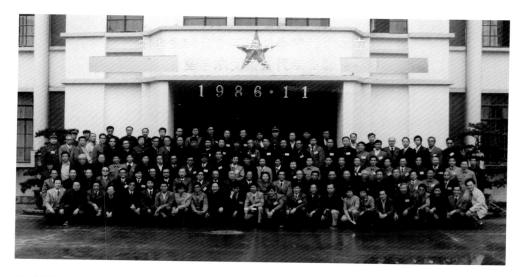

◎ 1986年，李国衡（第二排左九）参加中华中医药学会骨伤科分会成立大会，李国衡当选为第一届委员会副主任委员

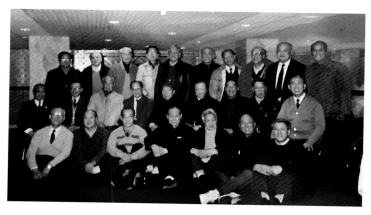

◎ 1987年，李国衡（任医药顾问）与古花篮球队吴成章（第一排右一）、李震中（第一排右四）等人合影

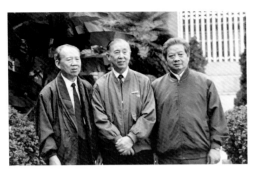

◎ 1994年，参加洛阳国际中医骨伤科会议

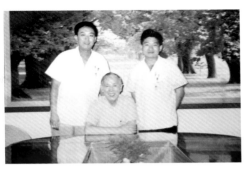

◎ 1996年，李国衡与学生李飞跃、胡大佑合影

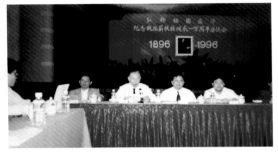

◎ 1996年，李国衡（左二）参加纪念魏指薪教授诞辰100周年座谈会

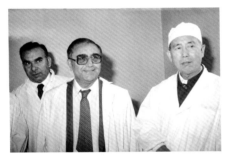

◎ 李国衡接待外宾

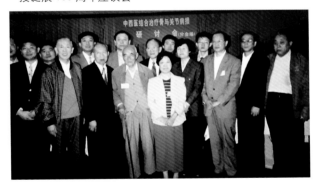

◎ 1998年，李国衡（前排左二）参加上海市伤骨科研究所成立40周年所庆活动

◎ 1998年，李国衡（后排左三）与上海中医骨伤科界同道朱南孙（前排左二）、颜德馨（前排左三）、黄羡明（前排右二）、沈仲理（前排右一）石仰山（后排左一）、胡彭寿（后排左二）等合影

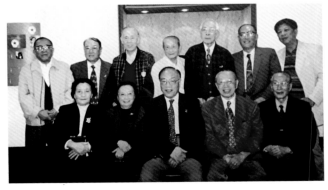

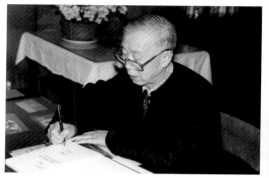

◎ 20 世纪 90 年代，李国衡工作照

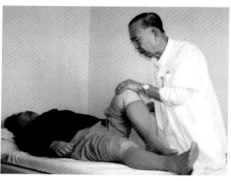

◎ 20 世纪 90 年代，李国衡在检查病人

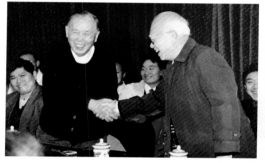

◎ 1998 年，李国衡与过邦辅教授握手合影

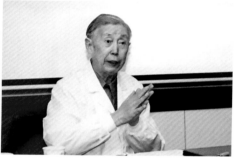

◎ 2003 年，李国衡为国家级继续教育学习班授课

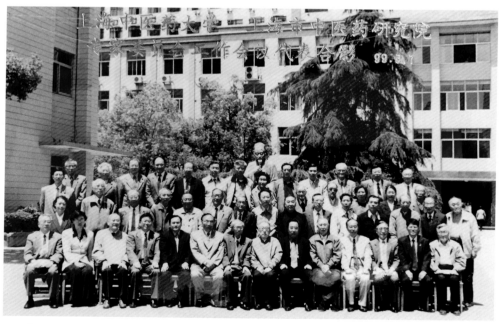

◎ 1999 年，李国衡（前排右五）与上海中医药大学、上海市研究院专家委员会成员合影

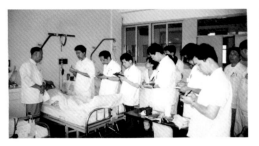

◎ 1999 年，李国衡病房查房

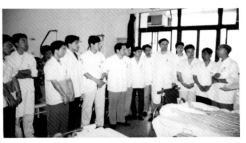

◎ 1999 年，李国衡病房查房

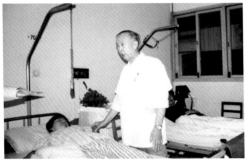

◎ 1999 年，李国衡病房查房

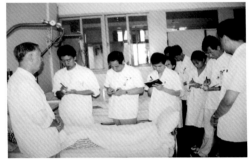

◎ 1999 年，李国衡病房查房

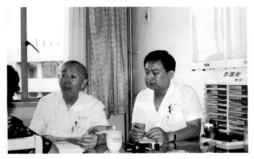

◎ 1999 年，李国衡（左）门诊诊治病人

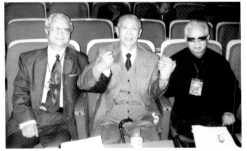

◎ 李国衡（中）与李同生（右）、刘柏龄（左）合影

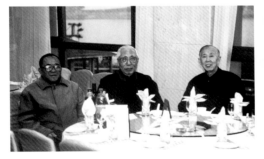

◎ 李国衡（右）与蔡小荪（中）、石仰山（左）合影

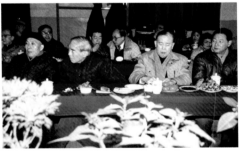

◎ 李国衡（右二）与陈中伟（右一）、邝安堃（左二）、陈灏珠（左一）合影

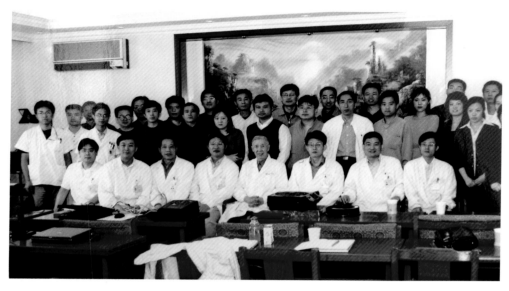

◎ 李国衡（前排左五）与魏氏伤科继续教育学习班授课老师、学员合影

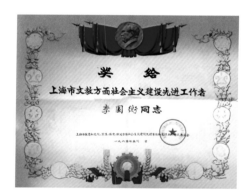

◎ 1960 年，李国衡获上海市文教方面社会主义建设先进工作者称号

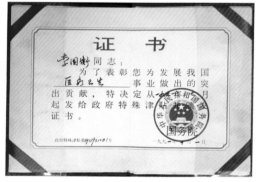

◎ 1991 年，李国衡获国务院特殊津贴

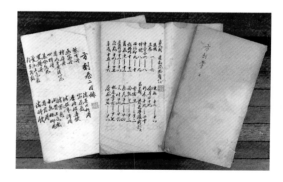

◎ 李国衡读书笔记

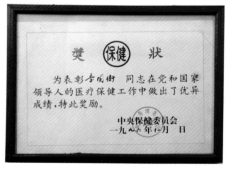

◎ 1996 年，李国衡获中央保健委员会嘉奖

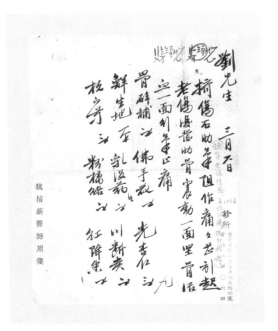

◎ 李国衡手书处方笺

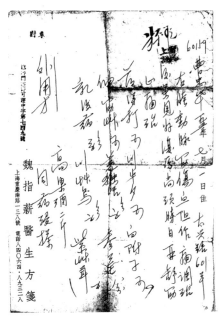

◎ 李国衡手书处方笺

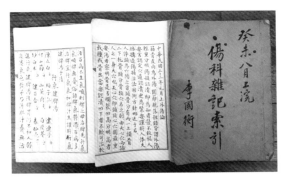

◎ 李国衡读书笔记

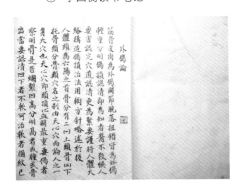

◎ 李国衡读书笔记

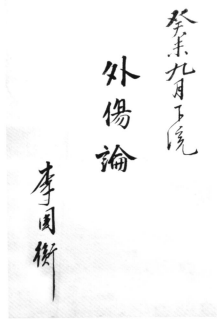

◎ 李国衡读书笔记

能添血敗即轉此病起色危險除矣再加十
全大補湯調其氣氣血血冲旦為止腎勞後
命之線也以上補救方法十病難愈其二三也
謹將十全大補湯原方隨後

腎勞十全大補湯原方
真人參五錢　兔絲子五錢　北口芪五錢
淨升麻三錢　白蒺藜五錢　龜板膠五錢
大熟地五錢　西枸杞五錢　白歸身五錢
陽起石五錢
七傷者與五勞連也

五勞心肝脾肺腎五臟之總樞酸辣苦甜鹹調
味配和五臟之樞而血液氣絡得其營養方
為無病五味過則傷肵以七傷與五勞連也七傷
者喜怒悲憂恐惊驚是也

喜過傷心心血散則病不治
怒極傷肝肝炎而爆不治
悲慮傷脾脾汁不活則不治
憂愁傷肺肺氣不喘則不治
恐極傷腎腎水倒流則不治
思多胃呆不納則不治

◎ 李国衡读书笔记

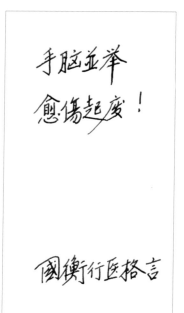

◎ 李国衡教授格言

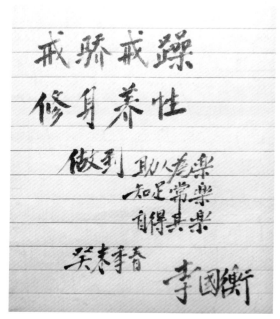

◎ 李国衡书写自勉条文

前　　言

　　李国衡先生是我国著名中医骨伤科专家、魏氏伤科第二代传人，他在传承魏氏伤科学术经验的基础上善于整理总结、推陈出新，充实、丰富、发展了魏氏伤科整体治疗、内外用药、注重手法与导引的治疗体系，真正做到了传薪续绪又重于阐扬，师宗魏学而不拘泥。李国衡先生一生不仅著述甚丰，而且在长期的医疗工作中留下了许多精彩的医案。这些鲜活的病例，反映了李国衡先生的诊病技艺、辨证思路和诊疗经验。我们通过对李国衡先生医案的整理研究，可从中了解魏氏伤科流派独到的学术思想，探寻中医伤科临床诊治规律，从而提高临床诊疗水平。

　　书中的医案，一部分来自李国衡先生自己的记录，散见于先生历年所著的骨伤科专著及学术论文中，其他医案是先生在病房、门诊或者是在家中接诊时，由学生、同事或夫人所记录。为了统一规范医案的格式，在不改变基本病情和基本诊疗方法的原则下，本书在编写时按照通行的门诊医案书写格式进行整理。在每一类的疾病前面以概述的方式，简要介绍李国衡先生对此类疾病的基本认识和治疗特色，为医案内含的医理做铺垫。其中部分医案按语基本参照先生著作和论文中的论述，以便尽可能真实地反映先生的学术观点；其他医案的按语，则参照先生的学术思想，做或长或短的分析，尽量体现李国衡先生的独到经验，以便读者能更好地领会医案精华。

　　关于编写体例，有关损伤的部分是参照魏氏伤科《伤科常见病治疗法》一书的疾病分类方式，分为骨折、脱位、筋伤、内伤，主要是中医伤科所谓的跌打损伤，是传统魏氏伤科的主要诊疗疾病。这一部分的医案多数集中在 20 世纪 90 年代之前。跌打损伤主要的矛盾在于暴力损伤导致筋骨的组织结构损坏（形伤），诊断主要运用"望、比、摸"等检查对损伤部位、性质和程度进行判断，治疗"或拽之离而复合，或推之就而复位，或正其斜，或完其阙"，或按摩等，通郁闭之气，散瘀结之肿，以正骨理筋，调畅情志。此即"手法者，诚正骨之首务"的要义，也是中医骨伤科区别于其他学科的最显著特色。至于中药的内服外用，急则治其标，大原则不外理气活血。

　　至于内伤，是中医伤科的特色病名，在很多的古典医籍中，也有不少的阐述。内伤辨证亦以气血为纲，治疗常以活血理气为主，只是根据部位的不同用药有所差别。然而内伤多涉及脏腑，故治疗上重点在于调理脏腑功能。魏氏伤科对于这一点有丰富的经验，辨证用药殊为精到，虽然现在临床所见较少，但仍单辟一章，以头、胸、腰腹部内伤分别论述，以窥传统伤科治伤之妙。

随着社会的发展和疾病谱的改变，现代中医伤科的主要病种其实已经不是跌打损伤了，反而是各种劳损、退行性、老年性的骨关节疾病在临床更为多见，这些疾病在李国衡先生20世纪90年代以后的医案中占有较大比例。虽然疾病谱随着时代发展而有所变化，但中医伤科临证治疗，仍秉承中医辨证施治精华，万变不离其宗，这在李国衡先生的医案中也得以体现。其在辨证基础上的内外用药、手法、导引治疗方法依然遵从魏氏伤科的基本原则，但是有更多个人独到的认识，这一类医案也更体现了李国衡先生深厚的中医根底。中药的内治用药自不必说，注重整体辨证和局部辨症结合，用药如用兵，有标本缓急，甚至在伤科外用药上，同样也体现了这样的变化。因此，通过李国衡先生的医案可以较全面地反映其对骨伤疾病认识发展和局部诊治用药的特色。

中医伤科主要是治疗筋骨之伤病，其实临床大多数情况都是筋骨同病，我们可以称为"筋骨病"。筋骨均与关节相连，骨与骨端连接构成关节，而筋又"主束骨而利机关"，即筋连接关节并维系关节屈伸活动。因此，我们在编撰本书时单独列出一章"关节病"，包括退行性骨关节病、风湿性关节炎、类风湿关节炎、强直性脊柱炎、痛风性关节炎等。同样本书也将目前中医伤科常见的颈痛、腰痛等疾病诊治方案列入脊柱相关疾病一章予以介绍。

魏氏伤科的诊疗特点是中药内服、外用，结合手法和导引，前两者重在病机和处方用药，与一般的中医医案要点相同，但是手法和导引更需要实际的操作经验，特别是手法的功力是疗效的关键，这一点无法在医案中体现，但读者至少从本书收录整理的李国衡先生医案中可以对其继承创新魏氏伤科治伤学术经验、临床详细审证、强调诊察，辨证当明气血，脏腑郁结以辨证为主、结合辨病，治伤重视气血、调摄脾胃和推拿手法、辅以导引的特点有更深的了解，当有所裨益。

编者

2019 年 10 月

目 录

总 论

各 论

魏氏伤科

李国衡医案集

•4•

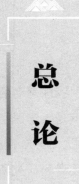

总　论

第一章　医家小传

　　我国著名的中医骨伤科专家李国衡（1924—2005）系瑞金医院（现上海交通大学医学院附属瑞金医院）终身教授，1991年获得国务院政府特殊津贴，1995年被评为上海市名中医。其曾任上海第二医科大学教授，上海市伤骨科研究所副所长，上海交通大学医学院附属瑞金医院伤科主任、主任医师，中国医药学会第一届理事，中华中医药学会骨伤科学会副主任委员，中华中医药学会上海分会常务理事兼伤科学会主任委员。美国国际高等医学研究所特给他颁发名誉研究员称号。1990年，李国衡先生被确定全国第一批老中医药专家学术经验继承工作指导老师。李国衡先生师从名家传授，并在临床中善于取长补短，既擅长伤科手法，又精于辨证用药，每每疗效确切，受到广大患者爱戴。先生教书育人，培养众多研究生，成为科研、医疗骨干。李国衡先生著述颇丰，影响深远，使魏氏伤科学术经验推广全国乃至海外，不少方药为广大医疗机构所采用，为魏氏伤科学术流派的继承与发展作出了突出贡献。

一、勤以致学，不辱师恩

　　1938年，14岁的李国衡经亲戚介绍，来到上海魏氏伤科名家魏指薪的诊室做学徒。诊室的学徒，杂事均要做，同时还要外出购买生药，然后洗、晒、切、碾，还要学会中药炮制及成药的制作。在5年的学徒时间里，李国衡严于律己，学文习武，并且学习中药炮制及研粉、制丸、做膏药等中医技术。更难能可贵的是，李国衡勤奋努力，每天早上5点起床，跟随魏老习拳练武，学习少林拳基本功，寒暑不易，风雨无阻。中医伤科的学徒与其他科别不同，既要能文又要善武，因为中医需要良好的中文基础。除了跟老师延请的中文老师上课以外，李国衡晚上还要到邻居夏仲方先生处继续学习中医内科知识。在学医的过程中，魏老要求学生背诵《雷公药性赋》《本草便读》《医方集解》，诵读《医学三字经》，要求研读《内经知要》《医经原旨》《伤寒论》《金匮要略》《温病条辨》等经典著作。魏老亲自讲授中药课程，不用讲稿，让学生做笔记，所讲药物性味、主治与《本草便读》中记载的基本一致。老师授课、临证抄方、买药制药，这些都为李国衡的中医学识打下坚实的基础。同时，李国衡始终如一的刻苦努力，深深打动了魏老，为这对致力于发扬魏氏伤科疗法的师徒结下深厚情谊埋下了一生的伏笔。

魏老性情温和，但是治学严谨。他的两个亲戚跟他学医，却无法达到他的要求，终被魏老毫不留情地打发走了。而对聪明好学、刻苦努力的李国衡，魏老非常赏识，认为其必定前途不可限量。1940年9月，李国衡正式拜师，5年后满师，又以优异的成绩顺利通过中医开业许可证的考核。

但是李国衡并未就此离开魏老，所谓知恩必图报，是李国衡做人的准则。为了感激老师栽培的一番苦心，李国衡继续留在位于吕班路（现为重庆南路）的魏老诊所，协助魏老诊治病患。诊室每日伤患达400余人，其中有200人是诊所免费救治的。李国衡尊师如父，魏老也视其为子。随着时间的推移，李国衡与魏家的关系日益密切，魏老也认准李国衡能传承自己的医术衣钵，在其三女儿魏淑云19岁之际，魏老将她许配给李国衡，两人结成夫妻。李国衡和魏老也由师徒关系转为翁婿关系。李国衡不仅成为魏老的贤婿，更成为魏老的一个得力助手。以后，有人问起这段往事，李国衡就说："饮水要思源，做人不能忘本。我在事业上之所以能有今天的成就，离不开恩师的引导。"同时，贤良淑德的妻子也在背后默默支持帮助李国衡，这桩美满的婚姻对李国衡继承和发展魏氏伤科这个中医骨伤科的重要流派有重大意义。

二、小试牛刀，大显身手

1955年，31岁的李国衡与岳父魏指薪响应党和政府的号召，关闭了私人诊所，来到上海第二医学院附属仁济医院工作，后转至上海市伤骨科研究所及瑞金医院，致力于科研、教学和医疗工作。其将中医和西医结合起来，推动了中西医结合工作的开展，也从此进入了更广阔的天地。

悬壶济世，是为医最高的境界，也是兼具医品与德品的李国衡先生的毕生真实写照。

1958年，李国衡在上海第二医学院附属仁济医院担任伤科主治医师。一天，一家工厂送来一位急诊患者，其腰部被从楼上掉下的一包几百斤重的棉纱压伤，造成髋关节前脱位。患者、家属及其同事都焦急地望着他，西医问他是否需要医疗配合，他沉着地说："不用麻醉，也不要什么药物，只要一块门板！"患者被送至一间大治疗室后，安置在一块门板上。李国衡在无麻醉情况下，用魏氏手法对患者进行了一次性复位。在两名助手协助下，他采用长短杠杆组合力，对患者的受伤部位先"提"，后"摆"，再"屈"，继之"收"，只用了短短几分钟就完成了一次成功复位。此后患者未打石膏，只用沙袋固定患肢。过了2周，患者就能够下地行走了。

这次魏氏伤科无麻醉闭合手法复位治疗轰动了全院上下，初露锋芒的李国衡也引起了上海市卫生局的关注。根据局领导意见，上海市伤骨科研究所成立了由李国衡等负责的整复关节脱位研究小组。上海市卫生局向全市各医院发出通知，凡是损伤性关节脱位的患者均送该研究小组治疗。之后，李国衡等又收治了7位髋关节脱位患者，全都一次性复位成功。经1年以上随访，没有发现1例股骨头无菌性坏死现象。李国衡的治疗手法打破了以往需麻醉下复位并进行3个月石膏固定的治疗常规。当时的上海第二医学院将李国衡的手法复位全程拍摄，制成科教电影，将这一独特技艺加以推广应用。

三、运斤成风，当行出色

总是心系医患的李国衡把自己的身份当作一种责任，他常说："为患者解除伤痛是我的天职，多治愈一位患者就为自己增加了一份快乐。"当时，伤科患者中工人、农民比较多，李国衡几乎走遍上海的各大工厂，以及松江区农村，为广大工人、农民服务，精湛的医术受到广泛的信任和好评。

行医五十载，李国衡医治了无数患者，也包括不少知名人士。担任上海市华东医院会诊医师的李国衡，多名党和国家领导人都曾经受惠于他的高超医术。1976年，国家名誉主席宋庆龄请李国衡为她治疗膝关节肥大性关节炎，经过李国衡的手法治疗、内服外敷用药，本来由人搀扶还无法行走的她，3个月后居然能自己下地行走了。宋庆龄对李国衡的高超医术称赞不已。著名文学家巴金先生发生骨折时也请李国衡为他诊治。李国衡发现他肌张力过高，提出请神经内科会诊，结果发现其为帕金森病，由此得到及时诊治。1977年，全国妇联主席康克清在上海陪同几内亚比绍总统夫人南下参观访问时，不慎摔跤造成左手桡骨远端骨折。经李国衡先生诊断为克雷骨折。为了不影响康克清的外事计划，李国衡当天用中医夹板固定，并做了手法复位，同时配合中药内服，以活血化瘀、消肿止痛。为了保证其能够顺利康复，李国衡随行进行全程治疗，帮助康克清疗伤恢复。康克清不禁惊叹于李国衡手法的神奇功力和立竿见影的效果。此外，他还为徐向前元帅、罗瑞卿大将等领导多次会诊。文艺界、体育界人士，如京剧演员李玉茹，体育运动员汪嘉伟、朱建华、姚明等，都曾经是他的患者。无论是社会名人，还是普通百姓，李国衡全部毫无保留地施以高超的医术为患者施治，履行着他的"天职"，也获得治病救人的快乐。所谓"医者仁心"也！

四、稽古振今，博采众长

行医数载，丰富的经验和深厚的功底造就李国衡成为中医魏氏伤科大家。他博学多才，不仅擅长骨折、脱位的整复复位，而且对内伤杂病、腰椎间盘突出症、软组织损伤、外伤性关节血肿等多种疑难杂症，都掌握了一套系统而且有效的治疗方法。但是，对他自身而言，在医学领域的探索和学习是永不止步的。

在李国衡看来，医术并无门派之分，医治患者并达到最佳疗效才是他所不断追求的。他重视中医基础理论，特别是脏腑、经络学说对于伤科临证的重要性和指导意义，并善于应用于中药内服外用及手法治疗中。其应用魏氏手法，首重摸诊，摸、望、比相结合，强调与传统四诊望、闻、问、切相参合。摸，就是"轻摸皮，重摸骨，不轻不重摸肌筋"。通过摸诊，判断损伤的类别（伤在骨节还是肌筋）；摸清损伤的部位、范围、程度、主次痛点；查明关节与骨骼是否有畸形及功能受限制方向和程度等。其强调摸诊应先后有序、轻重有节，详细检查后，方予采用合适的治疗手法。

同时，李国衡又从西医学借鉴了有关理论和临床手段、诊疗技术，汲取了解剖学知识，不但用X线摄片作为检查诊断辅助手段，同时还采用CT扫描和MRI等检查手段。

为了减缓患者痛苦，他一方面继续应用魏氏伤科手法治疗，另一方面学习运用西医学有关临床手段进行结合治疗，引入了麻醉下手法推拿等方法。在手法治疗方面，李国衡抓住主痛点、次痛点辨证施"法"，运用辩证法关于矛盾转化的规律，认为痛与不痛是一对矛盾，当主痛点缓解时，次痛点或者原来不明显的痛点就会表现为主痛点。他抓住主痛点，兼顾次痛点，促使矛盾转化。在治疗过程中，他还采用解剖部位图示法，将不同的主痛点在解剖图上标示出来，以利于观察疗程进展、寻找病变规律。

毫无疑问，李国衡对中西医的融合与应用有深刻的认识。医学技术能够不断发展，得益于我们身边的仁医们，李国衡先生就是其一。

五、继承魏氏，薪火相传

李国衡将其丰富的临床经验运用于科研、教学任务上，毫无保留地将自己的医术倾囊相助。他带教了10多位学生（包括硕士研究生），为祖国培养了多位科研、医疗骨干。李国衡循循善诱地向他的学生传授魏氏伤科的手法与用药特色，并且还把自己当作患者，体验学生施行的手法操作。虽然当时他们是一对一的教学，但每次都是认认真真地做好备课。李国衡的第一个研究生符诗聪就曾回忆："老师门诊诊治患者无论身份高低，都望、闻、问、切，耐心解释，开方的时候还不时鼓励患者，让他们树立战胜疾病的信心，对工作老师更是谨慎有加，兢兢业业。当我完成硕士论文的初稿时，老师字斟句酌，逐字逐句地帮我修改，对论文的不足之处，老师总是以'如果这样，我认为会更好一些'这样谦和的语气提出看法，使我茅塞顿开。老师在我眼中就像慈父一般。"李国衡不仅教学生医学知识，更教会了学生做人，如何做一名合格的医生。他就是如此，用几十年兢兢业业做事的学者风范、良德懿行点化他的学生，并影响着周围的人。

第二章　学术贡献

一、传承魏氏伤科

魏氏伤科是魏指薪教授创立的全国著名中医骨伤科学派，在"内外并重、气血兼顾"的整体观念指导下，创立了气血为要、筋骨并重；固摄脾胃，兼顾肝肾；注重手法，调复平衡的学术思想。李国衡在传承魏氏伤科学术思想的基础上，善于整理总结、推陈出新，先后整理出版了《伤科常见疾病治疗法》《魏指薪治伤手法与导引》等伤科专著，全面充实、丰富、发展了魏氏伤科注重整体治疗、内外用药、重视手法与导引的治疗体系。

（一）总结魏氏伤科诊疗特色

李国衡先生总结魏氏伤科的临床诊疗特色主要体现在以下几方面。

1. **辨伤多位合参**　首先辨伤强调望、比、摸，将损伤区分为硬伤、软伤、外伤或内伤。硬伤指骨折、脱位、骨错缝等；软伤是指各种软组织损伤；外伤为皮肉破损出血、异物穿刺与汤火伤；内伤指脏腑气血、脑髓损伤等。进而辨伤在脏腑或伤在气血，根据侧重不同及所伤部位不同，拟定治疗方案。

2. **理伤内外合治**　魏氏外治有敷料、散剂、膏药、洗方、药水、药膏、熨药多种剂型，内治则用丸、散、汤、酒等剂型。治伤善逐瘀血、通经活络、和血镇痛，同时特别重视脾胃的作用，认为脾胃健运有助于祛瘀生新，故在理伤用药时重视调养气血，调治脾胃。

3. **治伤推崇手法**　在检查手法上，魏氏伤科有"轻摸皮，重摸骨，不轻不重摸肌筋"的独特经验。在治疗手法上，魏氏伤科重在正骨理筋，手法操作既要掌握常法，又要临证变法，做到"手随心转，法随病至"，从而实现"拨乱反正，骨正筋柔"。

4. 愈伤重视导引　导引包括活动肢体、动摇筋骨、自身按摩、擎手引气等多种形式，同时主张诸多损伤都应考虑早期功能锻炼。

（二）中医伤科的特色不能丢

魏氏伤科作为一个中医伤科学术流派，有自己独有的经验传承，其中许多经验对于提高临床疗效有重要的价值。李国衡总结几十年的行医经验，告诫骨伤后学，作为一名中医骨伤科医生要坚持中医特色，在继承魏氏伤科前辈经验方面有以下几点要特别注意。

1. 手法不能丢　李国衡说："手法者，诚正骨之首务哉。"手法治疗对于骨折、脱位、软组织损伤甚至内伤都很重要，如果准确施行，不少症状于手法后即可获得一定程度的改善。手法作用在于正骨理筋、引血归经，要应用好手法需勤学苦练，又要善于琢磨和领悟手法要领，临证则应辨证施用手法。

2. 夹缚技能不能丢　手法施行后，再辅以药物和外固定，可加速损伤的修复。骨折及部分筋伤的治疗需要配合夹缚固定。中医夹缚固定物有夹板、沙袋等，现在应用仍行之有效。夹缚固定物材质上可更新，但其软硬配合、动静结合的夹缚理念、技能不能丢。

3. 内服外治、辨证施治不能丢　对伤科治疗内外并治的问题，李国衡认为临证应有所侧重。除有内伤和全身性症状者以外，一般多以外治为主，如作为"纯阳"之体的小儿骨折，绝大多数应着重于外用药治疗，很少用内服药。内治用药固当辨证，同时中医骨伤科还应辨病、辨证相结合。需要指出的是，骨伤外治用药也应在辨证指导下选择。

4. 导引功法不能丢　导引是中医骨伤科的重要防治手段，主要为躯体、四肢的主动活动，也可配合呼吸吐纳。其通过四肢及躯体运动可斡旋气机，宣摇百关，疏通凝滞而达内外通调、气运神和，可促进病损尽快恢复。魏氏导引分为肢体导引和躯体导引，详尽而完整，可单部位及多部位导引配合，临床骨伤科医生不可忽视。

二、发展魏氏伤科

在继承魏氏伤科经验的同时，李国衡先生师宗魏学而不拘泥，注重传统疗法与西医学的结合、融会，兼收并蓄，博采众长，无论在基本理论还是临床手法及内外用药方面，对于魏氏伤科的学术思想有了创造性发展，真正做到了传薪续业，继往开来。

（一）对魏氏伤科的理论贡献

在理论上，李国衡先生对魏氏伤科学术流派的基本思想有了进一步发展，主要体现在对气血并重的理论进一步升华和提出损伤三期调摄脾胃理念。

1. 对气血并重的理论进一步升华　损伤是中医骨伤科最为基础、本质的疾病，对于损伤的认识，是古往今来骨伤科的理论和临床基石，正如伤寒之于内科杂病的关系。李国衡先生对魏氏伤科气血并重的理论有了进一步升华。对于损伤的病机，从《内经》以降，虽然有各种不同的见解，但是基本的观点总不外气血二字。比较典型的观点是应该气血兼顾。《杂病源流犀烛》说："跌仆闪挫，猝然身受，气血俱伤病也。"《正体类要》提出："肢体损于外，气血伤于内。"也有人主张损伤专从血论，如《玉机微义》《医学入门》就持此观点。魏氏伤科主张气血并重，认为治伤需注重调气理血。但是李国衡先生对于损伤的气血辨证论治进行了深入阐述。

（1）对损伤血瘀证的认识进一步细化。瘀血是指因血液运行不畅而阻滞于脉中或溢于脉外，凝聚于某一局部而形成的病理产物，一般伤科对于损伤造成血循环不畅称为瘀血。李国衡先生从临床出发，按照病程的长短将瘀血分为留血、瘀血、结血 3 类：①留血（新鲜血肿）：伤后 1～3 天，瘀血尚稀释。②瘀血（陈旧血肿）：伤后 3 天以上，瘀血黏稠。③结血：又分为瘀血结块（伤后 2 周以上，瘀血凝固和瘀滞粘连）和瘀血与周围组织粘连成纤维（伤后 1 个月以上）。这样的分类结合了西医学对于瘀血在不同时间内的病理变化，有助于解释临床出现的一些病症，并有利于治疗的选择。留血重在止血，减少新的出血发生，中药宜凉血止血，兼顾活血；可以一次手法消散，或者配合穿刺抽液、冷敷、加压包扎等方法。瘀血重在活血化瘀，加快血肿消散，血得温则行，中药宜温化为主，可以配合较轻的数次理筋手法或者热敷等方法。结血则重在消瘀散结，减少粘连机化，改善肢体关节功能，可以用多次较重的活动关节类手法（挤压研磨、旋转屈伸）。久病入络，可以加入一些搜风剔络、舒筋通络的药物。

（2）对于损伤性血瘀的治疗需要辨虚实、寒热并结合气运。李国衡先生对于损伤性血瘀的治疗也有更为细致的研究，认为需要辨虚实、寒热，并结合气运。

一是辨虚实。虚实是指患者整体体质的虚实。虚者，活血化瘀宜和血、活血。和者，有调和、柔和之意也，用药宜和缓，并兼顾调和肝脾气血，可以用四物汤合柴胡疏肝散为基础方，或者用魏氏伤科止痛安神补气汤，以止痛、安神、补气，主治一切跌打损伤，年老体弱痛甚者。实者，活血化瘀宜活血、破血。破，本义为石头开裂，破血药物活血化瘀的能力更强，因而也更容易伤正气，故一般适用于体质健壮的患者，可以魏氏伤科秘方活血丹或者大活血汤加减。

二是辨寒热。李国衡先生认为损伤不仅有虚实，也有寒热之分。损伤中常见的热证表现有局部温度升高和自觉发热两种情况，其病机一是血瘀发热，二是阴虚发热，二者一虚一实。血瘀发热者，多见于损伤初期，瘀血内停，郁而化热，与现代创伤性发热类似，治疗需要凉血活血（常用药赤芍、土鳖虫、牡丹皮等）。阴虚发热，则多见于损伤后期，瘀久耗伤阴液，阴虚阳胜而发热，张秉成在释仙方活命饮时说："肿坚之处，必有伏阳，痰血交凝，定多蕴毒。"这与局部的慢性炎症类似，治疗需要滋阴清热，配合一定的化痰活血药，常用知柏地黄丸加减。

至于寒证，表现为局部温度降低和畏寒，也有两种情况。一是兼夹风寒湿邪，因局部腠理闭塞，卫气不达所致，治疗应祛风散寒、温经通络，常用山麻黄、两头尖、草乌、川乌、细辛、苍术等，或魏氏伤科秘方黑虎丹；二是气血亏虚，不能温煦肌体所致，治疗应补元气、扶正气为主，可以用十全大补汤或者魏氏伤科的扶气丹加减。

三是辨气运。魏氏伤科理伤主张气血并重，因为气血相依，气机畅达则血脉流通，气机阻塞则血行凝滞，故活血化瘀应注重理气配合对应的调气。李国衡先生强调调气贵在和气。和，就是适中、恰到好处，故应根据虚实调整用药的缓急轻重。如果患者表现为以虚证为主，宜行气，可用陈皮、绿萼梅、佛手、八月札、香附等；如以实证为主，则宜破气，可用青皮、枳实、三棱、莪术等。

四是辨津液。《金匮要略》云："血不利则为水。"从西医学对损伤的病理研究来看，损伤后肿胀的直接原因除了出血之外，还有组织间液渗出，以及由此引起的炎症反应和免疫反应，到了后期，肿胀的原因多半是因为组织机化。而这就相当于中医学所说的津液渗出和津凝成痰的过程。从损伤初期来看，仅有津液的瘀滞不通，还未到凝聚成痰的阶段。痰，古作淡，与澹通，历代以痰为津液之异名。《医碥》说："痰本吾身之津液，随气而行。气若和平，津液流布，百骸受其润泽，何致成痰为病？"

李国衡先生认为，血瘀不畅，经络阻塞，津液运行不畅，聚而成湿成痰；同时痰湿内蕴，阻滞经络，也易血脉涩滞而为血瘀。《灵枢·决气》曰："谷入气满，淖泽注于骨，骨属曲伸；泻泽，补益脑髓，皮肤润泽。"《灵枢·痈疽》曰："肠胃受谷，上焦出气，以温分肉，而养骨节，通腠理。"津液最主要的功能之一就是濡养、润滑关节肌肉。由于损伤，津液的损伤有两种情况：一是津液的不足，一是津液的输布障碍，也就是津液的瘀滞。而无论哪种情况，都会导致津液濡养、润滑关节肌肉的功能失调，而损伤（特别是长期固定之后）的诸多后遗症主要就是因此引起的，如关节粘连僵硬、肌肉萎缩、韧带挛缩、肌肤粗糙。而在慢性劳损中，津凝成痰更是主要病机。因此，治疗损伤在活血化瘀理气的同时应注重化湿行津液，可用白术、茯苓、白扁豆、薏苡仁、鸡内金等，只要在损伤病机中考虑到津液的变化，一定会提高临床的疗效，而基本原则就是要注意保持津液的充足与流通。

五是辨脏腑。损伤后有很多情况会出现脏腑功能的失调，一般属于损伤内证。对此，李国衡先生强调要辨脏腑，根据血瘀留滞脏腑不同辨证施治。例如，瘀血留肝，主要表现为胁下作痛，可用柴胡；瘀血阻脑，出现脑髓震伤、脑神失守，可用琥珀、磁石、青龙齿、茯神、远志、石菖蒲等；伤及胸胁，痰瘀交阻，则宜顺气化痰，可用橘络、瓜蒌、旋覆花等；伤及肠胃，腑气不通，则宜通腑导下，可用大黄、芒硝、枳实等；若素体虚弱，或瘀化未尽，元气不足，则宜益气化瘀，可用黄芪、党参、白术、升麻等。

2. 提出损伤三期调摄脾胃的理念 魏氏伤科重视脾胃，损伤注重前中后三期辨证。李国衡先生根据自己的临床经验，认为此二者是一个问题的两个方面，应该在临证时有机结合，提出损伤三期调摄脾胃的理念。

在中医伤科临床实践中，患者常因为伤药味道难以入口，或者服药后胃部不适而难以坚持服药；而有些患者又因为服药胃纳不佳，消化吸收不良以致营养不足，从而使疗效大打折扣。中医学认为这些都是由于损伤胃气所致。李国衡先生在理伤时注重辨证用药，顾护胃气，有其独到之处，患者常服药百剂而胃气不伤，增强了治疗的顺应性。

脾胃为后天之本，中医学一向重视脾胃的功能。李中梓认为："（脾胃）犹兵家之饷道也。饷道一绝，万众立散；胃气一败，百药难施。一有此身，必资谷气。谷入于胃，洒陈于六腑而气至，和调于五脏而血生，而人资之以为生者也。故曰：后天之本在脾。"在生理状态下如此，在病理状态下，脾胃功能同样重要。张璐云："盖人之一生，以胃气为本，胃气旺则五脏受荫，胃气伤则百病丛生……无论寒热补泻，先培中土，使药引津气四达，则周身之机运流通，水谷之精微敷布，何患其药之不效哉？"李国衡先生认为，百病皆生于气血，伤科尤其如此。而脾胃为气血生化之源，只有脾胃健运，气血充足，五脏得养，病情才能好转，而且，所有的内服药必须通过脾胃吸收并输布之后才能发挥疗效，故保持脾胃健运是治疗的基础、前提，时时顾护胃气是伤科内治法的一大原则，即胃气已伤则调之，未伤则护之。

骨伤科对于损伤一般是强调三期分治，李国衡先生认为无论在损伤的早中晚期都要注重调理脾胃，但是每个时期疾病的病机不同，调理脾胃的侧重点也不同。其将损伤的三期分治与调理脾胃结合，提出了早中晚期损伤的治疗原则：损伤早期，活血化瘀，健脾理气；损伤中期，和营生新，补益脾胃；损伤后期，补益肝肾，和胃调中。

（二）对魏氏治伤手法的贡献

1. 对魏氏软伤手法进行系统化整理归纳。李国衡先生对魏氏软伤手法进行系统化整理归纳，将魏氏伤科手法分为单式手法 16 种和复式手法 18 种，且在具体手法的操作中，对每种手法的要求也详细具体。比如推法，不仅分为平推、侧推、顺推、倒推，平推较轻、侧推较重、顺推为补、逆推为泻，还说明操作要领，即用力须踏实，有节奏，并规范其用途，即用于放射性疼痛和长形肌肉痉挛疼痛，或者作为强刺激手法之前的诱导手法或者之后的缓和手法。其还结合西医学的解剖学知识，总结了在实施手法时要因不同的肌肉解剖学特点而应用：短阔肌如腰方肌、横突间肌、髂肋肌等，应用点、拿、揉法等；长形肌如骶棘肌、背部筋膜、髂胫束等，则要采用推法、抖法；扇形肌如臀大肌、臀小肌、髂腰筋膜等，多应用按摩搓揉等手法。

2. 制定基本的手法操作流程。李国衡先生对一些常见疾病和部位的魏氏手法治疗进行了规范，程序合理，操作顺畅，无论是颈椎、腰椎还是四肢关节，多有一整套完善正宗的魏氏手法套路。比如腰椎病手法，以督脉经手法为基础，再针对不同的疾病、不同的症状进行加减调整。这一套手法，从上至下，有轻有重，有缓有急，既层次分明，又衔接顺畅，没有多余的动作，既注意了患处的重点操作，又顾及腰椎整体上下及左右，是魏氏伤科局部与整体结合的原则在手法操作中的具体体现。

3. 提出辨证施"法"。李国衡先生在临床实践中，以基本操作流程为常法，在此基础上，提出辨证施"法"，常法与变法结合。比如腰椎手法都以督脉经手法为基础，但是对于手法的深入研究更体现在手法的针对性上，几乎每一种不同的腰椎疾病都有不同的治疗手法，这其实是保证疗效的重要环节。这些针对性的治疗手法，更多的是结合了西医学病因病理的认识。比如治疗腰椎滑脱症，李国衡先生认为主要是针对滑脱引起的软组织痉挛，手法治疗时，在督脉经手法的基础上，加重了弹拨和按揉以松解肌肉的僵硬痉挛，同时减去了叩击，以免加重滑脱，而把提拉下肢改为屈膝压髋以正骨理筋。而对于骨质疏松症患者，手法应该轻柔深透，不施行提拉手法，以免发生危险。强直性脊柱炎由于脊柱的骨性强直，不施行提拉和叩击，手法以温通为主。腰部扭伤强调一次性达到治疗目的，依次使用斜扳、提拉，要求听到"咯嗒"响声，如果还不响，在牵引下，双手叠按痛点，向下快速抖动 5～10 次，一般就会听到响声，这是"腰部扭伤三部曲"。最能体现李国衡先生手法针对性的是腰部劳损的手法，不同部位的劳损手法不同：腰肌劳损手法最后使用屈髋压膝手法，以使腰的骨节骨正筋柔；腰背部筋膜劳损应用"对拉法"解除粘连，恢复腰背上下左右平衡；腰臀部筋膜劳损着重臀腿部位的痛点按揉，以解除粘连痉挛；棘上棘间韧带劳损在点揉时前屈后伸并屈髋压膝，着重于韧带上的操作；髂腰韧带劳损在站立位用旋转扭动的同时做按揉和推擦；小关节紊乱用背法、和腰法、转腰法、扳法解除滑膜嵌顿，改善腰部活动；压缩骨折用过伸手法整复；如果腰部挫伤只行推法；骶髂关节错位用三步复位法。这些疾病虽然都属于腰椎疾病，但是各自病理机制不同，所用的手法也相应改变，明确针对腰椎疾病的根本病理改变。督脉经手法是一个常规，不同的疾病有不同的变法，只有在熟练掌握手法的操作后，深入了解疾病的病理机制，再在临床中认真检查以切实感受每一个患者的具体情况，才能有针对性地采取相应的手法，知常达变，真正达到"法从手出，手随心转"的境界，把手法的功效完全发挥出来。

4. 具体手法操作"点、面、线"结合。李国衡先生首次明确提出治伤手法操作要诀为"落点、走线、带面"。这是对魏氏伤科既往手法操作要求点面线结合原则论述的具体阐明，其既有重点取穴位，又因势利导，灵活多变；既重筋骨解剖，又能循经补泻，真可谓手法运用常有出神入化之妙，确有独到之处。

所谓的"点"指压痛反应点。这些"点"可能在经络穴位中，也可能存在于某一关节或韧带等解剖位置上。临诊时，李国衡先生强调检查主要寻找压痛点，治疗主要是消除压痛点。"落点"就是寻找压痛点，如神经根型颈椎病，患者常述颈项强深重、臂痛、乏力，或手部麻木、酸胀，或眩晕等症状，医者根据患者所述，检查时重点在颈项及肩背部仔细寻找压痛点（如前斜角，胸锁乳突肌起、止点，冈上、下肌及肩胛提肌、棘上或棘突旁，颈横突前结节等），治疗上主要通过点、按等强刺激手法消除压痛点。所以，"落点"的治疗重在"消"。

线者，点之集合，是指这一压痛反应点到那一压痛反应点之间的连线，具有连贯相通的意思。在临床上，李国衡先生提出手法操作应"走线"，这是魏氏手法循经治疗特色的发展。其突出之处是重在疏通经络、平衡阴阳。"走"字重点突出了点与点之间的有机结合，既要求手法流畅实施，衔接顺畅，更强调手法从上至下，有轻有重，有缓有急，层次分明，重点突出。所以，"走线"的治疗重在"连"。

"面"是指某一病变部位区域而言，在对伤病治疗过程中仅对某点、某线的治疗仍然不够，故用"带面"，即对病变或痛点所处区域较大面积的皮肤、肌肉、筋膜、肌肉间隙交接处的结缔组织进行放松类手法治疗。在临床上，可以看到如有明显的压痛点，必然在压痛点周围的筋肉也相应受累，如出血、水肿变性、粘连使之产生不同程度的痉挛和疼痛。就其解剖结构上讲，一块肌肉或一束肌纤维，或肌肉的起、止点在某一点受损，可以反射性地引起同一肌束的其他部位痉挛和疼痛。如果这些部位的筋肉得不到松弛，经络阻塞，而对其压痛点的消除也势必受到影响。所以，"带面"的治疗重在"松"。

5. 强调手法操作贵在准确深透、轻重得宜、刚柔并济、兼顾整体。魏指薪先生推崇"手随心转，法从手出"的手法操作原则，李国衡先生认为这需要手法治疗前详细诊察病情，随着检查的完备，对病情有了基本的判断，制定出比较详细的手法运用方案，才能取得良好的手法治疗效果，此即"心手相应"。同时手法实施强调柔和、深透、平衡的效果，要达到上述效果既要有所谓的功夫，即魏氏秘诀中所指出的"手触于外，测知其内。法随病至，细析症状。心灵手巧，全赖功夫"。其一是在临床上要积累经验，熟练掌握手法操作技巧，临证使用手法需心手相应；其二是要锻炼基本功。有了这两点，手臂即能灵活有力，感应敏锐，施法时部位准确，深达病所，恰到好处。他要求魏氏伤科医生应当能文善武，这样手指才能有控制力，有感应力，既能使损伤恢复，又不致产生新的损伤。手法实施力求稳（伤情判断）、妥（手法估计）、准（操作准确、迅速、到位）。

（三）对魏氏伤科方药的贡献

魏氏伤科有数十种伤科秘方，多数是治疗损伤的。随着社会的变迁，中医伤科的疾病谱也显著改变，损伤所占的比重大为下降，而一些老年性、退变性疾病日渐增多，如颈椎病、骨质疏松症、退行性骨关节病等。李国衡先生针对这些现代临床的常见病，在魏氏伤科治疗经验的基础上，制定了一些行之有效的方剂，如二地汤、痹痛汤、清热解毒汤、宽筋藤方、跟痛洗方、外用骨刺霜、黄白软膏、洗浴方、活血止痛散、蒸敷床方、四味片、浸酒方、外擦药酒方、外用搜伤散等。这些方剂也体现了李国衡先生不拘一格、创新发展的精神。下面择要介绍几个方剂。

1. **益气通脉汤**　由生黄芪、太子参、白芍、川芎、枸杞子、女贞子、桑椹、稽豆衣、何首乌、杭甘菊、炮山甲、毛冬青组成，主要针对椎动脉型颈椎病。椎动脉型颈椎病的主症就是眩晕，在多数的骨伤科教材中，认为其是气虚，清阳不升，脑髓失养所致。李国衡先生则认为除此之外，还应该从肝从风论治。《内经》"病机十九条"云"诸风掉眩，皆属于肝"，就是其理论的基础。从肝论治有疏肝、清肝、平肝、养肝、柔肝、敛肝等法，此方中均有运用。川芎疏肝，菊花清肝，女贞子、何首乌滋肾平肝，白芍、甘草柔肝敛肝，枸杞子、桑椹滋肝养肝，可谓全方位立体式的解决方案。另外还有炮山甲、毛冬青是借鉴西医学的成果，能改善血管痉挛，有通脉之功。

2. **和血壮筋汤**　由当归、生地黄、白芍、党参、川续断、何首乌、楮实子、千年健、五加皮、牛膝组成，主要是针对退行性骨关节病。李国衡先生认为退行性骨关节病的根本原因是肝肾气血不足，用当归、生地黄、白芍、党参补养气血，川续断、何首乌、楮实子、千年健、五加皮、牛膝补肝肾、强筋骨，牛膝兼做使药，引药下行。

3. 健脾滋肾汤 由黄芪、党参、白术、茯苓、黄精、杜仲、川续断、楮实子、枸杞子、女贞子、千年健、生牡蛎组成。

4. 健骨颗粒 由党参、白术、仙灵脾、鹿衔草、楮实子、鹿角粉组成。

这两个方剂主要治疗骨质疏松症。李国衡先生认为骨质疏松症的病机是以肾虚为本，伴有脾虚、肝郁肝虚和血虚，重点在脾肾两脏，关键是虚损。传统中医学没有本病病名，一般是根据临床表现，如全身或者腰背酸痛、驼背、易骨折等，将其归属于中医学"骨痿""骨痹"或"腰痛"等范畴。肾为先天之本，肾主骨生髓，骨的生长发育、骨质的坚硬程度与肾有密切的关系，随着人体衰老，肾气日渐亏虚，导致骨髓化源不足，不能营养骨骼，骨失所养，骨矿含量下降，引起骨质疏松，筋骨痿软无力。而脾与肾相互为用，先后天相互资生，脾虚则生化乏源，不能运化水谷精微以充养肾精，以致肾失所养，引起骨质疏松。这两点是引起骨质疏松的主要原因，所以说重点在脾肾两脏，治疗上宜健脾补肾为主。

但是在骨质疏松症的病机中，血瘀也占有重要的地位。肾的元气不足，会导致无力推动血行，以致形成血瘀为患，如果肾阳不足，则不能温养血脉，导致寒凝血瘀，同时脾虚引起生化不足，则气血亏虚，以致脉道不充，同样可以引起血瘀不行。而血瘀必然导致骨骼营养障碍，骨失所养，加重骨质疏松的程度。从西医学的角度看，骨质疏松症的疼痛是由于细微骨折引起的，这正符合中医血瘀的理论。除了血瘀，李国衡先生还认为肝郁和肝血虚也是骨质疏松症病机的重要环节。肝主疏泄，肝郁则气机郁滞，进而导致血行不畅。肝藏血，血主濡之，肝血虚则不能濡养骨骼，导致骨质疏松。绝经期妇女常见肝郁或者肝血虚证，也是骨质疏松症多发于绝经后的原因。所以，骨质疏松症脾肾虚是本，血瘀是标，肝郁、肝血虚也是病机的重要部分。

基于以上对于骨质疏松症病机的认识，李国衡先生对于本病的治疗原则是补益肝肾为主，根据临床表现分为阴虚、阳虚、血瘀、血虚、肝郁进行加减。常用药：黄芪、白术、党参、茯苓、黄精、杜仲、川续断、枸杞子、女贞子、楮实子、千年健、生牡蛎。加减法：如果疼痛明显，加延胡索、鹿衔草、合欢皮；阳虚加仙茅、仙灵脾、鹿角、巴戟天；阴虚加生地黄、石斛、知母；肝郁胁痛加柴胡、郁金、八月札；血瘀加当归、赤芍、桃仁、五灵脂、蒲黄；血虚加生地黄、当归、白芍、何首乌。

健脾滋肾汤方中药物主要是两组，一组是黄芪、白术、党参、茯苓、黄精，健脾益气，培补后天；一组是杜仲、川续断、枸杞子、女贞子、楮实子、千年健补肾壮骨，培补先天。两组药物合用，先后天通调，使骨得所养，能有效防治骨质疏松症。其中楮实子、千年健是李国衡先生治疗骨质疏松症的药对，千年健苦、辛、温，归肝肾二经，能滋肾强筋；楮实子甘、寒，入肝肾经，能益气力、壮筋骨、助腰膝。二药合用，药力倍增。而牡蛎则富含钙质，能提供钙源，是结合西医学的用法。

健骨颗粒同样是分为健脾益气和补肾壮骨两组，只是用药有所不同，也是因为剂型改革的需要，进行了精简。从二者的对比中，也能看出李国衡先生的辨证论治思想的统一。

5. 扶正逐痹汤 党参15g，怀山药9g，紫丹参9g，制何首乌12g，白扁豆6g，川芎9g，苍术、白术各9g，制狗脊9g，土鳖虫9g，云茯苓9g，全当归9g，豨莶草15g，左秦艽4.5g，桂枝3g，制草乌4.5g，寻骨风9g，金雀根12g，鹿衔草12g，威灵仙9g，炙甘草3g，大枣6枚。共奏益气活血、健脾化湿、祛风止痛之功效。

上方加减用药：寒湿较重者，桂枝改用肉桂，酌加炒薏苡仁、藿香、厚朴、蚕沙、汉防己、胆南星等；风寒邪盛者，酌加海风藤、白花蛇、乌梢蛇、木瓜、千年健等；筋络牵制疼痛者，酌加伸筋草、透骨草、炒桑枝等。

6. 蒸敷方 蒸敷方是李国衡先生对于魏氏伤科外用药剂型方面的一个创新，是魏氏伤科现代临床应用最为广泛的外用制剂。魏氏伤科的外用药很多，特别是洗方共有13种，但是外洗方也有不足之处，如躯干部位使用不方便，冬天水易冷却，热敷的时间短，药力不够深透。而魏氏伤科还有两种熨药，是药粉炒热后，装入预置的一个布袋内，放在患处热熨。

李国衡先生借鉴这两种外用药方法，扬长避短，创立了蒸敷方。组成：全当归30g，川桂枝30g，川红花30g，扦扦活30g，五加皮60g，路路通30g，虎杖根60g，络石藤60g，川羌活30g。上药共研为细末，装入布袋中，袋口缝合，将药袋用水淋湿后置于锅内隔水蒸热，热敷患处。其功效活血、祛风、通络、逐痹、止痛，对于跌打损伤后期，局部疼痛、风寒湿痹阻络而致骨与关节疼痛，以及颈腰椎退变、椎间盘病变引起的疼痛酸麻等症都有较好的疗效。李国衡先生认为，湿热敷胜于干热敷，药力借助水蒸气透皮而入，热敷能使肌肉松弛，血管扩张，促进血液循环，故有消炎、消肿、减轻疼痛及保暖的作用。皮肤是人体最大的器官，除有抵御外邪侵袭的保护作用以外，还有分泌、吸收、渗透、排泄、感觉等多种功能。蒸敷方就是利用皮肤这一生理特性，使药物通过皮肤表层吸收、角质层渗透和真皮层转运进入血液循环而发挥药效。皮肤的吸收渗透与湿度有关，药汽的湿度正好增强吸收渗透的效果。药汽的温热刺激使皮肤温度升高，皮肤毛细血管扩张，促进血液及淋巴液的循环，促进新陈代谢，使周围组织营养得以改善，药汽的温热刺激还使毛孔开放，全身出汗，让体内"邪毒"随汗排出体外，既扶元固本又消除疲劳，给人以舒畅之感；同时又能刺激皮肤的末梢神经感受，通过神经系统形成新的反射，从而破坏了原有的病理反射联系，达到治愈疾病的目的。

（四）对魏氏伤科导引的贡献

导引疗法是中医学的一个组成部分，是由呼吸运动和躯体运动相结合或者各自运动的一种保健和治病的外治法，其内容包括活动肢体、动摇筋骨、自身按摩、擎手引气等多种形式。古今医家对此多有著述。《灵枢·病传》载："或有导引行气、跻摩、灸熨、刺焫、饮药之一者，可独守耶。"说明当时已将导引列为治疗方法之一。唐代王冰注释云："导引，谓摇筋骨，动支节。"指出了导引是一种通过躯体的运动而达到祛病延年目的的治疗手段。

魏指薪先生在继承前人经验的基础上，根据明代以后的文献记载，并大量吸取民间经验，根据几代人的实践体会，对人体不同部位、不同疾病，创制一系列不同形式的导引方法。

李国衡先生对导引在伤科领域的作用比以往骨伤科医家更加重视，认为导引可以治病，也可以防病，既是治伤的重要手段，也是巩固疗效、预防复发的必要措施，贯穿在治伤的整个过程之中。其对魏氏伤科导引法的贡献主要体现在以下几点。

1. **对魏氏伤科导引法进行了系统的整理**　李国衡先生根据魏指薪先生的口述及其散存的资料，结合跟随魏指薪先生多年学习经验和实践的体会，将魏氏伤科导引法按照部位整理成 6 部位、54 式导引，对每式导引的动作进行规范，指出导引的要点、适用的范围，并在此基础上编写了《魏指薪治伤手法与导引》一书，是中华人民共和国成立后第一本关于中医骨伤导引的专著。

2. **明确提出导引功效**　①舒筋通络：各种类型的损伤，因血瘀阻滞，络道阻塞的程度而使损伤的轻重程度的不同。导引能使筋正、筋宽，恢复期伸缩弹力，能够活血使络道通畅，而达到骨正筋舒、消肿止痛、归纳恢复的目的。②活血荣筋：肌筋劳损或损伤后期，局部气血不充，筋失所养，出现酸痛麻木不仁、活动限制。导引后可改善血液循环，筋得荣养。③祛风散寒：风寒湿痹流注经络，出现肢体酸痛乏力、功能限制。导引可以祛风散寒。④调整机体：局部损伤能影响全身气血，使脏腑不和，气血衰退。导引锻炼能调节整个机体脏腑气血，气运而神和，增强体质，有利于损伤的恢复。

3. **明确伤科导引法要求**　①在开始做导引动作以前，一定要心平气和，呼吸自然，而后进行躯体动作。这是基本要求。②在导引时，要求全身肌肉放松自然，不要在肌肉处于紧张或僵硬的状态下做导引锻炼，以免影响效果。③伤科导引根据患者不同的病情、年龄、性别和体质来决定导引量的轻重和次数，既不过分，又不可不及。④在导引的全过程中，每一个动作在衔接上必须很好地配合，应根据各种导引快慢不同的要求，使每一个动作有节奏地前后衔接，密切配合，这样才能获得较好的疗效。⑤导引锻炼的时间，应根据不同的损伤来确定。

各论

第三章 骨 折

第一节 骨折概述

　　骨，即骨骼，指人或动物肢体中坚硬的组织部分，老子说："刚则易折。"骨的损伤基本等同于"骨折"。提到伤科，人们的第一印象就是伤筋动骨，骨折是中医伤科传统诊疗疾病中重要的一类。

　　李国衡先生继承魏氏伤科治伤经验，吸取南北骨伤科之长，既重手法正骨，又重辨证内治。

　　李国衡先生认为治疗骨折一般要经过两个阶段，从骨断到长成是第一个阶段，从长成到功能恢复活动如常是第二个阶段。第一阶段主要是接骨，主要包括以下几方面。

　　1. 整复与固定手法复位，不同损伤要求有别　骨折的复位，能做到一次良好复位则最好，如有困难者，并不强调一次性完全复位。因为骨折初期局部血肿严重，为复位带来困难。待肿胀逐渐消退，肌肉比较松弛时，骨折复位比较有利，但必须在伤后周内完成，在助手拔伸下揣摸进行。

　　对局部固定，采用软硬夹板相结合：软板是将三合板放在水中浸泡后，使三层分离，而用其中一层；硬板是用柳木制成，其他软性木材亦可。无移位骨折可考虑单用软板；有移位骨折，软板之外再加硬板；下肢长管状骨骨折，硬板外尚需加相应的长短沙袋，这样固定比较牢固可靠，简便易行。

　　在各种损伤固定的同时，要注意肢体做适当而有利的运动，一面要严格固定，一面要适当活动，以防日后不得屈伸。这在古代文献中早就予以指出。动静结合是中医骨伤科治疗特色。

2. **外用药**　骨折外用药是中医伤科的特色，骨断整复后，须外敷药膏，协助长骨、活血、止痛。初期外敷断骨丹，严重者外敷碎骨丹，每隔1～2天换药1次，一星期后3天换药1次，两星期后3～7天换药1次。一般骨位对线良好者在一个半月左右骨即生长接连，肿胀全消，骨断处已不移动，即可去除夹板和外敷药膏，改用舒筋活血洗方或四肢洗方，并外擦活络药水或舒筋活血膏，以至功能恢复。骨断移位难以完全复位、对线不良者，敷药及夹板固定时间要适当延长。

3. **内服药**　李国衡先生认为骨折虽然是人体局部组织的损伤，但能导致出现全身症状。因此，除局部处理以外，辨证施治全身症状，能促进或有利于骨折的愈合。如患者正气充足，或骨折本身不甚严重，全身症状不显著或为时甚暂，可按局部的三期分治立方用药。如果患者正气虚弱，或骨折严重，全身症状明显，则必须在三期分治的基础上加用辨证施治立方用药，方臻完善。

中药内治应根据损伤的不同阶段而用不同治法。1959年，上海伤骨科研究所即提出骨折的三期分治，与骨折局部修复的分期相符。分期治疗必须依据局部的发展和全身症状综合考虑。

活血化瘀期：活血化瘀是骨折初期的基本疗法。当突然的外来暴力，骨折的同时血脉遭受损伤，以致血离经脉，瘀结不散，气血不得宣通而造成肿胀疼痛，筋骨亦不能得到充分的濡养，妨碍筋骨连接，故应以活血化瘀为治疗重点，并根据患者症状表现分别寒热，选用清化或温化药物。

和血生新期：早期的局部症状如肿胀、疼痛、灼热等逐渐消退后，骨折开始修复，此时瘀血并未完全化除，而本身的气血亦因损伤而耗损，故治疗重点应以和血生新为主，既须养血又须行血以促使断端修复。此外，骨伤内动于肾，筋伤内动于肝，肝肾之气不充也影响骨的生长，故在和血生新的同时，根据患者具体情况进行补肝、补肾。

固本培元期：骨折的后期，骨虽连接，肌筋仍表现萎弱，主要是由于损伤后，元气受伤，气血不足，筋脉失其营养。在这一阶段中应固本培元，加用强壮筋骨的内服或外用药物及导引，以改善全身虚象，使肢体活动取得进步。

魏氏伤科根据上述理论，确立了早期活血化瘀，中期和血生新，后期固本培元的骨折内治三期治则。早期活血化瘀、消肿止痛；中期既活血又要养血长骨；后期气血两虚，肝肾不足，应行补益，使机体复原。李国衡先生认为，三期分治不能机械地应用，有时界限不能划得非常清楚。和血生新并不一定在活血化瘀之后，如皮破出血或失血过多，早期即应和血生新，补而行之。活血化瘀之后，虚象比较明显者，即应补益。后期瘀去未尽者，仍需活血化瘀。骨折愈合后，无明显虚象者，则无须补益。三期分治必须与气血、脏腑辨证相结合，以求全面的辨证施治。

第二节　上肢骨折医案

案1 周某，男，19岁。初诊时间：1993年4月7日。

主诉：左肩跌伤3小时。

病史：患者因奔跳不慎跌倒，左肩着地，当即左上肢活动受限，来院急诊。

检查：患者左肩锁骨处肿胀疼痛，局部有变凸畸形，患侧局部下垂，胸部不能挺起。X线摄片显示左锁骨中1/3骨折，断端移位。

诊断：锁骨骨折。

治法：手法复位。患者取坐位，一助手从身后用双手穿过腋下托住患者两肩，使其肩部扩胸外展；医者用双手拇、食二指捏住断端两侧。一手向外，一手向内按推，使断端吻合。骨位矫正后，外敷断骨丹，外用软夹板覆盖。两侧腋下填上棉垫，然后用绷带在患侧做单"8"字包扎固定。内服续骨活血汤。每周复诊，5周时局部已无压痛，肩关节活动仍受限。骨折处无明显畸形。去除固定。用外洗方，并逐步功能锻炼。

【按语】由于锁骨本身有旋转，斜行骨折后往往难以完全复位。但锁骨部血液循环良好，极少见到骨不愈合。如有断端骨片叉出皮肤以外，应做切除缝合。中医文献中亦有剪去骨锋的记载。

案2 周某，女，74岁。初诊时间：1996年7月18日。

主诉：跌伤2天，右肩肿痛，活动受限。

病史：患者2天前在家中不慎滑跌，右肩部着地，当即去外院检查，急诊拍片示右肱骨近端骨折，位置可，予以三角巾悬吊固定。二便可。

检查：右臂悬吊固定中，右肩部肿胀，肱骨近端压痛，皮下青紫。脉略细，苔薄。X线摄片：右肱骨外科颈骨折，轻度移位。

诊断：右肱骨外科颈骨折。

辨证：损伤跌仆，骨断筋伤，血瘀肿痛。

治则：活血化瘀，消肿止痛。

处方：生地黄12g，白芍12g，当归9g，川芎6g，丹参9g，酸枣仁6g，首乌藤12g，甘草3g，延胡索9g，桑枝9g，茯苓9g，落得打9g。7剂，水煎服。

外敷断骨丹及软板固定。外敷药2天换1次，三角巾悬吊固定。

二诊：1996年7月25日。患者右肩部仍肿痛，手指活动可，脉略细，苔薄舌红。治法：继予断骨丹外敷。内服方原方加土鳖虫4.5g，共7剂，继以活血化瘀止痛为治。

三诊：1996年8月2日。患者伤后2周余，右肩部肿胀较前有减退，疼痛好转，苔薄，脉偏细。继予断骨丹外敷，再拟和血生新为治。

处方：生地黄12g，白芍9g，川芎6g，当归6g，太子参12g，丹参9g，川续断9g，杜仲9g，酸枣仁6g，首乌藤12g，茯苓9g，大枣7枚，甘草3g。7剂，水煎服。

四诊：1996年8月9日。患者肩痛好转，患肩活动受限，苔脉同前。原方出入，上方继进长骨之品，加骨碎补9g、煅自然铜12g（先下），14剂，水煎服。头、二煎内服，药渣水煎外用。

嘱逐步功能锻炼：划圈锻炼，每日2～3次，每次10～20次。

五诊：1996年8月27日。右肩痛好转，活动仍有疼痛感，苔薄，脉偏细。四肢洗方10包外用。嘱继续功能锻炼（抬肩及臂外展锻炼）。X线拍片复查。

1996年9月底随访，右肩活动部分限制，对日常生活影响不大。X线片示骨折愈合可。

【按语】本例注意区分骨裂、骨断的不同。后者主要为完全骨折或有移位嵌插，如移位嵌插明显者需行手法整复。本例移位轻度，故主要以药物治疗，同时软板2～3块绷带包扎固定。本例用药初中期仍以三期分治为主，内外用药。待肿胀消退，按痛已止，即可采用外洗方。本例选用四肢洗方，为魏氏验方，以滑利关节，温通经络，活血祛风，使邪去瘀化，疼痛消除。同时，本例治疗突出功能锻炼，一般伤后第3～4周开始，活动范围逐渐增大，循序渐进。本例功能锻炼先从划圈锻炼开始，逐步过渡到抬肩及外展锻炼。

案3　钱某，女，61岁。初诊时间：1992年3月19日。

主诉：不慎跌倒左上臂受伤4小时。

病史：患者于4小时前跌伤，左上臂受到侧向外力，即觉麻木，不能动弹，即来我院。

检查：左上臂肿胀，畸形明显，神色紧张，运动障碍，摸诊时有明显骨擦音。脉数，苔薄。X线摄片：左肱骨中1/3骨折。

诊断：肱骨中段骨折。

治则：活血化瘀，止痛安神。

治法

（1）手法复位：助手二人，一人握患者肱骨上端，一人握肱骨下端，垂直对抗拔伸。医者内托、外按使断端复位，经X线透视观察，对位对线佳，而后外敷断骨丹，硬夹板4块做前后内外固定。

（2）内服方：四物止痛汤加减。生地黄12g，丹参9g，白芍9g，乳香6g，没药6g，牡丹皮4.5g，延胡索9g，酸枣仁9g，甘草3g。7剂，水煎服。

二诊：1周后，疼痛减轻，夹板稍有松动，手指血循环良好，脉细，舌质偏红，苔薄。调整夹板继续固定，继续内服上方。

三诊：2周后X线摄片复查，对位对线良好，内服骨科丹，每次3片，每日3次。

四诊：1992年5月20日。X线摄片复查示已骨性愈合。左上臂肌肉萎缩，肩、肘关节活动受限。用外洗方，并加强功能锻炼。

【按语】本例经横型骨折复位后，位置佳。而有些病例虽然对线正，但断端间隙距离增宽，在临床上应加以注意，防止有软组织嵌顿，影响断端愈合。应及早做纵向挤压，加强三角巾托上力量。魏氏伤科治疗损伤的内服药早期注重活血，许多验方都是以四物汤为基础加减，如四物止痛汤、加味四物止痛汤、四物安神止痛汤、活血止痛安神汤、大活血汤等，可以随症选用。

案4 张某，男，16岁。初诊时间：1995年5月20日。

主诉：不慎跌倒后致右前臂疼痛10天。

病史：患者运动时跌倒，右手先着地，当时右前臂感到剧烈疼痛，去某医院急诊，经X线摄片诊断为右侧尺桡骨骨折，有移位，治疗10天后，因疼痛未见明显减轻而来我科治疗。

检查：前臂肿胀，畸形明显，疼痛拒按，功能障碍。脉数，舌质红，苔薄白。

诊断：尺桡骨中段双骨折（横型）。

治法：手法复位。患者取仰卧位，手掌向下。一助手双手握住患者的肘部，另一助手一手握捏住患手拇指，一手握住其余四指，二人对抗牵引。医者先做尺桡骨之间指捏分骨理筋，而后用手指与手掌根拼凑、挤按断端，促使复位。外敷断骨丹，用软硬夹板双侧固定，绷带包扎，包扎后切桡动脉是否搏动，以防包扎过紧，影响血循环。并做X线摄片复查，对位对线良好。内服续骨活血汤。2周后，在助手固定辅助下，更换外敷药，调整夹板，继续包扎，内服骨科丹。

二诊：1995年6月20日。疼痛消失，前臂无畸形，断端已无压痛。

再局部夹板固定。

三诊：1995 年 7 月 4 日。局部未见明显肿胀及压痛，拆除夹板，外用四肢洗方。

四诊：1995 年 7 月 20 日。X 线摄片复查，骨折完全愈合。

【按语】骨折复位加药物外敷包扎固定后，在下次换药时稍有不慎，有再次发生断端移位的可能。因此，换药时间应适当延长。无异常情况时，可在 2 周后开始换药，并在助手严格固定辅助下进行。魏氏伤科认为，治骨必先理筋，尤其是前臂骨折，局部肿硬，应用手法推、捏，使肿胀部位放松，骨间肌松解，而后正骨复位，易取得良好效果。

案 5　王某，女，55 岁。初诊时间：1995 年 2 月 4 日。

主诉：右腕外伤肿痛半天。

病史：患者今日上午跌伤，右手腕疼痛肿胀，局部畸形。

检查：腕部肿胀疼痛畸形，不能活动，外旋限制。X 线摄片示右尺桡骨下端骨折。

诊断：尺桡骨下端骨折。

治法：手法复位。患者取坐位，助手托住患者身体，双手握住患肢肘部。医者一手握捏患者拇指，一手握其余手指及掌部，持续向后牵引。当断端已经得到纠正，畸形已不明显时，急做腕部掌屈、尺偏位固定，同时医者用拇指沿患者桡骨远端，由上向下推平，使断端复位。然后外敷断骨丹，用软夹板两块（背侧较长，掌侧较短）包扎固定，背侧手背部及桡侧须垫棉垫，控制背屈、尺偏活动。每周换药 1 次，4 周后每 2 周复查 1 次，6 周后去除外固定，改用洗方，并进行功能锻炼。

【按语】李国衡先生认为，中医药治疗尺桡骨下端骨折有优越性。魏氏伤科的软硬夹板固定是其特色，软板是将三合板放在水中浸泡后，使三层分离，而用其中一层；硬板是用柳木制成。骨裂或轻度骨断者，单用软板；严重骨断或骨碎者，在软板的外层，须再加硬板。夹板分长短，根据骨折类型摆放，背伸型背侧用长夹板，掌屈型掌侧用长夹板，以抵销其移位倾向。固定期间手指必须做伸屈活动，允许掌屈、尺偏活动，可以促使消肿，防止日后关节粘连。一般第 2～3 周可改变固定位置，使掌屈尺偏位转为中立位，第 5～6 周可考虑去除固定，用外洗方并配合功能锻炼。

案 6 付某，男，54 岁。初诊时间：2005 年 2 月 15 日。

主诉：右腕外伤肿痛 2 周。

病史：患者两周前右腕撑地受伤，肿痛明显，X 线摄片示右手腕头状骨及尺骨茎突撕脱性骨折，无明显移位，现石膏固定中。

检查：右腕背肿胀明显，腕背正中及尺侧压痛。苔薄腻，脉数。

诊断：右腕头状骨及尺骨茎突撕脱性骨折。

辨证：骨折血瘀，心脾两虚。

治则：养心健脾，活血长骨。

处方：首乌藤 12g，抱茯神 12g，远志肉 9g，焦山楂、焦神曲各 9g，怀山药 9g，全当归 9g，炒延胡索 9g，广陈皮 6g，川续断 9g，骨碎补 9g，合欢皮 12g，杭白芍 9g，生甘草 3g。7 剂，水煎服。

二诊：2005 年 2 月 20 日。右腕肿痛明显减轻，腕关节伸屈活动改善，但仍明显压痛，再继续服药 1 周。

处方：太子参 12g，麦冬 9g，五味子 4.5g，柏子仁 9g，炒酸枣仁 9g，合欢皮 12g，全当归 9g，杭白芍 9g，炒丹参 9g，骨碎补 9g，川续断 9g，焦山楂、焦神曲各 9g，广陈皮 6g，谷芽、麦芽各 9g，炒薏苡仁 15g，甘草 3g。7 剂，水煎服。

三诊：2005 年 3 月 2 日。骨折处压痛不明显，右腕局部肿胀，关节活动受限。拟外洗方外洗为主，以活血消肿、舒筋通络。

外洗方：伸筋草 15g，全当归 12g，川红花 9g，乳香、没药各 12g，五加皮 12g，土鳖虫 12g，老苏木 9g，路路通 9g，川桂枝 9g，海桐皮 9g，骨碎补 9g，川续断 9g，泽兰叶 9g，老紫草 9g。4 剂，水煎外洗。

四诊：2005 年 3 月 9 日。右腕尺骨茎突仍有酸楚，腕关节活动仍有限制，局部仍有肿胀。舌淡，苔薄，脉数。治拟伸筋活血通络。

外洗方：伸筋草 15g，透骨草 12g，老紫草 12g，老苏木 12g，泽兰叶 12g，川红花 9g，全当归 9g，路路通 9g，五加皮 12g，羌活、独活各 12g，乳香、没药各 12g，海桐皮 9g，骨碎补 9g，桑寄生 9g，威灵仙 9g。4 剂，水煎外洗。

内服方：太子参 15g，粉葛根 9g，炒桑枝 9g，枸杞子 9g，野菊花 6g，合欢皮 12g，珍珠母 12g，柏子仁 9g，炒酸枣仁 9g，石菖蒲 9g，首乌藤 12g，甘草 3g。7 剂，水煎服。

【按语】头状骨及尺骨茎突撕脱性骨折如未见明显的移位，治疗上相对简单，恰当固定即可，中药内服主要是活血接骨为主。本例治以养心健脾、活血长骨之法，体现了李国衡先生两方面的诊治特点：①注重脾胃，以焦楂曲、怀山药健脾消食。②注重情志，以首乌藤、抱茯神、远志肉、合欢皮养心安神。这在魏氏伤科的诸多验方中都有体现。在治疗过程中，患者恢复良好，直到半个月后复查，发现腕关节功能受限，故治疗重心转为骨折后恢复功能，以活血消肿、舒筋通络为治，且内服、外洗同施。值得注意的是，在内服药中，依然有健脾和安神药，可见李国衡先生对这两个方面的重视。

附：舟状骨骨折

1. 强某，男，41 岁。1961 年 7 月 29 日跌伤后随即来院门诊，X 线摄片诊断为左腕舟状骨骨折，治以外敷碎骨丹、内服骨科丹。9 月 2 日 X 线摄片复查示骨折处已达到骨性愈合。

2. 姜某，男，13 岁。1962 年 10 月 12 日跌伤。跌倒时掌屈腕部着地，随即来院门诊，当时诊断腕部挫伤，至 12 月 13 日局部症状仍不改善，X 线摄片检查诊断为左手腕舟状骨骨折，经外敷碎骨丹及局部固定后，于 1963 年 2 月 23 日 X 线摄片复查示骨已愈合。

3. 葛某，男，34 岁。1966 年 9 月来诊。称左手腕损伤已有 6 个月，曾经其他医院治疗，诊断为左腕舟状骨骨折，因屡治不愈，故来本院。经固定并内服骨科丹、外敷碎骨丹治疗后，断端虽有改善，但仍不连接。

以上 3 例后来随访复查，第一例完全恢复正常；第二例腕关节背屈与掌屈活动较健侧稍差，握力两侧相等，无酸痛等现象；第三例腕关节掌屈、背屈活动稍差，有酸痛症状，局部怕风寒，握力健侧为 21kg，患侧为 18kg，两侧相差 1/7。

【按语】近代治疗舟状骨骨折，通常以石膏固定，一般需经 12 周才拆除石膏。由于石膏的长期固定，腕骨往往会出现脱钙现象，在去除固定后，腕关节强直比较严重，还需要长时间的理疗和体疗才能恢复功能。中医治疗本病，如系新伤骨折，由于应用药物，一般只固定 6～7 周骨折即可愈合，固定时间比较短，腕关节的强直现象亦比较轻，加之配合外洗和导引锻炼，功能恢复得较好，疗程可以缩短。就固定部位而言，中医疗法只固定腕关节，5 个手指均能伸屈活动，固定范围比较小，故患者感觉比较舒适。

碎骨丹对于骨折愈合有促进作用，以上 3 个案例中可以看出，第一例早期应用了碎骨丹，早期即可得到愈合；第二例在未用碎骨丹时，2 个多月的时间 X 线摄片显示骨折处毫无骨痂形成，后用碎骨丹及硬板固定，2 个月后再次 X 线摄片复查，显示已达到骨性愈合。中药内服是骨折治疗重要的一个环节，但必须与外敷药密切配合。早期如有全身症状，宜辨证论治，如果没有全身症状则用成药骨科丹，如久服之后有口干、大便干燥等现象，可先用万应丹，待症状好转后，仍用骨科丹。骨折愈合后，中医的导引法能促使气血流通，舒筋活络，对功能恢复是有一定帮助的。从临床实践可以发现，骨折一旦愈合，即开始运用导引时，患肢功能很快就能复原。

第三节 下肢骨折医案

一、股骨骨折

案1 王某，女，29岁。初诊时间：1996年1月18日。

主诉：车祸外伤致左大腿肿胀疼痛1个月。

病史：患者1995年赴外地出差，遇车祸致头面部、左大腿部外伤，肿胀疼痛，不能动弹。外院X线摄片示头部无骨折，左股骨中段粉碎性骨折，即行头面部清创缝合，左股骨手术、宣氏钉内固定。1个月后回沪来诊。

检查：头面部伤口已经愈合，大腿肿胀，断端压痛，纵向叩击痛明显，X线摄片复查示骨痂生长不明显。脉平，舌淡红，苔薄。

诊断：股骨中段粉碎性骨折。

辨证：血瘀阻滞（骨折断端尚未愈合）。

治则：和血生新长骨。

处方：丹参9g，当归9g，生地黄12g，骨碎补9g，川续断9g，煅自然铜9g，牛膝9g，白芍9g，茯苓9g，怀山药9g，落得打9g，川芎9g，甘草3g，大枣7枚。14剂，水煎服。

二诊：1996年2月15日。患者服药后肿痛减轻，当日X线摄片复查，断端已有部分骨痂生长。脉偏细，体软。原方加生黄芪20g、太子参15g，21剂。

三诊：1996年3月5日。X线摄片示断端骨痂较前显著增多；局部压痛消失，骨折已经临床愈合，可持单拐下地负重，并继服前方，同时用外洗方局部熏洗。

【按语】本例患者伤后1个月，早期血瘀肿痛渐退，故应和血生新长骨。股骨为人体最大的长管状骨，由于肌肉力量大，外固定很难保证断端的稳定性，故采取手术内固定更为合适。同时内服中药能有效消肿止痛，促进骨折愈合。本例患者损伤后内部出血较多，加之病程较长，久卧在床，出现虚弱之象，故加黄芪、太子参，以益气和血，更有助于生新长骨，促进患者康复。

案2 朱某，女，84岁。初诊时间：1996年3月16日。

主诉：左髋部酸痛，阴雨天加重1年余。

病史：患者自述1年多以前外出时跌伤，左侧臀部着地，曾在本院急诊X线摄片，显示左股骨颈内骨折。因患者原有中风后遗症，左侧偏瘫，只能做牵引治疗，后又因不适而自行拆除。患者于3月5日X线摄片示骨折移位，断端愈合欠佳，股骨头部分轻度囊性变，遂来诊。形体消瘦，口干，纳差。

检查：左下肢短缩，肌肉萎缩，左髋部活动限制，大粗隆部有叩击痛。脉细，舌质红。

诊断：左股骨骨折（陈旧性）。

辨证：阴气亏虚，余瘀未尽，经络不畅。

治则：益气活血，养阴止痛。

处方：生黄芪20g，太子参15g，制玉竹9g，麦冬9g，石斛9g，女贞子9g，楮实子9g，枸杞子9g，川牛膝9g，仙灵脾9g，白芍12g，稆豆衣9g，合欢皮9g，鹿衔草9g，甘草3g。14剂，头、二煎内服，药渣水煎，局部热敷。

二诊：1996年3月30日。由家属代述。局部疼痛减轻，胃纳差，口干舌红。原方加天冬9g，何首乌12g，山茱萸9g，谷芽、麦芽各9g，14剂。

三诊：1996年4月14日。家属代诊。患者大便正常，胃纳改善，左髋部疼痛已明显好转，唯近日咳嗽痰多，痰黏不爽。改用润肺化痰之剂。

处方：橘络6g，老杏仁9g，沙参9g，川贝母9g，竹沥9g，水蛭6g，远志6g，麦冬9g，茯苓9g，生白术9g，川牛膝9g，白芍12g，生甘草3g。7剂。

四诊：1996 年 4 月 21 日。咳痰已减，继续服用前方适当加化痰药。后因天气转热，要求暂停服药，仅外治，局部疼痛已不明显。

【按语】高年患者有中风偏瘫，既不能手术又不能严格固定，断端自然愈合不佳。在治疗上既要考虑陈旧性骨折因素，但更要考虑全身气血不足，肝肾亏损等，故以益气养阴为主。外洗方可改善局部血液循环，缓解疼痛。患者本因偏瘫，平时不能负重行动，而今全身症状已不明显，局部无痛，遂停止治疗。

案3　黄某，男，70 岁。初诊时间：2001 年 4 月 21 日。

病史：患者右髋股骨颈骨折已有数十年，曾在温州手术治疗，近 1 个月来发现右下肢麻木，活动受限，血压偏高，故来诊。自带 X 线片示腰椎广泛增生，L4、L5 滑脱，右股骨颈陈旧性骨折，钢针固定呈畸形。

检查：右下肢明显缩短，髋关节活动明显限制。L4、L5、S1 均有压痛，两膝反射亢进，直腿抬高试验阳性；小腿皮肤轻度肿胀。

诊断：右股骨陈旧性骨折畸形愈合；L4、L5 滑脱；L4～L5 椎间隙病变、广泛增生；马尾神经受压。

治法：暂保守治疗观察，外用蒸敷方，定做腰围。内服活血通络、止痛消肿方药。

处方：生地黄 12g，当归 9g，丹参 9g，川芎 6g，白芍 9g，牛膝 9g，延胡索 9g，茯苓 9g，珍珠母 12g（先煎），野菊花 9g，枸杞子 12g，杜仲 9g，制何首乌 9g，制黄精 9g，生甘草 3g，薏苡仁 12g，大枣 6 枚。14 剂，水煎服。

二诊：2001 年 6 月 4 日。自觉服药后症状有好转，腰部活动较前灵活，右髋部疼痛，脉弦，舌质红，经常有声音嘶哑。嘱患者卧床锻炼，分髋、屈髋、5 点式导引。内服活血通络、滋阴平肝之剂。

处方：生地黄 12g，白芍 9g，牛膝 9g，枸杞子 12g，甘菊 9g，珍珠母 12g（先煎），黄精 9g，桔梗 6g，甘草 3g，石斛 9g，麦冬 9g，丹参 9g。14 剂，水煎服。

三诊：2001年6月18日。腰髋疼痛好转，脉弦，苔腻，血压162/86mmHg。再拟活血通络止痛之剂。

处方：生地黄12g，当归9g，白芍9g，川芎6g，牛膝9g，延胡索9g，土鳖虫6g，丹参9g，珍珠母12g（先煎），野菊花9g，陈皮6g，白术12g，桔梗4.5g，合欢皮9g，茯苓9g。14剂，水煎服。

四诊：2001年8月14日。腰部疼痛减轻，右髋仍有疼痛，两小腿浮肿，血压162/102mmHg，脉弦，苔根腻。再宜活血化湿、消肿平肝。

处方：生地黄12g，白芍9g，当归9g，牛膝9g，丹参9g，珍珠母12g（先煎），野菊花9g，黄精9g，生薏苡仁12g，茯苓9g，冬瓜皮9g，生甘草3g，大枣6枚，路路通9g。30剂，水煎服。

【按语】股骨陈旧性骨折畸形愈合，患者的步态必然改变，常有腰部继发病变。本例患者腰椎广泛增生，L4、L5滑脱，极有可能与骨折畸形愈合有关。对于这样数十年的陈旧性骨折，治疗重点是改善疼痛等症状，故中药内服以活血通络、止痛消肿为主。但毕竟患者年高病久，故以枸杞子、杜仲、制何首乌、制黄精兼顾补益肝肾。其中用珍珠母和菊花，是平肝降压之意。本例配合外用蒸敷方和导引锻炼，有效地改善了症状。

二、髌骨骨折

案1 潘某，男，67岁。初诊时间：1991年3月7日。

主诉：不慎跌伤致左膝肿胀疼痛3天。

病史：患者于3天前夜晚上楼时跌伤，左膝着地，立即出现左膝肿胀疼痛，急诊X线摄片示左膝髌骨下极粉碎性骨折，遂石膏托固定收入病房，并决定手术治疗。后因患者曾做过肾结石手术，对手术有顾虑，要求中医治疗。睡眠不佳，血压偏高。

检查：X线片示髌骨下极粉碎性骨折，下关节面不平整，局部肿胀明显。脉弦，舌质偏红，苔腻。

诊断：髌骨骨折。

治法：手法复位固定。去除石膏，用长形木板一块，上衬棉垫置于膝

各 论·第 三 章 骨 折

·37·

后，防止膝部屈曲。另用四根扎带，先将髌骨由两侧向内挤拼复位，而后用扎带做"井"字包扎固定。外敷断骨丹。

同时内服活血化瘀、平肝安神、健脾化湿方药。

处方：生地黄12g，土鳖虫4.5g，赤芍12g，桃仁泥9g，紫丹参9g，珍珠母12g，野菊花9g，生白术9g，茯苓9g，焦山楂、焦神曲各9g，甘草3g。

每周复诊，不断调整扎带，收缩"井"口。2周后服续骨活血汤并随症加减。

1991年5月6日七诊时，患者X线片复查显示骨已愈合，髌骨稍有增长，下关节面尚平整，下地行走无明显疼痛与不适，故出院。出院后续用外洗方外洗。

4个月后随访，患者可外出活动，上下楼梯正常，两股四头肌对称，膝关节活动佳，无创伤性关节炎发生。

【按语】李国衡先生治疗髌骨骨折时，除中部骨折移位严重需做手术以外，为移位不超过1cm者，可考虑用"井"字包扎法，可取得满意效果。"井"字包扎法开始时要注意"井"口要松，防止扎伤皮肉。待塑形后，再逐步收紧"井"口，其间每两周可做1次X线复查。

外用药物在骨折初期应隔天更换1次，换药时仍须如前法包扎，并要随时注意骨折的位置是否良好，随时矫正。1周后可隔2天换药1次。2周后可隔5～7天换药1次。至骨折愈合后，改用中药熏洗，并开始功能活动练习，以促进肢体功能恢复。

中药内服方面，因骨折初期肿胀疼痛、烦躁不安，可给予长骨活血、止痛安神方剂，日服1剂。以后症状稳定，则内服骨科丹，早、晚各1包，饭前服下，以促进骨折愈合。在治疗过程中，骨折严重者除大小便之外，一般不宜多走动，以防影响断端新骨生长及导致下腿肿胀。

案2　胡某，女，50岁。初诊时间：1958年11月30日。

病史：患者于今日上午走路时不慎跌倒，全身扑于地上，左膝先落地，当时左膝感疼痛剧烈，不能活动而来本院急诊。经临床诊查及X线摄片检查，诊断为左侧髌骨横形粉碎骨折，骨未分离但伴有骺扭，膝上部呈半月形肿胀。

治疗过程：入院第2天即由伤科治疗，先将骺扭做伸屈复位，半月形肿胀随即消失，然后外敷碎骨丹并包扎，患者立即能下床行走。患者第9天即出院，其后在门诊进行治疗。至第3周，患者X线摄片复查，即见新骨生长。1个月后去除夹板与结扎，开始用中药熏洗，并做伸屈活动锻炼。45天后结束治疗，恢复劳动。

【按语】髌骨骨折，尤其是横断未全分离的骨折常与髌骨上血肿同时发生，魏氏伤科称之为"膝关节骺扭"。施行手法前首先要望膝髌上部有否半月形肿胀隆起，若有则必须将肿胀推散，亦即是将骺扭复位，而后进行髌骨固定包扎术。推散肿胀方法：以手按推肿处，一手握住患腿踝部，先将腿拔直而后再上屈，听有散开"阔"的响声，其半月形肿胀随即消散，原来不能伸直的膝部即可伸直。这一点在治疗髌骨骨折时必须注意。李国衡先生认为，骺扭复位可缩短住院日程，甚至不住院在门诊亦可治疗，患者感到很方便。治疗髌骨骨折，中药外敷与夹板固定同时进行，显著缩短了疗程，减轻骨折愈合后所引起的关节硬化，一般在去除夹板10天后即可弯曲至90°以上。本例经过1个月的治疗，髌骨即愈合，恢复劳动。

三、小腿骨折

案1 陈某，男，42岁。**初诊时间：**2000年9月14日。

主诉：左小腿外伤肿痛2个月。

病史：2个月前患者外伤后左小腿肿胀疼痛，经X线摄片诊断为胫腓骨粉碎性骨折，当时在某医院做手术复位并石膏固定。现局部肿胀，行动不便，1周前X线摄片未见明显骨痂生长。

检查：左下肢小腿肿胀，小腿外侧手术瘢痕，踝关节活动明显受限，皮肤发亮。左膝关节活动受限，伸170°左右、屈曲60°～70°，踝关节背伸正常，跖屈受限，小腿内侧有麻木感。苔薄，舌淡，脉平。

诊断：小腿骨折术后。

辨证：气血阻滞。

治法：内服活血消肿长骨，外用舒筋活血止痛。

（1）内服方：当归 9g，丹参 9g，白芍 12g，川芎 6g，土鳖虫 6g，牛膝 9g，骨碎补 9g，川续断 9g，茯苓 9g，薏苡仁 15g，自然铜 9g，落得打 9g，赤小豆 9g，甘草 3g。7 剂，水煎服。

（2）外用方：当归 9g，红花 9g，苏木 9g，泽泻 6g，紫草 9g，五加皮 12g，扦扦活 15g，紫荆皮 12g，路路通 12g，桂枝 9g。7 剂。水煎外洗。

二诊：2000 年 9 月 21 日。局部肿痛明显减退，苔薄，舌淡红。内服方在原方基础上加西红花 3g、生白术 12g，以加强健脾活血之功。7 剂，水煎服。

三诊：2000 年 9 月 29 日。肿胀未退清，膝踝关节活动受限，小腿下 1/3 内侧皮肤发麻，苔脉同前。再宜活血化瘀、消肿长骨。

内服方：当归 9g，杭白芍 12g，川芎 6g，土鳖虫 6g，川续断 9g，骨碎补 9g，茯苓 9g，薏苡仁 12g，落得打 9g，乳香 12g，没药 12g，陈皮 6g，甘草 3g，大枣 5 枚，徐长卿 9g。7 剂，水煎服。

外用方：当归 9g，红花 9g，苏木 9g，泽兰 12g，五加皮 12g，扦扦活 15g，牛膝 9g，紫荆皮 12g，路路通 9g，桂枝 9g，紫草 9g，伸筋草 15g。4 剂，水煎外用，每日 2 次，1 剂皆用 2 天。

四诊：2000 年 10 月 8 日。患者于 10 月 6 日 X 线摄片示断端骨小梁已通过，但局部有脱钙现象。膝关节伸屈活动限制，小腿仍有肿胀。

外用方：当归 9g，红花 9g，苏木 9g，泽兰 12g，紫草 9g，海桐皮 12g，丹参 9g，牛膝 9g，桂枝 9g，五加皮 12g，扦扦活 15g，土鳖虫 9g，乳香 12g，没药 12g，紫荆皮 12g，路路通 12g。7 剂，水煎外洗。

嘱患者外用熏洗时进行膝关节伸屈锻炼，间断应用小腿弹力绷带，患肢开始负重。

五诊：2000 年 11 月 2 日。踝关节活动正常，舌尖红，苔腻，脉数，再拟方以活血强筋。

内服方：全当归 9g，杭白芍 9g，生地黄 12g，生甘草 3g，土鳖虫 4.5g，川牛膝 9g，楮实子 9g，川续断 9g，制玉竹 9g，生白术 9g，云茯苓 9g，鸡血藤 9g，络石藤 9g，嫩桑枝 9g，大枣 7 枚，生薏苡仁 9g，谷芽、麦芽各 9g。14 剂，水煎服。

六诊：2001 年 1 月 21 日。左小腿肿胀明显好转，伸屈活动尚可，苔腻，脉平。再拟方以长骨活血。

内服方：骨碎补 9g，五加皮 9g，全当归 9g，川红花 9g，牛膝 9g，丹参 9g，乳香 12g，没药 12g，络石藤 12g，路路通 9g，羌活 9g，独活 9g，海桐皮 12g，扦扦活 15g，络石藤 12g。14 剂，水煎服。

【按语】本例胫腓骨粉碎性骨折术后 2 个月，局部肿胀，行动不便，拍片未见明显骨痂生长。如果不进行中医治疗，仅仅依靠机体自身的修复能力，很有可能使骨折延迟愈合甚至不愈合。内服方治以活血消肿长骨，以四物汤养血活血，茯苓、薏苡仁、落得打、赤小豆利水消肿，土鳖虫、牛膝、骨碎补、川续断、自然铜补肾活血长骨。其后因肿胀未退清，膝踝关节活动受限，皮肤发麻，加乳香、没药、徐长卿，以加强舒筋活血力量。到四诊时，X 线摄片示已有骨小梁通过，主要是内服药之功。到后期又逐渐加入补肝肾和祛风湿通筋络之品，以求全功，也是中医整体思维的体现。外洗方以舒筋活血止痛为主，重在减轻肿痛症状，改善关节功能。

案2　陈某，男，43 岁。初诊时间：1994 年 4 月 20 日。

主诉：右小腿外伤石膏外固定 1 个月。

病史：患者 1 个月前不慎致右小腿外伤，外院做石膏固定，1 周后来我院门诊。X 线摄片复查显示对位对线不佳而收治入院，并做手术内固定。1 个月后来伤科门诊。

检查：手术切口愈合可，右下肢纵向叩击痛，小腿及踝关节肿胀；X 线片示未见明显骨痂生长。脉细，苔薄腻。

诊断：右胫腓骨骨折（陈旧性骨折中后期）。

辨证：局部瘀未散清，血循不佳，骨长而不坚。

治则：理气活血，兼以长骨。

处方：陈皮6g，枳壳4.5g，丹参9g，当归9g，白芍9g，川牛膝9g，土鳖虫4.5g，茯苓9g，甘草3g。14剂，水煎服。

二诊：1994年5月11日。右小腿及踝关节肿胀基本消退，疼痛减轻，肿痛渐消，脉细，苔薄。气血已畅，拟长骨和血生新为主。

处方：川续断9g，骨碎补9g，煅自然铜9g，白芍9g，丹参9g，生地黄12g，当归9g，黄芪20g，白术12g，陈皮6g，枳壳4.5g，甘草3g，大枣7枚。14剂，水煎服。

三诊：1994年5月25日。右小腿及踝关节已无明显肿痛，局部仍有压痛，纵向叩击痛；X线摄片复查示骨折线部分已模糊，并有少量骨痂生长；脉细，苔薄。继续前方。

四诊：1994年6月15日。局部轻度压痛，无明显纵向叩击痛，可以不负重行走，自觉踝关节僵硬；复查X线片示骨痂生长良好。外用四肢洗方。

【按语】本例患者虽然经手术内固定，取得良好复位，但1个月后小腿及踝关节肿胀，仍有下肢纵向叩击痛，且X线片未见明显骨痂生长，说明很有可能发生骨折延迟愈合。这是手术内固定后的主要问题之一，可影响骨折断端血运。李国衡先生认为是胫腓骨中下1/3骨折手术后，局部瘀未散清，血循不佳，骨长而不坚，必须运用中药长骨才可以加速骨性连接。在初诊时患者肿痛明显，拟理气活血消肿为主。此乃瘀血不去，新血不生，虽然已经骨折1个月，但和骨折初期的病机一致，故治疗法则相同。临证时不能刻舟求剑，一见延迟愈合就马上补气血及肝肾。3周后，肿痛消退，气血已畅，再拟长骨和血生新健脾之剂，则骨痂迅速出现。魏氏伤科非常重视健脾，因脾为后天之本，脾运正常则可吸收营养物质和提高药物的疗效。

案3 王某，男，37岁。初诊时间：1991年1月28日。

主诉：左踝扭伤疼痛3天。

病史：患者左踝扭伤疼痛3天，在外地住院治疗，肿痛不减。

检查：左足内踝关节肿胀明显，局部压痛，关节活动限制。脉细数，舌红，苔薄。X线摄片示左内踝骨折，有移位。

诊断：内踝骨折。

治法：手法复位及固定。助手握住患者小腿中下段，医者一手托住其足跟，一手握住足背。将足踝上屈，当屈至极度位时，同时用力将踝骨拼拢。然后外敷断骨丹，用软夹板两块置于踝部两侧，内侧较短，外侧较长，外踝及足背处多衬棉垫，使踝关节内翻位固定。X线摄片示复查对位良好。同时内服四物止痛汤。

二诊：1991年3月7日。X线摄片复查示骨已愈合。局部仍有轻度肿胀，关节活动受限。去除固定，用外洗方外洗，配合功能锻炼。

【按语】单踝骨折病情比较轻，而三踝（内踝、外踝、后踝）骨折即属严重骨折。在固定期间，患足抬高，有助于血瘀消散；骨折愈合后，若关节粘连，除自我导引锻炼以外，必要时须手法松解，可及早恢复功能。足踝损伤在治疗过程中，须嘱患者充分休养，不要过早下地行动，否则胫肿而酸痛，经久不愈，但也不宜过度固定。李国衡先生主张如果骨折线模糊，应尽早拆除固定，开始锻炼，以求更快恢复关节功能。本例患者不足40天就拆除固定，比一般要求的固定时间短了很多。

案4 张某，男，45岁。初诊时间：2001年4月18日。

主诉：右踝扭伤肿痛3个月。

病史：3个月前（1月20日）患者平地右足内翻位受伤，次日X线摄片示右腓骨下端骨折。曾石膏固定，现踝关节活动不便。

检查：右踝关节微肿，外踝压痛，行走稍不便，伸屈活动受限（以伸受限明显）。X线摄片：右踝关节内侧间隙增宽，腓骨骨折处已有骨痂形成。

诊断：陈旧性外踝骨折。

辨证：瘀血凝滞，筋络不通。

治则：活血消肿，舒筋活络。

外洗方：全当归 9g，紫草 9g，苏木 12g，泽兰 12g，五加皮 12g，乳香 12g，没药 12g，扦扦活 15g，紫荆皮 12g，伸筋草 15g，川桂枝 9g，骨碎补 9g，紫丹参 9g。7 剂，水煎外洗，之后以手法松解踝关节。

二诊：2001 年 4 月 25 日。用药后肿痛均见改善，关节活动好转。仍以轻手法松解粘连；继续外洗方，原方加三棱 12g、莪术 12g，7 剂。

三诊：2001 年 5 月 25 日。右踝关节跖屈稍有好转。继续手法松解，并用下方外洗。

外洗方：当归 9g，五加皮 12g，三棱 12g，紫草 9g，扦扦活 15g，莪术 12g，苏木 12g，路路通 9g，乳香 12g，没药 12g，泽兰 12g，伸筋草 15g，海桐皮 9g。7 剂。

四诊：2001 年 6 月 21 日。右踝关节活动基本同健侧，局部微循环尚差，外踝、后踝仍有微肿。再拟外洗方以活血消肿。

外洗方：全当归 9g，川红花 9g，苏木 12g，泽兰 12g，莪术 12g，乳香 12g，没药 12g，三棱 12g，牛膝 9g，紫荆皮 12g，五加皮 12g，路路通 9g，桂枝 9g。7 剂。

【按语】踝关节骨折后关节功能障碍是最为常见的问题，手法松解和中药外敷是李国衡先生最常用的方法。本病例总的治疗原则不外活血消肿、舒筋活络，其组方是以魏氏伤科活血化瘀洗方和四肢洗方为基础加减，但四次外用方均有所变化。对于瘀血较重者，先生喜用三棱、莪术以加强破血化瘀之力。手法松解力度应循序渐进，不可操之过急，起初以轻手法松解粘连，待到感觉筋骨松开后，可加推、摇等手法以增加关节活动度。

案 5 顾某，男，13 岁。初诊时间：1993 年 8 月 26 日。

主诉：右足肿胀疼痛 2 小时。

病史：患者 2 小时前右足背被重物压伤，肿胀疼痛，无法行走。

检查：右足肿胀畸形，按之有显著骨擦音。脉细数，苔薄白。X 线摄片：右足第 2、3、4、5 跖骨骨折，远端轻度向外移位。

诊断：跖骨骨折。

辨证：骨断筋伤，瘀血内阻。

治则：活血化瘀，理筋接骨。

治法：手法复位。助手两人，一人握住患者足踝，一人双手牵引患者足趾，两人对抗拔伸，医者用手将骨按捺平正。骨位平正后，必须做上下、左右检查，查看有否凹凸不平。然后外敷断骨丹，用软夹板做上下包括外侧包扎固定。同时内服四物止痛汤。

二诊：1993 年 9 月 30 日。X 线摄片检查显示骨已愈合，第 3 跖骨稍有畸形，其余跖骨对位对线均佳。去除固定，用外洗方治疗。

【按语】足部跖骨为下肢负重行走的重要部位，外伤时除骨折之外，或伴有跖趾关节骨缝参差，或有韧带撕裂，应诊断明确，仔细复位，以免出现后遗症。对于有轻度畸形愈合的，一般不会有明显的后遗症，但是由于长期固定，足踝气血不畅，筋骨失养，常有足踝疼痛和僵硬。李国衡先生认为这时候用外洗方是最为合适的方法。当然，此时如果能配合手法舒筋活络，效果会更好。

案 6 方某，男，58 岁。初诊时间：1993 年 6 月 7 日。

主诉：不慎扭伤右足，肿胀疼痛伴行走困难。

病史：患者不慎右足扭伤，即感肿胀疼痛，行走困难，至某医院急诊，X 线摄片示右足第 5 跖骨基底部横行骨折。患者体质甚佳，无明显全身症状。

检查：右足第 5 跖骨处肿胀青紫，压痛明显。脉稍弦，苔净。

诊断：第 5 跖骨基底部横行骨折。

治法

（1）手法复位：本例患者为足踝内翻位（即外踝与足背跖骨向内翻

転）所造成的骨折，手法整复时，由助手一人固定患者胫腓骨下端，医者一手拔伸其足背远侧跖趾部，稍外翻，一手拇指推挤骨片拼凑复位，最后足踝保持于外翻位置（足踝部凡是内翻位损伤，须在外翻位复位固定。外翻位损伤，须在内翻位复位固定）。复位时不要急躁，反复拔伸与推挤，迫使骨片完全复位。

（2）固定：外敷断骨膏，用宽绷带包扎，然后用软夹板两块，放在骨折处上下两侧，再继续用绷带加强外翻位包扎固定。

（3）中药内服：治以活血化瘀、长骨止痛。续骨活血汤加味：落得打9g，全当归9g，生地黄12g，杭白芍9g，土鳖虫6g，骨碎补9g，川续断9g，自然铜9g，制乳香9g，制没药9g，川牛膝9g。14剂，水煎服。

二诊：1993年6月21日。夹缚固定、内服中药已有2周，行动尚可，在排练剧目后，肿痛稍有加重，全身动作不够协调。中医学认为，肝肾与脾三脏，经络所起在足十趾。足为立身之本，骨折之后支撑力量减弱，脏气不和，因而症状加重，动作不利。因此，继续换药敷药，适当加强夹缚包扎。内服方中加茯苓9g、鹿角粉2g（冲服），以健脾渗湿、补肾健骨。并嘱其行动时，须足跟着力，不可跖趾部着力，也就是走动时先迈出患侧足跟，而后健足跟上，以避免骨折部位产生剪式伤力。休息时患足抬高，则下肢血液容易回流，减轻肿胀。

三诊：1993年6月28日。患者于伤后3周足部仍有痛感。

四诊：1993年7月19日。治疗6周，去除夹缚固定。X线摄片复查示骨折线已骨性愈合，位置良好。停用内服、外敷药，改用四肢洗方（魏氏伤科秘方）外洗。

处方：桑枝9g，桂枝9g，川牛膝9g，川红花9g，川木瓜9g，萆薢9g，落得打9g，当归9g，补骨脂9g，羌活9g，独活9g。

【按语】中医治疗骨折重视动静结合，断端得到确凿固定后，允许上下关节适当运动，但要控制不利于断端稳定的动作，这样当骨折愈合时，功能也同时恢复。

外敷断骨膏不要局限于骨折部位，覆盖面要包括全部肿胀范围，否则不能充分发挥药效。在实验研究中观察到，骨折后血肿，早期多属于酸性血肿，外敷中药后可迅速转化为碱性血肿，可促进骨折愈合。

本例在二诊即在内服中加茯苓、鹿角粉以健脾渗湿、补肾健骨，并不拘泥于在骨折后期方可补益，值得注意。

另外，夹缚包扎固定期间必须穿平底布鞋，不松不紧，有利于局部稳定和行动轻便。

李国衡先生临床上曾遇到一例患者为双足先后发生同一类型、程度相等的第 5 跖骨基底部骨折，先伤的一侧用石膏筒固定 3 个月后愈合，后伤的一侧用夹缚固定，同时内外用药。患者继续工作，6 周时 X 线摄片复查示已骨性愈合。这是鲜明对照的实例，说明中医治疗某类骨折或中西医结合治疗骨折，具有一定优越性。

第四节　头面骨折医案

俞某，男，39 岁。初诊时间：1994 年 2 月 28 日。

主诉：不慎跌伤致额部麻木伴嗅觉消失 3 周。

病史：患者 3 周前跌伤，前额头面部着地，急诊检查鼻骨粉碎性骨折，额部挫伤，自感额部麻木，嗅觉消失。

检查：头额部、鼻部肿胀压痛，鼻孔通气不佳，夜寐不佳。脉弦，苔腻。

诊断：鼻骨骨折伴头部外伤。

治则：健脾活血，长骨止痛消肿，安神。

处方：太子参 15g，陈皮 6g，白术 9g，茯苓 9g，六神曲 6g，生地黄 12g，赤芍 9g，川芎 9g，丹参 9g，骨碎补 9g，远志 6g，石菖蒲 4.5g，青龙齿 12g（先煎），煅牡蛎 12g（先煎），炒酸枣仁 9g，首乌藤 12g，落得打 9g，甘草 3g。7 剂，水煎服。

二诊：1994 年 3 月 5 日。患者自述疼痛好转，肿胀仍明显，鼻部胀紧，苔腻渐化，胃纳较好。再治以活血化瘀、长骨安神。原方去陈皮、白术、六神曲、远志、甘草，加参三七 6g、土鳖虫 4.5g、延胡索 9g、桃仁 9g、牡丹皮 4.5g，21 剂。

三诊：1994 年 3 月 26 日。患者鼻部、面部肿痛显著消退，头昏头胀，睡眠不佳。再拟活血醒脑开窍之剂。

处方：川芎 9g，丹参 9g，菊花 9g，枸杞子 9g，远志 6g，石菖蒲 6g，白蒺藜 9g，酸枣仁 9g，首乌藤 12g，青龙齿 12g（先煎），煅牡蛎 12g（先煎），石莲肉 9g，合欢皮 12g。7 剂，水煎服。

以后又经二诊，共五诊而愈。

【按语】头面部外伤、内伤，伤科有独特疗效。头面部的骨折由于是扁骨骨折，如果没有明显的移位，骨折不愈合的较罕见。骨折本身的治疗不是重点，重点是改善骨折引起的头面部症状。所以，本病例虽然有骨折，但其实从魏氏伤科角度看，更适合归结到头部内伤的诊疗范围。从临床症状来看，主要的表现也是头部内伤。所以，在实践中，李国衡常常以魏氏伤科的川芎钩藤汤为基础方，根据临床表现，或醒脑开窍，或重镇安神，或加强活血化瘀等，收到良好疗效。

第五节　躯干骨折医案

案 1　顾某，男，49 岁。初诊时间：1994 年 6 月 1 日。

主诉：车祸外伤致四肢活动消失 2 个月。

病史：患者 1994 年 4 月 11 日因车祸致颈部外伤，当即四肢活动消失。经外院 X 线摄片检查示 C5 骨折脱位、四肢不完全性截瘫，收入病房。原拟手术减压内固定，因患者近日腰骶部Ⅲ度压疮致发热而停止，请中医会诊。

检查：精神疲惫，手足主动活动丧失，手足趾可做轻微活动，大小便失禁，留置导尿管，并置颅骨牵引中。舌质红，苔净，脉少力。

诊断：C5 骨折脱位，脊髓损伤，不完全性截瘫。

辨证：瘀血化热，肉腐成疮。

治则：清热润肠解毒。

治法：加强压疮护理，内服中药。

处方：生地黄12g，紫丹参9g，土鳖虫4.5g，赤芍9g，淡竹叶6g，虎杖根9g，金银花9g，连翘9g，蒲公英9g，生白术9g，云茯苓9g，生甘草4.5g。7剂，水煎服。

二诊：1994年6月8日。患者身热减退，口干，神疲乏力。此属病后气虚，再拟益气清热、活血安神之剂。

处方：生黄芪20g，太子参15g，生地黄12g，赤芍9g，丹参9g，金银花9g，连翘9g，干芦根9g，丝瓜络9g，云茯苓9g，淡竹叶6g，生甘草4.5g。

压疮继续疮面清洁换药。

三诊：1994年7月12日。患者身热已退，胃纳佳。此后，患者至某医院手术治疗。手术报告：颈部脊髓压迫性变性。

四诊：1995年1月15日。再请中医会诊。留置导尿管已去除，大便正常，饮食、睡眠均佳，四肢仍不能主动运动，下肢肌肉萎缩，脉细，苔薄白。伤后有7月余，已坐轮椅下地活动，再拟益气、活血、强筋方药。

处方：生晒参9g（另煎），生黄芪20g，全当归9g，南川芎9g，杭白芍15g，川牛膝9g，五加皮9g，楮实子9g，川续断9g，千年健12g，陈皮6g，甘草4.5g，大枣7枚。

继续加强肢体锻炼。

【按语】本例患者因骨折脱位而造成比较严重的脊髓挫伤，即使早期手术治疗也难以取得较好疗效。患者是中期时手术，脊髓已有变性。早期服用中药清热润肠解毒，是因为损伤兼有压疮发热。服药热退气虚，马上改为益气清热、活血安神之法。后期下肢肌肉萎缩，不能主动运动，则改用益气、活血、强筋方药。本例充分体现李国衡先生临证不拘一格的风格。

案 2 黄某，男，43 岁。初诊时间：1959 年 2 月 21 日。

病史：患者于 3 天前上午 9 时左右，搬运锅炉时操作不慎，被塌车柄击伤胸壁，当时不省人事，曾经某医院急救，行 X 线摄片诊断为胸骨下段骨折，无明显移位。于当日下午 3 时许来我院急诊。患者来院时神志仍处于半昏迷状态，感胸闷及胸部疼痛甚剧，犹如胸廓裂开，四肢不能动弹，头不能转侧，当时做局部胶布固定及口服止痛药，伤后第 3 天转由伤科诊治。现患者胸部疼痛如前，精神疲倦，厌讲话，不思饮食，头痛头昏。

检查：胸部无明显畸形，胸骨处明显作痛拒按，并有中度肿胀。

诊断：胸骨下段骨折。

治法：当即外敷碎骨丹，内服续骨活血汤，并根据临床症状加减。用药后第 2 天疼痛即显著减轻，神志完全清醒，但胃纳不香，睡眠不安，小便赤热，大便秘结。继用前方加减。至第 9 天开始大便，量少而干燥，黑色呈柏油状，此为瘀血下矣，诸症也减退。伤后 15 天能起坐饮食，胸部仍有微痛，咳嗽吐痰有时夹有血丝，大便仍有黑色。伤后 25 天大便正常，自觉症状消失，并能下床行动，除咳呛、仍有微痛以外，无其他不适，遂改用骨科膏及骨科丹。至 1959 年 4 月 10 日 X 线摄片复查，骨质已新生，症状已无，结束治疗，返乡休养。

【按语】胸骨骨折在临床上是较为少见的一种外伤，由于损伤接近内脏，故受伤的同时也必定产生内脏损伤。中医对此类损伤的治疗非常重视，在许多文献中皆将其列为险症。《内经》云："有所堕坠，恶血留内。"本例患者服药后，便下黑血，症状即见减轻，是恶血有了去路的表现。

本病在治疗方面应根据症状轻重而分为两类，并分别施法用药：①骨折而无移位情况，伴有轻度内伤症状者。②骨折而有移位，局部高凸或低凹伴有严重内伤症状者。前者其临床症状是胸骨部疼痛，局部有轻度不明显的肿胀，能做缓慢行动，胸闷不畅，咳嗽时痛剧。后者症状较前者为重，疼痛尖锐，局部肿胀明显，不能行动，胸闷气急，神志欠清，咳呛带血。前者完全用药物治疗，后者除药物治疗以外，须用手法进行正骨。

案3　王某，男，34岁。初诊时间：1959年3月8日。

病史：患者于8日凌晨3时许，被一辆汽车从身后撞击，前胸部又被另一辆卡车上跳板撞伤，当时昏厥约5分钟，随即送上海某医院急救。当天下午4时许转来我院急诊，经X线摄片诊断为胸骨骨折。3月9日转由伤科治疗。

检查：胸骨部有轻度肿胀，勉强能行动，但姿势伛偻，不能挺直，疼痛甚剧，伴有跳痛感，夜间以倚卧较适而不能侧睡。

诊断：胸骨骨折。

治法：患处外敷碎骨丹，内服续骨活血汤。3天后痛肿稍减，继续前方加减处理。伤后第8天，压痛逐渐减退，然仍感胸闷气胀，右胸酸麻不适，再予以前方加减4剂后，情况显著改善，随后改内服骨科丹。伤后第5周，除咳呛时有微痛以外，上述症状已全消失，X线摄片检查示骨折端已经生长。

【按语】李国衡先生认为，胸骨骨折的轻重程度和受伤时是从前面遭受撞伤，还是从后面遭受撞伤有关系。前面直接撞伤者重，后面撞跌者轻。前面直接撞伤者受伤也有轻重不同。本例患者前后均伤，病情较重。受伤后若发生肿痛并有伛偻难仰现象，说明内有瘀血凝聚。初伤伴有喘嗽，多系外伤引起内伤。若受伤日久不进行治疗，会导致胸部膨闷、肢懒体倦、痰喘咳嗽等症状发生。本例外敷碎骨丹，内服续骨活血汤。3天后痛肿减轻，5周骨折端生长，症状完全消失。本例的治疗说明，中医药对不伴有心肺损伤的胸骨骨折疗效很好。

但是如果胸骨严重受伤者，同时也会导致内伤，因胸部通心肺两脏，最易波及。若至气乱昏迷、闭目、呕吐血水、呃逆战栗症状发生，则中医药难以治疗，应进行手术治疗。

案4　童某，男，47岁。初诊2000年10月22日。

病史：患者于9月12日发生车祸，当时在天津某医院抢救，有气胸、血胸。X线胸片示右侧第1～5肋骨骨折、左侧第1～5肋骨骨折，右锁骨骨折伴胸锁关节脱位。曾住院做双侧胸腔闭式引流，锁骨骨折未处理。目前仍有胸部疼痛、咳呛，转侧疼痛。

检查：右胸锁关节隆起，有压痛，右肩胛稍有隆起，有压痛，两侧第1～5肋骨压痛，无隆起，伴有气短。脉速，舌偏红，苔薄腻。形体消瘦。

诊断：右侧第1～5肋骨骨折，左侧第1～5肋骨骨折，右锁骨骨折伴胸锁关节脱位，血气胸。

辨证：胸部外伤骨断，气血瘀滞。

治则：理气活血，化瘀镇痛。

处方：粉橘络6g，江枳壳4.5g，佛手片4.5g，降香片1.8g，紫丹参9g，全当归9g，土鳖虫4.5g，参三七3g，云茯苓9g，延胡索9g，沉香曲4.5g，杭白芍9g，生甘草3g，旋覆梗9g，炒酸枣仁9g，首乌藤12g，落得打9g。7剂，水煎服，药渣热敷患处。

鼓励下地行走。

二诊：2000年10月29日。床上转侧仍疼痛，脉偏数，舌质偏红，苔薄腻，胃纳较差。检查：胸部挤压痛不明显，无胸闷、气急。再宜理气活血、化瘀安神。

处方：粉橘络6g，佛手片4.5g，降香片1.8g，旋覆梗9g，全当归9g，首乌藤12g，炒丹参9g，落得打9g，杭白芍9g，延胡索9g，参三七3g，甘草3g，绿梅花4.5g，云茯苓9g，生白术9g，炒酸枣仁9g，柏子仁9g，谷芽、麦芽各9g。7剂，水煎服，药渣热敷患处。

三诊：2000年11月11日。咳嗽、打喷嚏有限制，呼吸不畅，两肩关节活动限制，转侧时胸肋无明显影响。脉细数，仍有结代，苔薄白。再宜理气宽胸、活血、养心安神。

处方：橘白络4.5g，佛手片4.5g，旋覆梗9g，开心果9g，江枳壳4.5g，白茯苓9g，绿萼梅4.5g，炒丹参9g，全当归9g，延胡索9g，谷芽、麦芽各9g，甘草3g，炒酸枣仁9g，淮小麦9g，落得打9g，柏子仁9g。14剂，水煎服。

四诊：2000年11月26日。右胸及胸锁关节压痛，转侧已利，但不能转久或侧卧位，左肩仍痛，活动受限，呼吸已畅，舌苔正常，脉数。再理气活血、宽胸养心安神。

处方：粉橘络 6g，枳壳 6g，佛手片 6g，旋覆花 9g，当归 9g，落得打 9g，丹参 9g，川芎 6g，茯苓 9g，延胡索 9g，柏子仁 9g，炒酸枣仁 9g，甘草 3g，首乌藤 12g，白术 12g，土鳖虫 6g。14 剂，水煎服。

五诊：2000 年 12 月 9 日。X 线胸片示肋骨、锁骨断端已愈合。脉数，苔净。B 超检查建议排除胸部积液，建议胸外科进行复查。再宜益气活血养心。

处方：生晒参 9g（另煎），茯苓 9g，白术 12g，甘草 3g，当归 9g，白芍 9g，六神曲 6g，香扁豆 6g，丹参 9g，柏子仁 9g，酸枣仁 9g，首乌藤 12g，石斛 9g，黑稽豆 12g，谷芽、麦芽各 12g，陈皮 6g。14 剂，水煎服。

【按语】本例是严重的车祸伤，两侧第 1～5 肋骨骨折，右锁骨骨折伴胸锁关节脱位及血气胸，但万幸无心肺损伤。因损伤 40 余天，骨折和脱位已经不需要整复固定，重点是减轻疼痛，治疗和胸胁内伤的原则一致，即理气宽胸、活血止痛。本例主要是以魏氏伤科验方"理气活血止痛汤"加减，再加酸枣仁、首乌藤、柏子仁、淮小麦养心安神，并用药渣热敷患处，使气血得热则行，止痛更捷。初诊时即鼓励患者下地行走，一则活动有助于气血运行，二则可改善患者精神状态，减少抑郁、悲伤情绪。

案 5 赵某，男，35 岁。初诊时间：1991 年 2 月 4 日。

主诉：高空跌落致左胸肋部疼痛 3 小时。

病史：患者 3 小时前从 2m 高处横倒跌下，左胸肋撞在一根木棒上，随即不能动弹，出现左胸部疼痛、呼吸困难，来院急诊。

检查：左下约第 11、12 肋腋后线处压痛，呼吸困难，有骨擦音，胸廓挤压试验阳性，局部微肿，呼吸尚平稳，腹部无明显压痛。脉软，苔薄白。X 线摄片左第 11、12 肋腋后线骨折。

诊断：肋骨骨折。

治法：

（1）手法正骨：患者坐于凳上，双手抱住头顶。一助手托住其上臂向上提拔，医者一手固定健侧，一手按患处徐徐按挤至局部肿胀变平；然后外敷碎骨丹，绑带包扎。

（2）中药内服：橘络6g，枳壳4.5g，旋覆花9g，生地黄12g，赤芍9g，当归9g，土鳖虫4.5g，茯苓9g。3剂，水煎服。

3剂后，内服复元活血汤，2周后，内服续骨活血汤，并根据症状有所加减，4周后局部疼痛已基本消失。

【按语】第11、12肋骨为浮肋，有的骨折患者疼痛十分剧烈。因此，及早按平骨折断端，严密包扎固定十分重要。肋骨骨折伤在胸胁，胸为肺之所居，肺主气，"气伤痛，形伤肿"，肋骨骨折的疼痛是临床首先需要解决的问题。虽然仍然需要活血接骨，但是更要注重理气止痛。橘络、枳壳、旋覆花是李国衡先生治疗胸胁损伤常用的理气药组合。橘络取其理气兼通络止痛，枳壳理气兼宽胸，旋覆花理气兼降气化痰，对于胸胁损伤后的疼痛、胸闷、咳嗽上气殊为合拍。

案6 王某，女，75岁。初诊时间：2003年4月12日。

主诉：外伤胸痛2周。

病史：患者2周前跌跤撞于硬物上，曾在某医院X线摄片示右第5、6、7、8肋骨骨折。现有胸闷、咳嗽少痰，大便每日3次左右，睡寐约5小时。

检查：右侧第5、6、7、8肋骨前外侧压痛，胸廓挤压痛阳性，心肺未见异常。舌淡苔厚腻，脉弦数。

诊断：肋骨骨折。

辨证：骨折血瘀，气滞痰阻。

治则：活血接骨，理气化痰，止痛安神。

处方：粉葛根6g，江枳壳4.5g，佛手片4.5g，川贝母9g，炒丹参9g，焦山楂、焦神曲各9g，炒薏苡仁15g，香扁豆6g，落得打9g，延胡索9g，炒白术9g，甘草3g，合欢皮12g，炒酸枣仁9g，谷芽、麦芽各9g，云茯苓 9g。4 剂，水煎服。

【按语】肋骨骨折常见的兼症就是胸闷咳嗽，乃伤肺气之故。本例又见大便每日 3 次左右，舌淡苔厚腻，乃痰湿内阻之故；睡眠不安，乃伤及气血，心神不安。所以，治疗不仅仅只关注活血接骨，同时还需江枳壳、佛手、贝母、白术、茯苓理气化痰以止痛止咳，并以安神药合欢皮、炒酸枣仁安神定痛。

案 7 丁某，男，59 岁。初诊时间：1995 年 11 月 24 日。

主诉：跌伤致腰部疼痛 3 天。

病史：患者于 3 天前跌伤，出现左侧腰部疼痛，活动受限。曾在某医院门诊诊断为腰部挫伤，外贴膏药无明显好转。曾做小便常规检查，无异常，B 超显示肾脏无挫伤。为求进一步治疗，而来我院。追问病史，患者在跌伤时左侧腰部撞在硬物上，立即进行腰椎正侧位 X 线摄片检查，提示左侧腰椎第 3 横突骨折。

检查：腰部行动受限，左侧腰椎第 3 横突处有明显压痛，局部稍有肿胀。脉沉数，苔薄腻。

诊断：腰椎左侧横突骨折。

辨证：外伤跌挫，骨断筋伤。

治法：外用断骨丹敷贴，硬纸板护托，周围做环腰包扎固定。内服活血化瘀止痛之剂，拟四物止痛汤加味。

处方：全当归 9g，乳香 6g，川红花 4.5g，生地黄 12g，没药 6g，土鳖虫 6g，白芍 9g，苏木 4.5g，延胡索 9g，川牛膝 9g，生甘草 3g，大枣 6～7 枚。7 剂，水煎服。

二诊：1995 年 12 月 1 日。患者肿痛明显减轻，苔薄，脉平，继续外敷中药断骨丹，内服改拟活血长骨止痛之剂。

处方：生地黄 12g，自然铜 6g，紫丹参 9g，全当归 9g，骨碎补 9g，生白术 9g，南川芎 9g，续断炭 9g，怀山药 9g，杭白芍 9g，落得打 9g，生甘草 3g，炙乳香、炙没药各 6g，川牛膝 9g，延胡索 9g。7 剂，水煎服。

三诊：1995 年 12 月 8 日。患者局部软组织肿胀已退，腰部两侧对称，骨折处仍有压痛，向患侧卧有疼痛，转侧不利，脘腹作胀，胃纳不香，脉沉，苔薄。继用外敷药，再拟和血生新、健脾和胃之剂内服。

处方：全当归 9g，紫丹参 9g，生白术 9g，杭白芍 9g，落得打 9g，广陈皮 6g，川芎 9g，骨碎补 9g，焦山楂、焦神曲各 9g，云茯苓 9g，大腹皮 4.5g，谷芽、麦芽各 9g，江枳壳 4.5g，佛手片 4.5g，川牛膝 9g。14 剂，水煎服。

四诊：1995 年 12 月 22 日。患者局部压痛不明显，行动亦灵活，久坐后仍感轻微疼痛，其他无明显不适，脉平，苔净。停用外敷药，再拟活血止痛、滋肾壮骨之剂。原方去大腹皮、佛手片、焦山楂、焦神曲，加续断炭 9g、厚杜仲 9g、土鳖虫 4.5g，14 剂，水煎服，药渣水煎热敷局部，早晚 2 次。

1996 年 1 月 10 日 X 线摄片复查，骨折线模糊，症状消失。

【按语】凡在跌伤时腰部撞在硬物处，腰椎旁侧有局限性压痛者，必须进行腰椎正位 X 线摄片，以防漏诊。同时，需做小便常规检查，排除肾挫伤。在治疗期间，适当注意休息。临床上，腰椎横突骨折很容易被忽略，常被当成挫伤治疗。虽治法上相差不太大，但易引起医患纠纷。临床上有的横突骨折不只是 1 节，可能是 2～3 节，及时诊断和正确处理，有利于早日恢复。

本病用药既宗常法，以三期分治，又临证灵活而用，不拘常法。首诊肿痛明显，治以活血化瘀止痛。二诊伤后 10 天，肿痛得减，苔脉无明显异常，用药活血止痛的同时配合长骨续骨之品。三诊因脘腹作胀、纳差、腰部转侧疼痛，故除和血生新以外，还应用健脾和胃之品。

案8 李某，男，53 岁。初诊时间：1993 年 3 月 6 日。

主诉：不慎跌伤致腰背部疼痛 4 小时。

病史：患者今上午不慎从卡车上跌下，腰背部感到剧烈疼痛，不能活动，翻身困难。

检查：腰部活动受限，双侧骶棘肌紧张，T11、T12 处压痛，双下肢感觉及肌力正常。脉弦数，苔薄白，舌质偏红。X 线摄片示 T11 压缩性骨折。

诊断：T11 压缩性骨折。

治法

（1）手法整骨：患者俯卧于床上，两手前伸握住床端。助手二人，一人拉住患者肩下腋部，一人握住踝部，二人做对抗牵引；医者用二手指由上而下轻轻按揉脊柱两侧，而后用手掌轻按轻推，使脊柱两侧骶棘肌放松，骨位平整。

（2）外敷断骨丹。

（3）内服化瘀汤（伤科验方）：荆三棱 9g，蓬莪术 12g，桃仁泥 9g，当归 9g，枳实炭 6g，川牛膝 9g。

绝对卧床休息，2 周后内服续骨活血汤。

二诊：1993 年 6 月 20 日。腰部已无疼痛，压痛消失，开始行走活动。

【按语】脊柱骨折压缩程度轻者为稳定性骨折，可做局部手法活血，以放松肌肉，同时也应及早进行腰部锻炼。手法整骨治疗脊柱压缩骨折是中医骨伤科的传统方法，魏氏伤科很注重手法的运用，通过牵引和推按，使皱褶的前纵韧带绷紧，压缩的前半部椎体得以复位，手法后如果发现棘突重新互相靠拢和后突消失，提示压缩的椎体已复位。经过手法整复后，无论急性期的疼痛，还是后期脊椎形态和功能都会较未手法整复者明显改善。本例所用的化瘀汤组成简单，其中三棱、莪术是李国衡先生喜用的，认为其破血而不伤正；而当归和牛膝活血兼有补益肝肾之功。所以，本方虽然看似一派攻邪药，但并非以峻猛为务。脊柱压缩骨折常有脘腹胀满，枳实为破气之药，性沉降而下行，功能理气除痞，以除胸腹痞满；且气为血帅，于一派活血化瘀药中配以一味破气药，乃气血兼顾之义。

案 9 赵某，男，30 岁。初诊时间：1991 年 7 月 3 日。

主诉：外伤腰痛 3 天。

病史：患者于 3 天前搬运水泥包时受伤，当时即感腰部疼痛。曾经某医院急诊，拟诊为腰挫伤，给予三七伤药片等口服，疼痛不见减轻。患者有轻度腹胀，大小便尚正常。

检查：患者取俯卧位，下胸椎、上腰椎轻度后凸，T12、L1均有叩击痛，下肢感觉和肌力均正常，膝、踝反射正常。急诊胸腰正侧位X线片提示L1压缩性骨折，椎体压缩1/3～1/2，棘间距离无明显增宽。舌质偏红，苔薄白。

诊断：L1外伤性压缩骨折。

辨证：脊骨骨断，血瘀气滞。

治则：行气活血，化瘀止痛。

处方：青皮、陈皮各6g，生地黄12g，土鳖虫4.5g，江枳壳4.5g，杭白芍9g，紫丹参9g，焦白术9g，全当归9g，延胡索9g，大腹皮4.5g，云茯苓9g，生甘草3g。3剂，水煎服。

嘱腰部垫枕。

二诊：1991年7月6日。患者经中药治疗后，局部疼痛稍减，故在无麻醉下做手法复位。患者俯卧位，助手两人分别抓住患者双腕与双踝对抗牵引，术者先放松患者腰背部脊椎两旁肌肉，当充分放松后，用棉垫两块置于骨折节段棘突上，再用手掌施行按推、揉动手法，运用手腕刚柔结合的力量，缓缓向下按压，以患者能够忍受为度。手法复位完毕，外敷断骨丹。同时结合舌脉，内服活血化瘀、止痛安神之剂。

处方：生地黄12g，延胡索9g，江枳壳4.5g，全当归9g，川红花3g，桃仁泥9g，南川芎9g，川牛膝9g，云茯苓9g，赤芍、白芍各9g，青皮、陈皮各4.5g。4剂，水煎服。

三诊：1991年7月10日。患者伤后第10天，腰痛已减轻，转侧时疼痛不利，大便干燥，舌质偏红，苔少，脉细弦。治拟和血生新、和胃润肠之剂。

处方：生地黄12g，续断炭9g，川大黄4.5g，全当归9g，骨碎补9g，广陈皮6g，杭白芍9g，紫丹参9g，云茯苓9g，南川芎9g，桃仁泥9g，香谷芽9g，延胡索9g，生甘草3g。7剂，水煎服。

即日起指导患者开始在床上进行腰背肌锻炼，应用"撑弓导引法"，每日上下午各 1 次。腰枕适当加高。

四诊：1991 年 7 月 20 日。患者腰部外形正常，压痛已不明显，自述转侧时腰痛消失，久卧之后胃纳欠佳，大便较爽，舌红转淡，苔薄腻。仍须卧床，并坚持腰部锻炼，每日 3 次。内服续骨活血汤加枳实炭 6g，生白术 9g，焦六曲 9g，谷芽、麦芽各 9g，14 剂。

五诊：1991 年 8 月 14 日。患者 X 线摄片复查示 L1 椎体前缘压缩已基本得到复位，局部叩击痛不显著；胃纳和大便正常。继续腰部锻炼，外贴宝珍膏（中成药），内服续骨活血汤。

1991 年 9 月 27 日随访，腰痛不明显，局部无后凸，腰椎活动无限制，已下地活动。嘱用腰脊洗方再做局部热敷。

【按语】腰椎骨折如属稳定性骨折，应早期积极进行腰背肌肉锻炼，一般在损伤 5 天以后，局部出血已止，疼痛稍有缓解，患者情绪比较稳定，即开始进行导引锻炼，由轻而重，逐步增加。实践证明，通过锻炼，利用前纵韧带牵张，有利于压缩骨折的整复、骨折的愈合，有加强腰背肌肉力量等作用，以使伤后早日康复，恢复下地行走。

较严重的骨折，一般需要 8 周以后，X 线摄片显示骨性愈合，才可以下床行走活动，但必须腰托保护。因为腰椎骨折楔形改变，如果不慎会引起不同程度的腰椎后凸，后期出现腰部疼痛。因此，在治疗全过程中要特别重视。

腰椎骨折的复位方法，除本例所述手法之外，可以考虑背法，即在局部麻醉下将患者缓缓背起，并嘱患者肢体放松，腰部得到较大幅度后伸，再轻轻伸屈晃动，骨折即可复位。手法复位后勿使患者站立，立刻将其平放卧床。本法适用于 L1、L2 屈曲型稳定性压缩骨折患者。

内服药除了活血化瘀、和血生新、固本培元常法之外，在损伤初期，由于局部瘀凝气滞，血瘀化热，腹部胀痛颇剧，大便秘结，治宜桃核承气汤加减。若因腹膜血肿导致腹部胀痛者，可加用元明粉 9g 冲服，以泄热通便。本病后期服用续骨活血汤系魏氏伤科验方，以川续断、骨碎补、自然铜滋肾长骨；落得打、生地黄、归尾、白芍活血消肿；土鳖虫、乳香、没药祛瘀止痛，主要用于骨折中后期。临证如疼痛严重，可加三七粉研末吞服，用之多有效验。老年患者伴有骨质疏松改变，或严重的不稳定型骨折或伴有小关节半脱位者，不宜手法直接复位。

案 10 陈某，女，58 岁。初诊时间：1988 年 12 月 1 日。

主诉：跌伤后腰部疼痛 3 小时。

病史：患者今晨锻炼时不慎跌倒，臀部着地，当即腰痛，来院急诊。

检查：腰部活动限制，L1、L2 有压痛，局部轻度肿胀。X 线摄片示 L2 压缩性骨折，压缩程度为 1/2，腹部作胀。脉弦，苔腻。

诊断：L2 压缩性骨折。

辨证：血瘀气滞。

治法：绝对卧床休息，腰部垫薄型长方形棉枕。内服活血化瘀、理气通便之剂。

处方：丹参 9g，桃仁泥 9g，生地黄 12g，全当归 9g，枳实炭 6g，川大黄 4.5g，大腹皮 9g，焦山楂、焦神曲各 9g。

上方内服，3 剂后曾排便 1 次，继续卧床，注意并发症的发生。同时开始腰部做"撑弓导引"锻炼，每日上下午各 1 次。

1988 年 1 月 15 日第四次复诊，腰部疼痛已不明显，胃纳及二便正常。1989 年 3 月 20 日复查 X 线片，骨折愈合良好，腰部无明显后突。

【按语】胸腰椎外伤压缩性骨折的治疗，李国衡先生强调"二早"，一是早期腰部锻炼，本例患者伤后 5 天开始锻炼。二是早期内服中药。通常应用桃红四物汤加通下理气之品，可缓解因脊柱骨折后腹膜损伤引起的腹胀疼痛。

案 11 章某，女，39 岁。初诊时间：1994 年 12 月 28 日。

主诉：跌伤后尾骶部疼痛 1 周。

病史：患者 1 周前下楼梯时不慎滑倒，从楼梯上滑下，当即尾骶部疼痛，不能坐硬板凳，曾经外院 X 线摄片诊断骶椎骨裂，未做处理而来我科门诊。

检查：尾骶椎压痛明显，胸腰部无叩击痛，骶椎骨裂，无明显移位，局部肿痛。

诊断：尾骶骨损伤。

治则：活血化瘀，消肿止痛。

治法：中药内服，外敷断骨丹。

内服方：生地黄 12g，白芍 9g，当归 9g，川芎 6g，落得打 9g，土鳖虫 4.5g，王不留行 9g，延胡索 9g，乳香 12g，没药 12g，茯苓 9g，甘草 3g。

二诊：1995 年 1 月 4 日。局部疼痛未见减轻，局部压痛明显，胃纳不佳，大便溏薄，脉细弦，苔薄腻。再宜健脾开胃，活血止痛。

处方：木香 4.5g，炒陈皮 6g，枳壳 4.5g，焦白术 9g，云茯苓 9g，炒白芍 12g，炒丹参 9g，延胡索 9g，焦山楂、焦神曲各 9g，炙甘草 3g，谷芽、麦芽各 9g。

外用改为外洗方，每日 2 次熏洗。

三诊：1995 年 1 月 10 日。肿痛明显减轻，继续前法加减。2 个月后症状消失。

【按语】尾骶部骨折，第 1 周用外敷药，因为这一部位外敷药比较困难，必须每天更换，1 周后可考虑改用外洗方。外洗方中通常加马鞭草，疗效较佳。中药内服第 1 周用活血化瘀止痛药，疗效不显；第 2 周内服药改用健脾开胃、活血止痛之剂加上理气药，肿痛明显减轻。由此可见，骨折的治疗不能单纯按早、中、晚三期的机械分别，而需要灵活变通，辨证施治。只要用药得当，中药治疗骨折疗效非常好。

第六节　陈旧性骨折医案

陈旧性骨折系指骨折的畸形愈合、迟缓愈合和不愈合而言。由外伤引起者为外伤性陈旧性骨折。若骨骼本身因某种疾病，如骨质疏松、肿瘤、炎症、内分泌失常等，使骨的坚固性受影响，即使在极轻微的外力作用下，也可以引起陈旧性骨折。这种陈旧性骨折称为病理性陈旧性骨折。

新鲜骨折和陈旧性骨折从疾病的大类来看，一个是伤，一个是病。新鲜骨折的治疗主要是以复位恢复骨骼的正常结构、用固定维持稳定性，用中药内服外用，以使"瘀去、新生、骨合"。陈旧性骨折虽然可以通过手术等方法来矫正畸形，但在临床上，更多的陈旧性骨折患者没有手术的要求，其主要问题不是恢复骨骼的正常结构，而是改善继发引起的疼痛等症状，治疗骨骼本身的疾病。骨折之后，多会耗伤气血，戕伐肝肾，而致气血虚弱，肝肾不足，若陈旧性骨折则长时间筋骨未复其常，气血失畅，筋骨失养，已经积损成疾，故治疗上应以"病"视之，更强调辨证施治，通过中药内服、外用改善脏腑气血亏虚，配合手法导引等方法来疏通筋络。

李国衡先生对陈旧性骨折以洗方与敷料交替应用，既能化瘀又能生新，既防止了因经常用洗方而可能对骨折生长不利，又改善了经常运用敷料致毛窍闭塞药力不能吸收之弊，两者相互运用，更能收到良好效果。陈旧性骨折由于时间过长，断端不能愈合者，运用中药外洗及敷贴并加以导引锻炼，对改善症状、增加肌肉力量及关节灵活性，也有良好的帮助。中药内治则以滋补肝肾、活血通络为主。

案 1 黄某，男，68 岁。初诊时间：2001 年 4 月 14 日。

主诉：右腕外伤肿痛、活动不利 3 个月。

病史：患者 3 个月前外伤后右腕肿痛，曾至某医院 X 线摄片示尺骨下端骨折，进行石膏固定，一个半月后拆除石膏，发现右腕关节肿胀，尺骨隆起畸形，腕关节屈伸旋转不利。自带 3 月 31 日的 X 线片示尺桡下关节分离，尺骨下端骨折对线较差，骨痂形成。

检查：右腕关节肿胀，尺骨隆起，腕掌曲 15°、尺偏 0°、背屈 15°、旋前 10°～ 15°、旋后 < 5°。

辨证：瘀血阻滞，筋络失畅。

治则：活血化瘀消肿。

外用方：当归9g，红花9g，紫草9g，丹参9g，苏木12g，泽兰12g，五加皮12g，骨碎补9g，扦扦活15g，乳香12g，没药12g，伸筋草15g，川桂枝9g。7剂，水煎外用。

同时外用手法，腕部导引活动。

二诊：2001年6月24日。再以手法松解粘连，外用舒筋活血之剂。

外用方：伸筋草15g，全当归9g，川红花9g，紫丹参9g，三棱12g，莪术12g，苏木12g，泽兰12g，桑寄生9g，秦艽9g，路路通9g，乳香12g，没药12g。

【按语】腕关节由于构成复杂，其附近的骨折在长期固定之后，经常出现骨折愈合后关节的粘连，影响关节功能，严重降低患者的生活质量。本例患者尺骨下端骨折的同时就已经有了下尺桡关节损伤，临床值得注意，防止漏诊。李国衡先生采取手法配合中药外洗的方法治疗本病，以恢复关节功能。手法：用拇指在关节周围进行放松理筋，等充分放松之后，握住患肢远端进行牵引，同时先后进行关节的旋转、屈伸及侧偏活动。开始时手法应较为轻柔，逐渐加大活动的范围；然后在各个方向的极限位置，用轻快的手法迅速将关节超限拉伸，这是帮助增加粘连关节活动度重要的一步，但是要注意不能用暴力强行扳拉，以免造成伤害。外治药物常用的是外洗方，常以魏氏验方四肢洗方加减。

案2　赵某，女，51岁。初诊时间：2001年5月24日。

病史：患者左手腕尺骨茎骨折已有4月余，现左腕活动受限，伴有颈部酸痛。

检查：左手腕尺骨茎突压痛，腕关节活动受限。颈椎棘突旁压痛，肌肉紧张。X线片示左腕尺骨茎突骨折、骨质疏松、颈椎增生、L4～L5椎间隙狭窄。舌质偏红，脉缓。

辨证：肾阴虚、肝旺，瘀血阻络。

治法：以手法松解腕关节，内服滋补肝肾、活血通络方，并进行功能锻炼。

处方：生地黄 12g，山茱萸 9g，怀山药 9g，枸杞子 12g，制何首乌 9g，葛根 9g，女贞子 12g，当归 9g，白芍 12g，炒丹参 9g，桑枝 9g，甘草 3g，大枣 6 枚。7 剂，水煎服。

二诊：2001 年 5 月 31 日。颈背近日疼痛厉害，左颈部肌肉活动稍有改善，第 2～4 指麻木，神经检查无异常。以活血安神、舒筋通络为治。

处方：当归 9g，丹参 9g，川芎 6g，葛根 9g，桑枝 9g，秦艽 9g，络石藤 12g，甘草 3g，枸杞子 12g，路路通 9g，何首乌 9g，合欢皮 12g，延胡索 9g，大枣 6 枚。7 剂，水煎服。

三诊：2001 年 6 月 7 日。左背肩牵制疼痛减轻，左手指麻木。中药内服以前方去秦艽、路路通、丹参，加防己、仙灵脾、鹿衔草、太子参各 12g，7 剂。同时施以颈腕手法治疗。

四诊：2001 年 6 月 14 日。左腕关节仍有肿胀，关节活动仍受限制。

处方：伸筋草 15g，泽兰叶 12g，西红花 3g，羌活 12g，独活 12g，土鳖虫 6g，透骨草 12g，刘寄奴 12g，川桂枝 9g，三棱 12g，路路通 9g，老紫草 9g，当归 9g，山慈菇 9g，莪术 12g，苏木 12g。7 剂，水煎服。

外用活络药水 2 瓶。

五诊：2001 年 6 月 28 日。C4～C5、C5～C6 椎间盘突出，颈椎退变，左手腕尺骨茎突处骨折后腕关节活动受限，手指麻木未改善，腕关节活动稍灵活。建议颈椎牵引，重量 3kg（4 小时 / 天）；颈围固定；颈椎医用枕；三七片（早晚各 3 片）。

【按语】腕关节附近的骨折在长期固定之后，经常出现骨折愈合后关节的粘连，影响关节功能，严重降低患者的生活质量。治疗手法与上例基本相同，但是本病例还合并颈椎病，需要同时兼顾，故采取中药内服。首诊用滋补肝肾、活血通络之剂，结果颈背疼痛加重，改以活血安神、舒筋通络为治而效，并配合颈腕部手法，但手腕肿胀未消，又加外洗方和活络药水外用。本例的外洗方重点在于松解粘连和消肿，与上例明显不同，可见李国衡先生对外治也重视辨证用药。

案 3　邹某，女，76 岁。初诊时间：2003 年 11 月 4 日。

病史：患者坐跌外伤腰痛已有 11 个月，曾在外院治疗好转不明显。患者原有高血压病史，现大便干燥、失眠。自带 MRI 示 L1 陈旧性压缩性骨折，压迫硬脊膜囊和腰髓；腰椎退变，L4 ～ L5、L5 ～ S1 椎间盘膨出；L3、L4 轻度后移（滑脱）。

检查：L1 后突，棘突压痛，足趾伸屈肌肌力下降，膝反射正常，跟腱反射正常。脉偏速，苔净。

诊断：L1 陈旧性压缩性骨折，腰椎退变，腰椎滑脱。

辨证：肝肾亏虚，瘀血内阻。

治则：滋补肝肾，活血止痛。

治法

（1）查血沉、碱性磷酸酶。

（2）内服方：生地黄 12g，山茱萸 9g，山药 9g，泽泻 9g，茯苓 12g，牡丹皮 9g，炒丹参 9g，杜仲 9g，川续断 12g，桑寄生 12g，全当归 9g，合欢皮 12g，牛膝 9g，炒延胡索 9g，柏子仁 4.5g，酸枣仁 12g，火麻仁 9g，生甘草 3g。7 剂，水煎服。

二诊：2003 年 11 月 13 日。查血沉 5mm/h，碱性磷酸酶 80U/L。服用上药后症状有改善，腰部比前稍能立直，脉偏速，苔净，进食后胃脘作胀，大便已较前软，夜寐不佳，心悸。治宜滋肾调和肝脾。

处方：生地黄 12g，山茱萸 9g，山药 12g，泽泻 9g，茯苓 9g，牡丹皮 9g，太子参 12g，麦冬 9g，五味子 9g，火麻仁 9g，当归 9g，丹参 9g，杜仲 12g，川续断 12g，柏子仁 4.5g，酸枣仁 12g，合欢皮 12g，佛手片 4.5g，陈皮 6g，甘草 3g。7 剂，水煎服。

同时以腰围保护。

三诊：2003 年 11 月 24 日。腰部仍有疼痛，右下肢无力，夜寐佳，大便每日 1 次，脉偏速，舌净。再宜滋肾、调和肝脾、安神。

内服方：陈皮 6g，生地黄、熟地黄各 12g，山茱萸 12g，泽泻 9g，茯苓 9g，牡丹皮 9g，太子参 12g，麦冬 9g，五味子 9g，杜仲 9g，谷芽、麦芽各 9g，桑寄生 12g，巴戟天 9g，川续断 9g，火麻仁 9g，陈皮 6g，生甘草 3g，柏子仁 4.5g，首乌藤 12g，功劳叶 12g。7 剂，水煎服。

膏方：生晒参 12g，黄芪 25g，麦冬 12g，枸杞子 12g，杭甘菊 9g，熟地黄 15g，山茱萸 9g，山药 9g，茯苓 12g，杜仲 12g，桑寄生 12g，生女贞子 12g，延胡索 9g，楮实子 12g，川续断 12g，狗脊 9g，合欢皮 12g，黑稽豆 12g，仙灵脾 9g，柏子仁 4.5g，制何首乌 12g，首乌藤 12g，陈皮 6g，炒砂仁 6g，谷芽、麦芽各 9g，石斛 9g。另加胡桃肉半斤，莲子肉半斤，枣肉 1 斤，黑芝麻、阿胶（冲）、龟板胶各半斤，黄酒 1 斤，煅烊，收膏，每日 1 次，每次 1 汤匙。

四诊：2003 年 12 月 17 日。血糖、胆固醇、甘油三酯偏高。继服膏方，另外敷蒸敷方。

五诊：2004 年 4 月 12 日。脉偏速，苔净，大便干结（2 ~ 3 天/次），腰背疼痛显著减轻，身已能站立伸直。再宜前方加减。

处方：生地黄、熟地黄各 12g，山茱萸 12g，山药 9g，泽泻 9g，茯苓 9g，牡丹皮 9g，柏子仁 4.5g，酸枣仁 12g，杜仲 9g，川续断 9g，桑寄生 9g，牛膝 9g，火麻仁 9g，熟大黄 4.5g，首乌藤 15g，白术 12g，合欢皮 12g，生甘草 3g，玉米须 9g，珍珠母 12g，杭甘菊 9g，谷芽、麦芽各 12g。14 剂，水煎服，药渣外敷。

【按语】腰椎陈旧性压缩性骨折在老年患者中是较为常见的，常伴有其他的腰椎疾病，如骨质疏松、腰椎退变、腰椎滑脱、腰椎间盘突出症。这些疾病其实从中医学的角度来看，并不是独立的疾病，而是一个统一的整体。如何将这些疾病作为一个统一的整体治疗，要点就是辨证施治。肝肾亏虚，瘀血内阻是老年性疾病最为常见的病机类型。本案用膏方作为长期调治的方法，在江南地区是非常常见的，患者既容易接受，也方便服用。

案 4 高某，男，72 岁。**初诊时间：**2001 年 6 月 11 日。

主诉：外伤腰痛 1 年。

病史：患者于去年 4 月因外伤导致 L3 骨折，曾在当地治疗。近 1 年来出现腰部疼痛，不能行走。自带 X 线片示 L3 压缩性改变，超过 2/3（粉碎型）广泛骨质增生，骨质疏松。现夜寐不佳，尿频（有前列腺炎）。患者平时血压偏高，现常服降压药。

检查：L3 轻度后突，周围广泛性酸痛。左膝反射未引出，跟腱反射未引出。右膝反射、跟腱反射均正常，下肢轻度浮肿。脉弦，舌质红，苔薄腻。

诊断：陈旧性腰椎骨折，骨质疏松。

辨证：瘀血未尽，脾肾两虚。

治则：健脾益肾，活血通络。

治法

（1）内服方：太子参 15g，生白术 9g，云茯苓 9g，怀山药 9g，生地黄 12g，山茱萸 9g，延胡索 9g，紫丹参 9g，川牛膝 9g，生薏苡仁 12g，赤小豆 9g，珍珠母 12g（先煎），杭甘菊 9g，生甘草 3g，杭白芍 12g，合欢皮 12g，广陈皮 6g，柏子仁 6g。4 剂，水煎服。

（2）外用方：伸筋草 15g，全当归 9g，老紫草 9g，乳香、没药各 12g，五加皮 12g，扦扦活 15g，土鳖虫 6g，紫荆皮 12g，路路通 9g，川红花 9g。4 剂，水煎外洗。

（3）定做腰围；腰部五点导引。

二诊：2001 年 6 月 15 日。用药后腰痛稍减，舌苔已退，脉弦，精神气色较佳。再宜前方加减。

内服方：太子参 15g，生白术 12g，茯苓 9g，山药 9g，生地黄 12g，生薏苡仁 12g，陈皮 6g，山茱萸 9g，杜仲 9g，白芍 9g，丹参 9g，泽泻 6g，生甘草 3g，谷芽、麦芽各 12g，牛膝 9g，延胡索 9g，珍珠母 12g（先煎），杭甘菊 9g，枸杞子 12g，合欢皮 9g。28 剂，水煎服。

断续用前外用方；仍坚持腰部五点导引，腰围固定。

【按语】陈旧性腰椎骨折伴骨质疏松在临床极为常见。骨质疏松是骨折的基础，为瘀血未尽，脾肾两虚，治疗上需要二者同时兼顾，但是以健脾益肾为主，兼顾活血通络。本案同时还要兼顾平肝降压和养血安神，这两方面也是李国衡先生对老年患者常用的方法，值得借鉴。腰部导引是改善慢性腰痛的有效手段，魏氏伤科有很多具体的方法，但是对于老年人还是采取腰部五点导引比较安全、简单易行。

案5 王某，女，79岁。初诊时间：2004年8月19日。

主诉：腰痛3年。

病史：患者多年前在床上跌下，外院X线摄片诊断为胸椎压缩性骨折，多家医院治疗无效，已挂拐行走3年，现腰痛不止，入夜尤甚。

检查：圆背畸形，脊柱向左侧弯，广泛性压痛，大便干燥。舌淡，苔薄腻，脉弦细。

诊断：陈旧性胸椎压缩性骨折。

辨证：肝肾阴虚。

治则：滋肾平肝。

处方：生黄芪30g，太子参12g，当归9g，杭白芍12g，川芎6g，丹参9g，珍珠母12g，野菊花6g，玉米须12g，女贞子12g，枸杞子9g，山茱萸12g，鹿衔草9g，牛膝9g，首乌藤12g，抱茯神12g，酸枣仁12g，生甘草3g。14剂，水煎服。

二诊：2004年9月3日。自觉腰背疼痛稍有好转，大便仍干燥，舌淡，苔薄腻。前方出入。

处方：生黄芪30g，太子参12g，全当归9g，杭白芍12g，川芎6g，厚杜仲9g，山茱萸12g，女贞子12g，枸杞子9g，鹿衔草9g，火麻仁9g，怀牛膝9g，首乌藤12g，制黄精12g，玉米须12g，珍珠母12g，野菊花6g，合欢皮12g，焦山楂、焦神曲各9g，生甘草3g。14剂，水煎服。

【按语】本案的用药其实是与李国衡先生的经验方健脾滋肾汤（黄芪、党参、白术、茯苓、黄精、杜仲、川续断、楮实子、枸杞子、女贞子、千年健、生牡蛎）用药相似，既然是肝肾不足，脾虚之象不显，就减去健脾的党参、白术、茯苓、黄精，而加上四物汤以养血柔肝，珍珠母、野菊花以平肝。

案6 曹某，女，77岁。初诊时间：2004年3月23日。

主诉：腰背疼痛2年。

病史：患者于2年前摔伤，X线摄片显示骨折（曾心律失常），其后一直腰背疼痛，现腰背后凸畸形、酸痛。平素精神佳，二便正常。

检查：面色佳，胸腰段向后向右突出，后伸受限，按压广泛性轻度压痛。X线片示胸腰段广泛性骨质疏松伴增生，L1压缩性改变。舌质偏红，脉缓。

诊断：陈旧性腰椎骨折，骨质疏松。

辨证：肝肾气血亏虚，筋骨失养。

治则：益气养血，滋补肝肾。

处方：太子参12g，制何首乌9g，当归身9g，白芍12g，丹参9g，杜仲9g，桑寄生9g，川续断9g，巴戟天9g，枸杞子12g，女贞子12g，合欢皮9g，甘草3g，大枣6枚。14剂，水煎服。

同时进行腰围固定。

二诊：2004年4月6日。服用上药后自觉症状改善（腰围已用），舌质转淡，脉平。再宜益气养血、滋补肝肾，上方去何首乌，加土鳖虫12g，黄芪30g，谷芽、麦芽各12g，陈皮6g，28剂。

三诊：2004年5月3日。心率65次/分，服药后腰背酸痛有改善，舌质偏红。

处方：生晒参6g（另煎），上黄芪30g，当归身9g，白芍12g，丹参9g，山茱萸9g，山药12g，熟地黄12g，陈皮6g，杜仲9g，川续断9g，枸杞子12g，女贞子12g，白扁豆6g，甘草3g，巴戟天9g，茯苓9g，大枣6枚。28剂，水煎服。

四诊：2004年6月8日。心率如前。服用中药后大便溏，舌质偏红，稍有口干。拟上方去山茱萸、山药、女贞子，加合欢皮9g，谷芽、麦芽各9g，28剂。

五诊：2004 年 7 月 13 日。胸腰背痛有改善，大便成形，脉平，舌质红。上方加生薏苡仁 12g、柏子仁 9g、干芦根 6g，30 剂。

六诊：2004 年 9 月 7 日。X 线片复查：第 9 肋骨骨折，腰椎退行性改变，L1 楔形变，T11 亦有楔形变，曾有广泛性骨质疏松。自觉症状有改善，上方去芦根、柏子仁、薏苡仁，加巴戟天 12g、菟丝子 12g、狗脊 9g，28 剂。

七诊：2004 年 11 月 24 日。症状好转，脊柱活动亦较前改善，脉平，苔净。再宜调补气血、补肝肾。

处方：黄芪 15g，当归 9g，生晒参 6g（另煎），白芍 12g，丹参 9g，巴戟天 9g，杜仲 9g，女贞子 9g，牛膝 9g，合欢皮 9g，制何首乌 9g，甘草 3g，生白术 12g，山药 12g，大枣 6 枚，谷芽、麦芽各 9g。28 剂，水煎服。

【按语】对于骨质疏松伴陈旧性腰椎骨折，李国衡先生主要的思路是补益肝肾，但是在很多情况下，也注重健脾胃、益气血。气血旺则肝肾精血生化有源。本病例就用太子参、当归身、白芍、丹参、白术、山药、大枣等补益气血。整个诊疗过程将近 8 个月，患者脾胃不伤，既得益于用药平和，也是有用健脾益气中药之功。

案 7　龚某，女，86 岁。初诊时间：2000 年 7 月 28 日。

主诉：腰部及右膝关节酸痛数年。

病史：患者腰部及右膝关节酸痛已有数年，曾 X 线摄片示腰椎及右膝关节退行性变，于当地服用西药治疗无效。患者原有高血压病史。

检查：脊柱广泛性压痛，L4～L5 棘突间压痛，小腿轻度肿胀，右膝关节肿胀，膝关节活动明显摩擦音。两下肢直腿抬高 70°左右，伸肌正常，膝、跟腱反射均未引出。脉弦，舌质红，苔根薄腻。X 线片示脊柱广泛性骨质疏松，L4～L5 间隙狭窄，两膝关节增生，髌骨下关节面毛糙。CT 示 L4～L5 椎间盘后突。

诊断：脊柱骨质疏松，L4～L5 椎间盘突出症，骨质增生。

辨证：肾虚肝旺，筋骨失养。

治则：内服滋补肝肾，外用舒筋健骨。

治法

（1）腰部肌肉锻炼，每日3次，每次5遍。

（2）外洗方：当归9g，红花9g，苏木12g，海桐皮12g，泽兰9g，紫草9g，牛膝9g，路路通12g，五加皮12g，羌活9g，乳香12g，没药12g，紫荆皮12g。水煎外洗。

（3）内服方：太子参15g，生白术9g，茯苓9g，山药9g，厚朴9g，川续断9g，女贞子9g，楮实子9g，枸杞子9g，仙灵脾15g，川牛膝9g，珍珠母12g（先煎），杭甘菊9g，制何首乌12g，合欢皮9g，杭白芍12g，甘草3g，鹿耳草9g。28剂，水煎服。

二诊：2000年8月30日。症状显著改善，上方去何首乌、合欢皮，加丹参9g，焦山楂、焦神曲各9g。14剂，水煎服。

三诊：2000年10月3日。腰、膝关节症状显著改善，下肢有痉挛，伴全身关节疼痛，小腿抽筋；情绪不稳定，血压130/70mmHg，胆固醇255mmol/L，偶有早搏。再益气养血、滋补肝肾、安神。

内服方：党参9g，生白术9g，怀山药9g，制何首乌12g，广陈皮6g，厚杜仲9g，川续断9g，仙灵脾12g，楮实子9g，女贞子9g，全当归9g，杭白芍12g，甘草3g，川牛膝9g，合欢皮9g，桑寄生9g，炒丹参9g，巴戟天9g，炒酸枣仁9g，柏子仁9g，谷芽、麦芽各9g，焦山楂、焦神曲各9g。28剂，水煎服。

外用方：当归9g，红花9g，莪术12g，泽兰12g，五加皮12g，羌活9g，独活9g，乳香12g，没药12g，海桐皮12g，路路通9g，川桂枝9g，牛膝9g，络石藤12g。14剂，水煎外洗。

【按语】老年女性经常会有腰膝关节疼痛，一般来说多半认为是由于肝肾不足，筋骨失养所致。但是李国衡先生认为，这种患者不单单是有虚证，而是虚中夹实，辨证多为肾虚肝旺，故治疗不仅要滋补肝肾，还要平肝潜阳。内服方用中川续断、女贞子、楮实子、枸杞子、仙灵脾、川牛膝、制何首乌、鹿衔草补益肝肾、强筋壮骨，同时配伍太子参、生白术、茯苓、山药益气健脾，用厚朴行气除胀，以防大队的补益药碍胃。这是魏氏伤科重视后天脾胃的体现，在以后的加减中更是加上了谷麦芽、焦山楂以护胃气，再用珍珠母、杭甘菊、合欢皮平肝潜阳，杭白芍、甘草酸甘化阴；后期还用合欢皮、酸枣仁、柏子仁滋养安神。身心是相互影响的，重视情志因素在疾病中的影响一直是魏氏伤科的特点，这也是本案例值得我们注意的一个方面。

第七节　骨折后遗症医案

案1　王某，男，52岁。初诊时间：2003年10月14日。

病史：患者4个月前跌跤，致桡骨远端粉碎性骨折，治疗后出现腕关节粘连，旋前、旋后活动，背屈、掌屈活动均受限制。

辨证：瘀血不去，筋脉不舒。

治则：舒筋活血。

外用方：伸筋草12g，透骨草12g，当归9g，红花9g，苏木9g，泽兰9g，五加皮12g，扦扦活12g，乳香、没药各12g，土鳖虫9g，路路通12g，桑枝12g，桂枝12g。7剂，水煎外洗。

同时进行功能锻炼。

二诊：2003年11月14日。左腕关节活动较前灵活，仍以舒筋活血法为治。上方加络石藤9g，7剂，水煎外洗。

【按语】桡骨骨折后的关节粘连、功能受限是骨折最为常见的后遗症，虽然是由损伤所致，但其主要问题并非是骨之伤，而是筋之病。跌打损伤，筋骨血络受损，必有瘀血，瘀血停滞，加之固定又阻滞血脉，以致津液不行，出现关节粘连，患处肿胀坚硬，疼痛不止，活动受限。其治疗原则就是舒筋通络，兼顾活血化瘀。本方以伸筋草、透骨草、苏木、五加皮、扦扦活、桑枝、桂枝、路路通舒筋通络为主，配合当归、红花、泽兰、土鳖虫、乳香、没药等活血祛瘀药荡涤积滞，兼止痛。

案2　施某，女，49岁。初诊时间：2003年11月7日。

病史：患者于1998年不慎致右小腿外伤，在当地予以石膏固定治疗，其后出现行走不便。

检查：右小腿肌肉稍松弛，伸跗肌肌力消失，行走跛跷，两髋关节"4"字试验受限。右足背下垂，踝关节有粘连，足背外侧感觉降低，足趾感觉佳。血压正常。脉弦，苔薄腻。

诊断：腓总神经卡压。

辨证：瘀血阻络，筋脉不舒。

治则：活血强筋通络。

处方：当归9g，白芍12g，丹参9g，牛膝9g，千年健12g，女贞子12g，楮实子12g，伸筋草12g，仙鹤草12g，鸡血藤12g，制何首乌12g，路路通9g，炒桑枝9g，生甘草3g，大枣6枚，五加皮9g，谷芽、麦芽各9g。7剂，水煎服。

二诊：2003年11月19日。右足背下垂，背屈活动不能。骨盆正位X线片：广泛性骨质疏松，腰椎下段退化，L4～L5、L5～S1间隙变窄，右足趾关节间隙变狭，伴骨质疏松，骨小梁增粗。舌质偏红，脉软。治宜益气补肾、强壮筋骨。

膏方：生黄芪30g，生晒参9g，当归身9g，杭白菊12g，熟地黄12g，川芎9g，大枣9g，川续断9g，桑寄生9g，女贞子9g，枸杞子9g，牛膝9g，千年健9g，楮实子9g，东鹿胶6g，陈皮6g，生白术9g，茯苓9g，山药9g，仙灵脾9g，仙茅9g，砂仁3g（后下），生甘草3g，首乌藤12g，谷芽、麦芽各9g，鸡血藤9g。另加阿胶500g，用黄酒500g煅烊，以及桂圆250g、莲子肉250g、红枣肉250g、胡桃250g、冰糖500g收膏。每日2次，每次1汤匙，开水冲服。

内服方：陈皮6g，焦山楂、焦神曲各9g，白术9g，大枣6枚，佛手片4.5g，甘草3g，谷芽、麦芽各9g。5剂，水煎服。

【按语】骨折后石膏固定导致腓总神经卡压而出现足下垂临床也不罕

见。本例患者出现腓总神经卡压表现已经有 5 年之久，是否能恢复只能尽人事、听天命。初诊以活血强筋通络为治，是李国衡先生对于此类疾病主要的治疗思路。二诊因发现患者广泛性骨质疏松，故而改为益气补肾、强壮筋骨之膏方，以地黄丸合十全大补汤为基础方加减。另开汤药 5 剂是膏方的开路方，主要是通过汤剂的清理，调理脾胃功能，祛除湿浊余邪，以助膏方药力吸收。

第四章 脱位

第一节 脱位概述

脱位即关节脱位的简称，魏氏伤科也称脱骱，是指构成关节的上下两个骨端失去了正常的位置，发生错位。本病多暴力作用所致，以肩、肘、下颌及手指关节最易发生。对于脱位，李国衡先生的基本治疗方法如下。

1. 手法复位 手法复位是脱骱的主要治疗方法。复位要求越早越好。复位时应尽量减轻患者疼痛，可先服用活血止痛药物，如七厘散等，同时要求施行复位者与助手娴熟配合，善施巧力上骱复位，并在复位过程中可让患者口数数字，以分散其注意力。如年老体弱者，在手法施治前应先服万应丹，使其筋络舒畅，再将患者平卧于低榻上。脱骱超过2周者，需先行活血化瘀中药外洗，使积血外散，再行手法整复。

2. 固定 脱骱复位后一般需进行固定，以使受损的关节囊及韧带等软组织得以修复，争取最大限度地恢复关节功能，同时也可防止再脱位。一般采用绷带、沙袋软固定。肢体固定位置多为功能位或关节稳定位置。固定时间以脱骱部位及程度而异，一般在2～3周。陈旧性脱骱或合并骨折，应适当延长固定时间。

3. 药物治疗 脱骱经复位固定后，如损伤较重或年高体弱者，可酌情应用药物治疗，以尽快使关节损伤修复。脱骱的药物治疗分为内服药和外用药，并根据损伤初期及后期辨证施治：①初期：伤后1～2周。骱脱筋伤，血瘀阻滞，肿胀疼痛。治拟活血理气化瘀、消肿止痛为主。内服药：肿胀明显者可予四物止痛汤、和营止痛汤或七厘散、活血丹。年高体弱者，止痛安神补气汤。外用药：三圣散；兼有骨折者，外用断骨丹、碎骨丹。②后期：伤后 3 周。肿痛渐消，瘀血渐散，治拟和营生新，补益肝肾、强壮筋骨。内服药：舒筋活血汤、壮筋丸。气血虚弱者，生血补髓汤、八珍汤或十全大补汤；肾经虚损者，补肾壮筋汤。外用药：伤膏药外贴；兼有骨折者，骨科丹外贴，或四肢洗方、腰脊胸腔洗方、舒筋活血洗方、化瘀洗方外洗，洗方应用之后可予活络药水、舒筋活血膏外擦。

第二节 脱位医案

案1 孙某，女，56 岁。初诊时间：1993 年 8 月 6 日。

主诉：打呵欠后双侧面部疼痛，下巴不能活动半天。

病史：患者上午打呵欠后出现双侧面部疼痛，下巴不能活动，无法吃饭与讲话。

检查：两下颌骨下垂，口张开又不能闭合，流涎不止，酸痛难受。苔薄腻，舌质红，脉细。

诊断：颞下颌关节双侧脱位。

辨证：气阴两虚，肝肾不足。

治则：外治复位理筋，内服、外洗补肝肾、强筋骨。

治法

（1）手法复位：一名助手捧住患者头部，医者双手拇指插入患者口腔内置于两侧下颌白齿上，其余手指控制下颌外侧，复位时两拇指用力向下方按捺，当骨头有下陷声音时，拇指取出，其余手指托下颌骨复位。复位后用宽绷带兜住下颌上扎头顶固定。注意在 1 周内避免嚼食硬物，张口不能过大。

（2）外洗方：落得打 9g，山慈菇 9g，伸筋草 15g，秦艽 9g，络石藤 18g，桂枝 9g，透骨草 12g，全当归 9g，乳香、没药各 9g，川芎 9g。

（3）内服方：补肾壮筋汤。熟地黄 12g，西当归 9g，川牛膝 9g，小青皮 4.5g，山茱萸 9g，云茯苓 9g，续断炭 9g，炒杜仲 9g，杭白芍 9g，五加皮 9g。14 剂，水煎服，每日 1 剂。

【按语】颞下颌关节脱位很容易形成习惯性脱位，故第一次发生脱位后必须较长时间内服、外用中药；平时可吃酸性食物，以收敛关窍。补肾壮筋汤出自《伤科补要》，其补肾、强筋骨，主治肾经虚损，常脱颊车龈。魏指薪先生认为此乃肾经虚损，筋骨痿弱所致，治疗需要补肾、强筋骨。熟地黄、当归、川牛膝、山茱萸、茯苓补肾健脾，补益精血，而不是一味地堆积补肾药，是注重先后天同调、精血同源转化之理。杜仲、续断炭、五加皮壮骨坚筋，值得注意的是用白芍柔肝缓急、用青皮疏肝行气，主要针对颞颌关节脱位后局部的酸痛不适，而且与补肾药相配，体现了补泻兼施的处方技巧。

习惯性脱位乃筋失收束所致。肝主筋、属木，酸先入肝，具收敛之性。《疡医大全》载："时噙乌梅一二枚，茶顷自上。"在临床上，可嘱咐患者口中含酸性果品，以使涎水增多，可以起到收敛紧束关窍作用，有助于功能恢复和防止发生再脱。下颌洗方乃魏氏经验方，此方可化瘀破结、舒筋活络，用于陈旧性颞下颌关节损伤等疾病，局部热敷，每日 2～3 次。

颞下颌关节的运动主要有 3 个方面：一是开口闭口上下活动；二是颞下颌左右摆动的侧向运动，三是颞下颌前后的运动。魏氏根据这些生理功能进行导引锻炼。通过关节的锻炼，以恢复其各种肌肉的配合和精细协调的功能，从而能进行多种多样的运动。导引锻炼：①张合口导引（即开闭口导引）：患者正坐，头部端正，双目平视，肩颈部肌肉放松。先调整呼吸，然后使口部一张一合地上下活动。由轻到重、由小到大，张口时要求稍缓，并尽量张至极限，合口时稍快，使上下齿合缝。一张一合，连续 10 次左右。②错腮导引：姿势要求如前。运用自己的下颌有节奏地左右摆动，摆动时口不能开得过大，由轻到重，连续 10～20 次。③舔颌导引：姿势要求如前。口稍开，使自己下颌向前伸动，而后自然退回。向前时尽量用力前伸并稍停片刻后退回原位。连续 10 次左右，自觉疲劳时即止。此法对"错节"弹响者有较好效果。上述导引锻炼法，根据不同症状表现来选择应用，每日 2～3 次，直至功能恢复。

案 2　潘某，男，52 岁。初诊时间：1991 年 9 月 9 日。

主诉：不慎跌伤，左肩功能活动障碍 1 小时。

病史：患者 1 小时前肩部跌伤，当时肩部侧向着地，疼痛，活动限制，故来院急诊。

检查：肩呈方形，患臂外展，局部血瘀肿胀疼痛剧烈。X 线摄片：左肩关节脱位合并肱骨大结节撕脱性骨折。

诊断：左肩关节脱位合并肱骨大结节撕脱性骨折。

治法：手法复位，配合中药内服以活血止痛安神。

手法复位后，肩关节畸形消失，X 线摄片示复位良好，大结节撕脱骨折也恢复原位，手指活动正常。然后外敷断骨丹包扎，并用颈腕吊带固定。

内服中药以四物止痛汤加茯苓 9g、延胡索 9g、首乌藤 12g、酸枣仁 9g。

每周复查，4 周后开始肩关节垂直环行活动，并服续骨活血汤；6 周后加强肩关节功能锻炼，配合四肢外洗方熏洗。

1992 年 9 月 2 日随访。患者骨折愈合良好，三角肌无萎缩，外展 80°，前屈上举比健侧低 10cm，内收、后伸活动可，继续进行功能锻炼。

【按语】肩关节脱位合并肱骨大结节撕脱性骨折，在一般肩关节复位后，大结节骨折会随之复位。李国衡先生常用的复位方法如下：患者取坐位，若伴有其他部分损伤者，亦可采取卧位来进行。助手二人（若遇肥胖及体格强壮者，可增加一至二人），第一助手坐于患者健侧肩后，一手伸入患者胸前，以肘部压住患者健肩，另一手穿过患肩腋下，两手做斜形扣紧，抱住患者，使不动摇。第二助手一手握住患者患侧肘上部，一手握住腕上部。牵拉时用拔、拉、晃、提等手法，软硬功并用，稍向前下拔拉用力。医者立于患者患肩后方，用拇指捺在肩上，其余四指插入患者腋窝内，钩住脱出的肱骨头，用拉、提端手法，将肱骨头向外钩出。操作时，第一助手紧紧将患者固定，医者与第二助手同时动作，助手用力拔拉、医者在腋下提托肱骨头，待肱骨头已向外方移出、腋窝下平整时，即嘱第二助手将患臂外旋，再向前向上推进，听到响声，肱骨头即滑入髎内，完成复位。复位后，再将患臂交叉到健侧肩上，医者一手托住患者肘部，一手按揉患肩，使其筋络和顺，然后再将患肩轻轻放下，用布悬吊胸前固定。一般固定时间2～3周，此时肿胀大都消退，即可开始轻微动作。

肩关节脱位早期肿痛明显者，需要配合中药外敷和内服，后期常有酸痛、关节活动受限，宜外用四肢洗方，或舒筋活血洗方及化瘀洗方，并外擦活络药水或舒筋活血膏。

案3　汤某，男，47岁。初诊时间：1992年5月25日。

主诉：左肘关节疼痛2天。

病史：患者2天前耕田劳动时不慎跌伤，被农具夹住左肘，感觉疼痛剧烈，遂来诊。

检查：左肘肿胀，活动限制，神色紧张，烦躁不安，不断呻吟。脉数，苔薄腻。X线摄片：左肘关节内脱位。

诊断：肘关节脱位。

治法：手法复位固定，配合中药内服、外敷。

手法复位：①助手二人，一人握住患者上臂，一人握住患者桡骨下端，患者手心向上，二人做对抗拔伸。②医者立于患者外侧，一手推拉其前臂，一手推按其肱骨下端，以先纠正侧向移位。③然后再嘱两助手向两端拔拉，将肘部弯曲拉直。医者用推、按、提手法，将突出骨头向正常位置掀开凑合，闻有复位响声，再将肘部屈曲。

复位完成后，外敷三圣散，用三角巾做胸前屈曲固定。内服方以桃红四物汤加减。

6月10日三诊时，肿胀已基本消退，压痛不明显，伸屈活动受限。去除固定，外用四肢洗方，开始伸屈导引锻炼。

【按语】肘关节脱位复位后，一般外敷药及固定3周左右，而后采用外洗方及导引锻炼。功能的恢复以自动锻炼为主，不宜强行做被动牵拉，以防引起骨化性肌炎。初期桃红四物汤加减内服以活血化瘀，后期配合外洗，以舒筋活络，不但能迅速消肿止痛，还可以有效减少后期的关节粘连发生率，比单纯的复位固定疗效明显提高。

关节脱位如果超过3周未得到复位，即属于陈旧性脱位。这对闭合下复位带来困难，尤其是肘关节脱位由于出血多，溢于肌筋，血瘀凝聚，更难以复原，可拟采用以下治疗方法：①先外用"化瘀洗方"局部熏洗浸泡，每日2～3次，每次30分钟，连用1～2天。在用外洗方的同时，嘱患者尽可能地将患侧肘关节做伸屈和前臂旋前、旋后反复活动，以松解关节周围的粘连，为施行手法创造有利的条件。②完成手法整复前的准备工作：在静脉或臂丛麻醉下，使肘关节做伸展、旋前、旋后活动，同时在肘关节屈曲的位置上，一手托住肘部，一手握住前臂，以正反时针方向左右摇动，范围由小到大，进一步使粘连和瘢痕组织得到松解。这时往往可听到粘连撕裂的声音。③手法复位：肘关节得到充分松解以后，令患者取仰卧位，手臂外展旋后，第一助手下蹲，双手交叉抱住患者上臂下段（局部衬以棉垫）用力向下牵拉；第二助手站在高处双手握住患者腕上尺桡骨下端用力向上拔伸，两助手相反方向持续用力。在助手牵引下，医者用双手拇指向上顶推患者尺骨鹰嘴，其余手指将肱骨下端向下压住。此时，外观畸形逐渐消失，关节重叠也已拉开，即嘱第二助手将患者肘关节逐渐加大屈曲幅度，当超过90°时，肘关节畸形消失，肘后三角关系恢复正常，表示已经复位。复位后应做X线摄片复查。证实确已复位时，再用石膏托屈曲位固定。约1周后去除石膏，采用颈腕吊带，续用"化瘀洗方"，同时开始功能锻炼。

手法复位困难的关键在于损伤日久，血瘀凝聚，肌筋粘连，拘挛僵硬。如能松解其粘连，消散其瘀结，复位就可能成功。所以，在复位前必须按上述治疗方法以松解关节周围的粘连，为复位创造有利的条件。如在自动和被动活动中，关节活动功能没有一定程度的改善，复位成功可能性就少。

复位后的早期功能锻炼也是很重要的。一般在采用石膏托固定1周后改用三角巾悬吊，同时开始关节功能锻炼和外用"化瘀洗方"熏洗。有条件的增加理疗，对防止产生新的粘连、恢复关节功能也很重要。

案4 何某，女，48 岁。初诊时间：1991 年 9 月 1 日。

主诉：左手中指扭伤 2 天。

病史：患者于 2 天前不慎致左手中指扭伤疼痛，不能弯曲，曾外敷药未见好转而来诊。

检查：左手中指中节肿胀并有畸形，手指缩短，伸屈功能丧失。X 线摄片：左手中指中节指间关节脱位。

诊断：手指关节脱位。

治法：手法复位固定。先将患者中指关节拔直，而后屈曲，一次得到复位。然后外敷三圣散，屈曲功能位固定。

9 月 18 日第三诊时，肿胀已退，活动轻度受限，用外洗方，并做伸屈活动。

【按语】指间关节脱位应注意有无侧副韧带损伤，如有损伤，应做邻指固定，或用铝皮条屈曲固定，待肿痛全部消退后去除。有的病例是因斗殴时手指关节扭伤而脱位，此种脱位的软组织关节囊等扭伤严重，应重视固定及药物治疗。外敷三圣散比一般只采用简单固定的患者，肿胀疼痛能更快消除。如果 2 周后功能还未完全恢复者，可以用上肢洗方外洗，并加强功能锻炼。

案5 石某，男，40 岁。初诊时间：1993 年 7 月 12 日。

主诉：右髋关节外伤 5 小时。

病史：患者因重物撞击臀部，导致腿足外旋外展而发生右髋关节前脱位（即闭孔脱位），来院急诊。当时右髋处于外旋 90°、外展 60° 的位置上不能活动，肌肉痉挛。X 线摄片诊断为右髋关节前脱位。患者体质健壮，但疼痛较甚，不断呻吟，精神紧张不安。

诊断：右髋关节脱位（前脱位）。

治法：手法复位、固定，配合中药内服、外敷。

（1）手法复位：患者仰卧于地面床垫上。助手二人，一人双手按住患者两侧髂前上棘固定骨盆；一人双手握住患侧膝部，两大腿夹住其足踝部。医者一手端扶股骨，一手按住突出的股骨头。当各归其位后开始手法操作，第一助手必须向下按紧，勿使其臀部移动，第二助手用晃、提、拔手法，将股骨头离开闭孔，医者控制股骨头用按推等法移向髋臼，同时指挥第二助手在提、拔、晃动时做屈髋、内收，听到响声时，关节得到复位。患者立即感到疼痛缓解，患腿伸直，髋部畸形消失。X 线摄片复查，关节复位良好。

然后外敷三圣散（消肿散软膏），外用沙袋固定骨盆及患肢，卧床 2 周。

（2）内服方：生地黄 12g，当归尾 9g，丹参 9g，川芎 9g，紫草 6g，苏木 6g，泽兰 9g，赤芍 9g，茯神 12g，远志 6g，龙齿 15g，酸枣仁 9g，甘草 3g（本方系采用魏氏大活血汤合《医学心悟》安神定志丸而成）。

二诊：连服 7 剂后，外用药每天更换，自觉疼痛大减，惊悸已除，睡眠亦佳，但局部活动仍有疼痛。脉数、舌质偏红，口干纳差。瘀血未散，有化热现象，再拟活血化瘀、消肿定痛之剂。

处方：生地黄 12g，赤芍 9g，丹参 9g，牡丹皮 6g，落得打 9g，土鳖虫 6g，川牛膝 9g，干芦根 9g，延胡索 9g，单桃仁 9g，云茯苓 9g，大黄 3g，生甘草 3g。

因有热象，故用偏凉活血化瘀药味，并佐以大黄泄热行瘀，既利局部又利全身。

三诊：14 天后，从局部至全身症状均基本消失，右髋活动基本正常，同意患者出院，嘱其仍须休息 1 周以上才能开始活动。患者在 18 天时即起床行动，无不适感。2 个月后 X 线摄片复查，髋关节与股骨头正常，恢复工作。14 个月后随访，并做 X 线摄片检查，股骨头既无无菌性坏死现象，也无关节狭窄或其他关节炎现象发生。

【按语】髋关节脱位在临床上比较少见，尤其是前脱位更属少见。如果是后脱位，手法复位基本相同，只是在屈髋后改做外展即可复位。关节复位后由于外敷活血消肿（每天更换），内服活血化瘀、消肿镇痛、安神定志，可使局部血肿迅速消失，祛瘀生新，机体很快恢复平衡，患者能较早地开始活动，恢复工作。打破了以前复位后需固定8周以上、6个月后下地行走的常规。

本病例的治疗，应掌握3个基本问题：①躯干的固定，中医特别强调这一步。躯干应有严格的固定，不仅是固定骨盆；同时亦应固定胸部与下肢。在这方面，国外文献所提的方法远不及中医固定的方法好。显然，严格的固定是复位成功的因素之一。②牵引这一步骤与西医的方法相同，但中医在实际工作中得到更好的体会，即助手的臀部抵住患者的足背，用两腿夹住患者的踝部，并用力向上牵引。如此则大大增加牵引的力量，并且不会向左右摇摆。这样的复位是平稳的，不会引起骨折与其他软组织损伤。③复位手法，中医是利用两手托住患者的大小转子而复位，如此可以大大缩短复位的杠杆作用。这种复位是直接的，可以减少股骨头的扭转，又可以减少软组织的损伤。这是中医治疗髋关节脱位的独到之处，是从几百年甚至几千年的实际经验中获得的良好方法，而且亦是最科学的方法。国外文献尚未提出这种复位操作手法，足以说明中医在这方面的水平是超过了西医。随访中未发现股骨头无菌性坏死，这与复位手法的巧妙、避免新的损伤及中药内服外用有密切关系。

大活血汤为魏氏伤科秘方，活血化瘀消肿作用明显。李国衡先生经常加用落得打，这味草药又名积雪草，具有活血消肿、止痛清热的作用。跌打损伤的早期，局部灼热或全身发热者；后期关节积血积液者，此药既可祛瘀，又可消积液，实为伤科要药。

案6 石某，男性，40岁。

主诉：外伤致右髋疼痛畸形1小时。

病史：患者1小时前因重物撞击臀部，致右髋疼痛畸形，足外旋外展而引起脱位。

检查：右髋肿胀畸形，处于外旋90°、外展60°位不能活动，肌肉痉挛。X线摄片诊为髋关节前脱位。

治法：经中医施行复位后，畸形消失，肿痛大减。复位后复查X线片示复位良好。同时用止痛引血归经汤加减内服，卧床休息14天而出院。

18天后二诊：患者每天已能行走4里路而没有不舒服的感觉，能做各种活动。

2个月后三诊：X线摄片未见股骨头坏死现象，亦无骨化性肌炎。

【按语】本例患者很早就恢复功能与工作，与中医手法和用药有很大关系。李国衡先生很注重复位后的复原情况，但并不强调绝对的固定。观察要点：先使患者两足并齐站立；如无疼痛，再将两足分开站立，试观其平衡力，同时两腿下蹲，观察髋关节的摩擦力。如仍无疼痛，可令患者慢步行走。继之使患腿独立，健腿抬起，犹如"金鸡独立"，以观察髋关节的支持力，如患者仍不感觉疼痛或酸痛，可逐步恢复其劳动。根据西医复位法治疗，必须在麻醉下复位，而中医不需要麻醉。同时西医必须用石膏固定至少2个月，复原至少要4～5个月才能工作；而中医治疗后，在短短2个月内就完全恢复工作和正常生活。在复位后2天内，若关节内部有酸痛，这是脱位后的正常现象。年老体弱者，应内服止痛安神补气汤，少壮者可内服止痛引血归经汤，2天以后再观察髋关节复原的状况。

第五章 筋 伤

第一节 筋伤概述

筋伤和骨折不同，是中医伤科的一个较难定义的范畴。首先筋的范畴难以形成共识，虽然对于传统伤科来说是指皮、肉、筋、脉五体之一的筋，但是在西医学的语境中，筋其实难以有一个明确对应的概念。我们按照"伤"和"病"的分类方式，本病主要指急性的筋的损伤，主要的病机是外力导致筋的完整性破坏或者失去其正常位置，继而引起气血瘀滞不通，出现疼痛、肿胀和功能障碍。按照传统中医的说法就是筋断、筋转、筋歪、筋走、筋翻。对于本病的治疗，主要是两方面：①恢复筋的完整性和正常位置，主要通过手法实现初步的修复，使肌筋恢复常度。②恢复气血的正常运行，以减轻疼痛肿胀，促进机体的修复，主要是通过药物的内服外用实现。

筋伤的种类多样，为了方便阐述，我们按照魏氏伤科的认识方法，分为骨错缝、扭挫伤、损伤血肿、神经损伤分别叙述。按照"伤"和"病"的分类方式，以上各种筋伤失治导致的陈旧性疾病，其实应归于"筋病"章节，因为其主要病机是损伤失治，气血不畅日久，筋失其养，筋性改变，出现筋柔、筋强、筋粗、筋结、筋缩、筋痿等病变，治疗原则和治伤有明显的不同。传统认识对于陈旧筋伤手法主要是舒筋柔筋，李国衡先生认为手法还有开通郁闭气机，以使瘀血行散，经络气血顺达，起到开气窍引血归经作用。而药物则有舒筋通络，兼顾气血的作用，同时实则行气活血，虚则益气血、强筋骨。但是从疾病的发展来说，陈旧筋伤是筋伤的延续，故还是合并在一起，也更符合一般临床诊疗的思维习惯。

李国衡先生认为，筋伤的治疗应依据损伤后脏腑气血盛衰，伤筋的轻重、缓急，新伤或陈伤等情况，注重调理气血、筋骨并重、标本兼治和内外合治。

1. 药物治疗 ①内服药物：筋伤早期，气滞血瘀较甚，肿痛明显，应活血化瘀、行气止痛，可服活血丹、逐瘀丹、止痛引血归经汤、理气活血止痛汤等；中期，肿痛渐消者，筋脉拘急，治宜舒筋活血、和营止痛，方取和营止痛汤、舒筋活血汤等；后期或陈伤，则补益肝肾、养血活络、强壮筋骨施之，可用壮筋养血汤、扶气丹、壮筋丸、黑虎丹、八珍汤等。临床伴风寒湿邪侵袭，局部酸痛乏力，活动受限，则治宜祛风活血、散寒除湿、逐痹止痛，常用方有三痹汤、痹痛汤、独活寄生汤等。②外用药物：筋伤初期，局部青紫、肿痛明显者，治宜消肿定痛，外用三圣散（消肿散）、消瘀散；如肿痛不明显，可外贴膏药、伤膏药等。后期肿痛得减，但仍有酸痛或功能受限，活动不利者，宜用洗方、药水或药膏外搽，并配合导引锻炼。《素问·血气形志》云"形苦志乐，病生于筋，治之以熨引"，指出从事体力且情志舒畅者，劳伤可致筋伤为病，应以温熨配合导引治疗；而"形数惊恐，经络不通，病生于不仁，治之以按摩醪药"，提出多次遭受惊恐，则形神不安，易导致筋脉气血不通，肢体麻木不仁，应当用按摩和药酒治疗。

2. 手法治疗 扭、蹩、受伤，致筋翻、筋走，需运用手法进行顺筋，然后用药。顺筋的含义就是理直筋络，复归原位。跌、撞伤筋，使局部肿胀坚硬，也需运用手法顺筋，促使气血流通，帮助积血迅速消散。伤筋后期，肢体活动受限者，宜进行推拿以舒筋、活血，并配合药物，加速功能恢复。

3. 导引 导引是临床治疗筋伤的重要方法。不同程度损伤造成损伤部位血瘀凝滞，络道阻塞，筋挛筋缩，筋胀筋走，疼痛肿胀，通过导引能使筋正、筋宽，活血，通畅络道，从而骨正筋舒，消肿止痛，功能恢复。同时，肌筋劳损或损伤后期，局部气血不充，筋失所养，则出现酸痛麻木不仁，活动限制，导引可以改善血液循环，筋得荣养。

4. 固定 　一般轻度伤筋，不须固定。如伤势严重，需做包扎固定及休息，以促使筋伤尽早恢复。

上述多种方法在伤筋治疗中多配合使用，临床多以药物外用、手法按摩、导引等合用。

第二节　骨错缝医案

"骨错缝"是中医骨伤科特有的病名，《医宗金鉴·正骨心法要旨》描述为"骨缝开错""骨节间微有错落不和缝"。值得注意的是，虽然明为"骨错缝"，但"筋束骨"，其实损伤的是周围束缚骨的筋，"骨错缝"与"筋出槽"在病理上相互影响，密切联系。骨缝错位使局部束骨之筋损伤；相反，筋伤也可使骨缝处于交锁错位，故手法治疗上，两者往往和而治之。《伤科汇纂》云："大抵背筋离出位，至于骨缝裂开绷，将筋按捺归原处，筋若宽舒病体轻。"通过理筋手法可使经络宽舒，骨缝参差得以纠正，疼痛肿胀得缓，肢体功能得以恢复。

针对"骨错缝"，手法治疗作用独特，往往有立竿见影之效。《医宗金鉴·正骨心法要旨》云："或因跌仆闪失，以致骨缝开错，气血郁滞，为肿为痛，宜用按摩法，按其经络，以通郁闭之气；摩其壅聚，以散瘀结之肿，其患可愈。"明确提出了骨错缝时气血瘀滞，局部肿痛，可施手法，通气散瘀，使骨节合缝而痊愈。同样筋出槽移位，手法能迅速使筋复原位。

急性损伤大都有肌肉痉挛、局部血肿、关节半脱位或是滑膜嵌顿等病理改变，治疗手法上有特殊的要求，就是一次手法技能达到目的或基本上达到目的，一般不再做第二次手法。因此，要求我们能做到稳、妥、准：①稳：临证时要沉着镇静，不要手忙脚乱，手法操作时要仔细，做到心中有数，不能因手法而造成其他损害。②妥：医者对于患者损伤程度及该关节的正常生理运动范围，必须在手法治疗前有足够的估计，手法操作时必须掌握在安全范围之内，以免发生意外。③准：手法的部位要针对伤痛的部位，要求医者手的部位要放准。手法操作时要迅速有力，恰到好处。一个熟练的伤科医生在施行手法时，当患者感到疼痛较剧时，往往手法操作已经完成。

李国衡先生曾对"骨错缝""筋出槽"治疗操作手法进行了总结归纳，形成其具有特色的治疗手法。对临床诸如背部肋椎关节错缝、腰椎小关节错缝、骶髂关节错缝等因跌仆闪失，骨缝开错，气血郁结，为肿为痛者，巧施手法，使骨合位正，伤痛自愈；对筋离原位，而致筋走、伤筋、筋扭、筋离的"筋出槽"，如肱二头肌长头肌腱滑脱等，同样妙用手法，捺归原处，使筋脉宽舒，恢复常态。然后再配合固定来维持并减少继发损伤。

魏氏伤科治疗"骨错缝"的特色是手法配合中药的内服外用，中药运用的原则和其他损伤一样，气血兼顾，急性期以行气活血为主。如前所述，兹不赘述。

一、肋椎关节错缝

王某，45岁。初诊时间：1994年6月20日。

主诉：用力肩部抬物后右背部疼痛，伴右胸肋疼痛2天。

病史：患者2天前因用力肩部抬物后出现右背部疼痛伴右胸肋疼痛，遂去外院就诊。检查示右背部压痛，右肩活动可，颈椎活动无限制，X线摄片无异常，拟诊右背部肌筋膜炎。予以芬必得等药物治疗，症状略缓解，但仍感疼痛，用力后症状加重。

检查：右侧T7旁2.5cm处压痛，腰椎旋转动作时疼痛明显。苔薄，脉细弦。

诊断：肋椎关节错缝。

治法：一次手法操作后当即背痛好转。嘱回家外用腰脊胸腔洗方10剂。

1个月后复诊，述手法治疗及用药后2周症状基本消失。

【按语】手法第一步行局部软组织的按摩，这是基于李国衡先生对"骨错缝""筋出槽"两者之间密切关系的认识。李国衡先生指出，筋的损伤可使骨缝处于交锁错位，反过来骨缝错位又可使筋损伤。所以，治疗"骨错缝"首先要用治筋肉损伤的按摩法，筋舒方能有利于交错骨节的合缝。第二步手法是通过按压与扳拉，使肋椎关节原先移位交错的部位得到纠正，恢复关节的吻合。手法后再配合局部推按，则可使气血通畅。

二、骶髂关节错位

，女，50 岁。初诊时间：1991 年 3 月 4 日。

主诉：左侧腰骶部扭伤疼痛 2 天。

病史：患者 2 天前晨练时左腿行踢腿动作后，突感左侧腰骶部疼痛，腰部不能挺直，活动困难，当即去医院急诊。X 线摄片提示腰椎、骨盆、骨关节无异常。给予内服药配合外贴膏药治疗。2 天来，症状无明显好转，因行走时腰部活动不利而前来复诊。

检查：左侧骶骨后韧带的髂骨附着处压痛明显，左侧"4"字试验阳性，左髋内收活动时左侧骶髂关节疼痛明显，左骶髂关节叩击痛。

诊断：左骶髂关节错位（骨错缝）。

治法：当即行二步手法。手法操作时患者述患侧疼痛加重，当患肢放平后，症状明显改善，腰部能站立挺直，可以下地行走。嘱患者回家卧床休息，外用中药。

外用方：全当归 9g，伸筋草 15g，羌活、独活各 12g，落得打 9g，乳香、没药各 12g，土鳖虫 4.5g，川续断 9g，泽兰叶 12g，苏木 9g，紫草 9g。7 剂，加水煮沸，毛巾蘸取药液热敷患处，每日 2 次，每次 30 分钟。

二诊：1991 年 3 月 12 日。上药应用 5 天后，症状基本好转。

【按语】骶髂关节错位是腰骶部急性损伤致骶髂关节发生扭错而致疼痛的病症，临床上较为少见。骶髂关节面覆盖有软骨，并有滑膜附着，属于微动关节，即该关节有少许的旋转、上下、前后运动。当因损伤致骶髂骨上述几个方向过度运动，相应关节面失其相互对应位置，可发生骶髂关节错位，并致疼痛。魏氏伤科称本病为"胯线错位"，通常称"骨错缝"。本病诊断要点：有外伤史，骶髂部疼痛；腰椎可有侧弯，患侧骶髂关节部压痛或叩击痛，疼痛可向臀部及下肢后外侧放射；患侧髋关节外旋，使骶髂关节分离时疼痛明显，伴有外旋受限；患侧下肢直腿抬高时因股后肌紧张而使骶髂关节旋转发生疼痛伴受限；X线片检查无异常。

本病治疗首选手法治疗。第一步：患者侧卧位，医者一手撒住患者骶椎，一手握住患侧踝部，先使膝关节屈曲90°，而后一手向前推，一手用力使患侧下肢向后过伸，轻轻晃动数下，再突然用重力向后一拉。第二步：迅速使患者仰卧，并将患侧髋关节过度屈曲。第三步：在髋关节过度屈曲状态下，迅速将该下肢向下放平，并在放平动作中，稍带拉抖动作。以上共三步手法，主要作用机制为旋转及移动髂骨，作用方向为逆损伤方向，一般可取得较好疗效。同时可配合内外用药。

三、腰椎小关节紊乱症

案1 黄某，女，24岁。初诊时间：1977年12月12日。

病史：3周前，患者因痛剧曾来我院急诊。当时除腰痛以外，患者不能站立及行走，经过局部封闭治疗，症状稍有改善，但腰痛始终不止，行动不便。

检查：腰椎轻度后凸畸形，活动限制，尤其是后伸活动有明显限制。L5左侧小关节处局限性压痛。直腿抬高正常，无下肢神经症状。苔脉平。

诊断：腰部闪挫，L5、S1左侧小关节滑膜嵌顿。

治法：当即采用"背法"治疗。手法后，患者明显感觉腰部后伸活动改善，疼痛减轻。同时应用魏氏四肢洗方煎水局部热敷。

二诊：1977年12月15日。患者腰痛明显改善，已能做轻度后伸活动。

三诊：1977年12月22日。患者腰痛消失，腰部后伸活动基本正常。

【按语】腰椎小关节紊乱症，又称急性腰椎下关节滑膜嵌顿，主要表现为腰部小关节滑膜嵌顿、关节绞锁所致的腰痛。手法治疗乃有效的治疗措施。"背法"为本病治疗独特手法：第一步，先使患者站立，一助手站于患者身前，叉托患者两侧腋部，尽力上提，将患者腰部提直。第二步，医者与患者背对背站立，医者用双肘由下而上挽住患者双侧肘，将患者慢慢离地背起。第三步，医者双膝弯曲，以尾骶部对准患者腰部，而后医者迅速将自己双膝猛然挺直。"背法"可使脊柱得到牵引、过伸，并经左右摆动和上下震动等多种动作，这时，患者腰骶部在过伸牵张过程中，嵌顿的滑膜能得以复位。一般情况下，患者的症状可立即改善，少数效果不明显者，还可配合侧卧位旋转斜扳法复位。但施行此手法前，应将手法过程向患者说明，患者腰部及肢体、肌肉均放松，则可达到较好的效果。本病手法前后配合中药热敷，可提高疗效。

案 2 陈某，女，42 岁。初诊时间：1987 年 3 月 28 日。

病史：患者早晨做家务，前俯时不慎闪伤腰部，当即不能动弹，尤其不能做背伸活动。

查体：脊柱正中；脊柱运动前俯 60°，后仰不能，左右侧弯 150°。疼痛部位在 L5、S1，体表压痛不明显，双侧直腿抬高放下时腰部剧痛。苔薄，脉滑。

诊断：腰椎后关节滑膜嵌顿。

治法：施以魏氏背法治疗，当即背伸活动恢复正常。脊椎运动：前俯 80°，后仰 20°，左右侧弯 20°。手法操作后内服复方四物汤，同时用蒸敷方热敷，以巩固疗效。

【按语】腰椎后关节滑膜嵌顿是引起急性腰痛的常见病因，诊断依据：①有旋转扭伤史。②强迫体位，腰部呈前屈状，前屈活动尚可，但不能过甚，而后伸活动则明显受限。③腰痛多见于腰骶部，咳嗽时加剧，浅表压痛不明显。④直腿抬高突然放下时，疼痛明显。⑤腰部 X 线摄片阴性。李国衡先生一般经过一次手法治疗，疼痛就明显缓解。本病的手法操作以站立位魏氏背法和侧卧位旋转斜扳法为主，辅以热敷床中药热敷，外贴狗皮膏加丁桂散，内服复方四物汤。

第三节 扭挫伤医案

案1 李某，女，36岁。初诊时间：1991年10月5日。

主诉：右肘跌伤肿痛3天。

病史：3天前患者在坐拖拉机时不慎跌下，右手着地，当即感右肘疼痛，活动受限。当地医院X线摄片未见骨折，未经治疗，紧急返沪来我院治疗。

检查：右肘内侧皮下青紫、肿胀、压痛；右肘活动受限：伸30°，屈90°；右肘内侧韧带侧向试验阳性。舌略红，苔薄，脉平。

诊断：右肘内侧副韧带损伤。

辨证：跌仆受损，骱扭筋伤，气血瘀滞，肿胀疼痛。

治法：先施以理筋手法，之后以消肿散外敷包扎，2天换药1次。内服活血化瘀、消肿止痛之剂。

处方：生地黄12g，赤芍9g，丹参9g，川芎6g，青皮4.5g，枳壳4.5g，延胡索9g，茯苓9g，土鳖虫4.5g，甘草3g。7剂，水煎服。

二诊：1991年10月12日。右肘损伤后10天，疼痛减轻，肿胀消退，局部压痛仍明显，患肘关节活动仍受限，苔脉同前。局部用外洗方以活血消肿。同时逐步进行右肘伸直训练。

处方：桂枝9g，苏木9g，泽兰12g，抒抒活30g，紫草9g，刘寄奴12g，紫荆皮12g。7剂，水煎外熏洗患处，每日2次，每次20～30分钟。

三诊：1991年10月19日。局部肿胀已不明显，夜间仍有疼痛，右肘活动：伸50，屈140°。再予外洗方舒筋活血化瘀。

处方：伸筋草15g，紫草9g，羌活、独活各12g，当归12g，苏木9g，乳香、没药各19g，红花9g，泽兰叶12g，桂枝9g。水煎外洗，每日2次，每次20～30分钟。

四诊：1991年12月7日。损伤后2个月，疼痛消失，患者恢复工作。

检查：右肘伸0°，屈130°。给予解疼镇痛酊局部热敷后外用。

【按语】肘关节侧副韧带损伤属中医"肘部伤筋",魏氏伤科治疗本病,急性期以消肿散外敷制动,内服活血化瘀之剂,同时急诊可施理筋手法以消散部分血肿,恢复肘部内外侧肌筋平衡。一般手法时由助手托住患者上臂,医者一手握住其下臂,一手托其肘尖,将患肘扳直。然后将肘部上屈,患侧手部能搭肩头。上述手法只做1次。同时配合中药熏洗,外洗方初期以活血消肿为主,中后期则应配合舒筋通络的中药,一般均可取得良好疗效。本案三诊后患者症状明显改善,停止用药。伤后2个月复查时,只遗留关节屈曲功能轻度受限。

案2 刘某,男,58岁。初诊时间:2005年8月10日。

主诉:右手腕关节尺侧疼痛、用力不便年余。

病史:患者1年多来,右手腕关节尺侧疼痛、用力不便,无外伤史,曾经采用局部封闭及膏药外敷治疗,症状稍有改善。目前不能拎起重物。

检查:右手拇指上屈稍差,按压稍有疼痛,局部稍有隆起。右手腕关节尺侧软组织及尺桡下关节正中压痛,腕关节伸屈侧面活动均正常。无明显尺桡下关节增宽。腕关节正侧位(双侧对比)X线片:右手尺桡下关节稍有增宽,右手拇指掌指关节稍有移位,尺骨茎突比左侧稍增大。

诊断:右手尺桡下关节损伤。

治则:舒筋活血止痛。

治法:暂做活络药水外搽,同时配合导引。

外用方:伸筋草15g,透骨草12g,京三棱12g,蓬莪术12g,老苏木12g,泽泻叶6g,老紫草9g,乳香、没药各12g,左秦艽9g,川木瓜9g,西红花3g,羌活、独活各12g,老鹳草12g,五加皮12g。白酒2斤同药浸后外搽。

导引:①滚拳。②十指合掌。

【按语】尺桡下关节损伤很容易成为慢性筋伤,关节韧带修复不良、松弛,软骨血液供应差、损伤不愈合都会导致下尺桡关节的不稳定。这种陈旧性损伤恢复正常功能不太可能,主要是改善功能、减轻疼痛。李国衡先生喜用自制药酒外搽治疗此类疾病。三棱、莪术、老苏木、乳香、没药、西红花都有很强的活血作用，对于这样反复发作的损伤，瘀血聚久难去，不能病重药轻；伸筋草、透骨草、秦艽、老鹳草、木瓜舒筋活络，再配合羌活、独活、五加皮祛风湿，这三类药是魏氏伤科治疗陈伤劳损最为常用的组合。滚拳导引和十指合掌导引是魏氏伤科改善腕关节活动受限的常用组合。

案3　赵某，女，70岁。初诊时间：2001年6月26日。

主诉：左侧髋关节、膝关节疼痛2个月。

病史：患者2个月前跌倒，左侧臀部、膝关节外侧着地，当时症状不明显；1个月后左侧腹股沟部、髋部外上方、膝部外侧及小腿中外侧开始疼痛，行走困难，需别人搀扶，有时行动时突然萎软而疼痛加剧，胃纳较差。4年前曾患左臀部筋膜劳损，已治愈。

检查：左髋关节"4"字试验阳性，髋关节内旋活动限制，20°～30°；左侧臀部外围臀大肌压痛，股二头肌中下部压痛；左膝髌骨关节有摩擦音和疼痛感；膝外侧韧带压痛。MRI、CT检查显示左髋关节滑膜炎伴有积液，膝关节亦有少量积液。脉缓，苔薄腻。

诊断：左髋膝关节扭伤；左髋膝关节退变。

辨证：血瘀滞留。

治则：活血化瘀，消肿止痛。

治法：内服外敷中药，同时配合手法治疗。

（1）内服方：全当归9g，紫丹参9g，白芍12g，土鳖虫6g，秦艽6g，延胡索9g，桑枝9g，合欢皮12g，首乌藤12g，甘草3g，大枣5枚。14剂，水煎服。

（2）外用方：羌活30g，当归30g，红花30g，五加皮60g，扦扦活60g，络石藤60g，路路通30g，虎杖根30g，桂枝30g。共研粗末装入布袋内（袋口缝合），先在冷水中浸湿，而后放在锅内隔水蒸热，湿敷患处。每日2次，每次30分钟左右，每剂药可用2～3天。

（3）手法按摩：同时应用按、摩、推、揉等轻手法，作用于臀腿部软组织疼痛部位。每日1次，在两次热敷之间进行，3天后隔日1次。

当手法进行至第5次时，疼痛显著改善。至2001年7月5日第6次手法操作时已可弃杖行走。2001年7月9日第8次手法操作时左髋屈曲、外展幅度明显加大。2001年7月22日第14次手法操作时疼痛基本消失，行走稳健，关节活动更显灵活。以后手法停止，外用药继续使用，内服方结合全身症状辨证加减。2001年8月13日复查，下肢行走灵便，全身症状已不明显，结束治疗。

2001年11月2日随访，左髋外展、内翻活动略有受限，左髋外侧及腿部压痛不明显，再用舒筋活血消肿药浸酒外搽，同时做髋关节外展、上屈功能锻炼。2002年1月28日复查，关节活动灵活无疼痛，停止用药。

【按语】李国衡先生认为，本病为左髋膝关节退变再致挫扭伤，髋膝关节血瘀滞留而疼痛，难以步履。中医文献中有"水气滞留"的记载，这与关节积液有相同之处。古人认为髋关节是人身中的大关节，是机关转轴，容易衰退。本病与关节退变、肝肾不足有密切联系。所以，早期应活血化瘀，渗湿消肿；后期当疾病症状消失后则采取补益方药，可以巩固临床疗效并防止再发，延缓关节退变。手法治疗主要使髋部外侧臀大肌、内收肌和相应疼痛部位的软组织得到放松，故手法不可过重。手法治疗一般可分为两步：第一步用双手拇指按、拨肌肉僵硬疼痛部位，第二步进行按摩、推揉，反复操作。通常每次手法需20～30分钟。

案4　唐某，女，58岁。初诊时间：2005年2月23日。

主诉：右膝疼痛半年。

病史：半年前患者因扭伤而致右膝关节肿痛，MRI检查显示内外侧半月板损伤，关节滑囊充血。患者另有高血压病史。

检查：右膝髌上滑囊肿胀、压痛，膝关节活动尚可。浮髌试验阳性，麦氏征阳性。苔腻，脉数。

诊断：半月板损伤。

辨证：瘀血阻络。

治则：活血消肿止痛。

（1）内服方：广陈皮 6g，怀山药 12g，云茯苓 9g，焦山楂、焦神曲各 9g，川牛膝 9g，延胡索 9g，玉米须 12g，甘草 3g，杭白芍 12g，紫丹参 9g，全当归 9g，徐长卿 9g，珍珠母 12g，野菊花 9g。7 剂，水煎服。

（2）外用方：全当归 12g，川红花 9g，泽兰叶 12g，老苏木 12g，老紫草 12g，威灵仙 12g，汉防己 12g，川桂枝 12g，路路通 12g，老鹳草 12g，海桐皮 12g，扦扦活 15g。4 剂，水煎热敷患处。

二诊：2005 年 2 月 27 日。右膝肿胀减轻，疼痛好转。一诊内服方出入继进，外敷消肿散。

处方：陈皮 6g，生白术 12g，山药 12g，茯苓 12g，焦山楂、焦神曲各 9g，川牛膝 9g，玉米须 12g，珍珠母 12g，野菊花 6g，白芍 12g，丹参 9g，延胡索 9g，生甘草 3g。7 剂，水煎服。

三诊：2005 年 4 月 15 日。右膝关节肿胀渐消，大便溏，脉结代，舌质偏红，继以健脾消肿、活血强筋之剂而收功。

处方：陈皮 6g，白术 12g，茯苓 12g，白芍 12g，焦山楂、焦神曲各 9g，川牛膝 9g，玉米须 12g，珍珠母 12g，野菊花 6g，当归 9g，延胡索 9g，谷芽、麦芽各 9g，大枣 6 枚，枸杞子 9g，太子参 12g，丹参 9g。14 剂，水煎服。

【按语】半月板损伤的大部分患者有外伤史，伤后关节逐渐肿胀，持续疼痛。这是因为急性受伤时，常伴有关节囊内壁滑膜损伤，引起关节内出血、渗液。李国衡先生认为这是损伤导致筋络不畅，血和津液停滞，治当活血和消肿，即分别从血和津液两方面着手。消肿用广陈皮、怀山药、云茯苓、玉米须，以健脾化湿、行津利水。西医将止痛药分为 5 类：第一类为非甾体抗炎药，第二类为中枢性止痛药，第三类为麻醉性止痛药，第四类为解痉止痛药，第五类为抗焦虑类止痛药。在本案中，李国衡先生用延胡索、徐长卿、珍珠母、野菊花止痛。延胡索、徐长卿是中医常用的止痛药，其机理可能是前四类止痛西药的综合效应；珍珠母、野菊花平肝安神止痛，效应类似于抗焦虑类止痛药。

案5 **许某，男，51岁。初诊时间：2003年3月28日。**

主诉：左膝关节扭伤5月余。

病史：患者于去年10月初不慎扭伤左膝关节，未系统治疗。

检查：左膝关节内侧韧带处压痛，关节活动可，稍有限制。内侧韧带侧向挤压试验阳性。

诊断：内侧韧带损伤。

治则：活血强筋。

（1）外用方：伸筋草12g，透骨草12g，全当归9g，川红花9g，川续断12g，五加皮12g，羌活、独活各12g，乳香、没药各12g，老紫草9g，京三棱12g，蓬莪术12g，路路通12g。4剂，水煎外敷患处。

（2）内服方：当归9g，白芍12g，丹参9g，牛膝9g，延胡索9g，红花6g，络石藤12g，秦艽4.5g，桑枝12g，合欢皮12g，徐长卿12g，川续断9g，甘草3g，大枣6枚。7剂，水煎服。

二诊：2003年4月8日。内侧韧带侧向挤压试验比上次疼痛明显减轻，股四头肌萎缩，脉速，苔腻。一诊内服方加太子参12g，水煎服；外用方去三棱、莪术，加千年健12g，水煎外敷。

【按语】对于中医伤科来说，从病机上讲，无论骨伤还是筋伤，"气伤痛、形伤肿"，都是气血津液的不通，才有相应的疼痛、肿胀等症状。活血是贯穿治伤全程的普遍治则。疼痛则行气，肿胀则必行津，萎弱则兼强筋，痹阻则宜通络，麻木或可补血，无力更应益气。本案同为活血强筋，但是内外用药有所不同，相比较来说，内服方偏重于强筋，外用方偏重于活血。补虚去实，各擅其功。

案6 **姚某，男，25岁。初诊时间：2004年6月17日。**

主诉：肘膝疼痛1年。

病史：患者1年前出现双膝关节下蹲时乏力、酸楚，运动后明显，休息后有缓解；右肘酸痛、乏力。MRI 检查显示右膝关节游离体。

检查：颈部活动好，双肩关节活动正常；前臂外展右侧稍有限制，右肘尖压痛；右膝关节内侧关节间隙压痛，股四头肌右侧和左侧相比肌力稍差，髋关节、膝关节活动正常。

诊断：右肘尖、肱骨外上髁、右膝关节内侧筋骨轻度损伤。

治则：活血化瘀，舒筋消肿镇痛。

外用方：全当归 12g，藏红花 6g，老紫草 10g，紫丹参 10g，伸筋草 12g，透骨草 12g，川桂枝 10g，川牛膝 10g，千年健 12g，五加皮 15g，苏方木 10g，泽兰叶 10g，威灵仙 12g，络石藤 10g，路路通 10g。1 剂，白酒 3 斤，同药浸搽患处。

【按语】运动员的各种运动性损伤基本无可避免，而且常常带伤运动，以至于成为慢性损伤。一般来说，整体脏腑气血的情况没有什么问题，如果伤情并不严重，配药酒外搽是一种比较适合的方法，可以在运动的前后配合按摩手法使用。但是要注意此方主要是以舒筋活血为主，对于已经是慢性筋伤者较为适合，如果出现急性的发作、肿痛明显时，就不宜用此方了。

案7　林某，女，47 岁。初诊时间：2004 年 6 月 23 日。

病史：右膝及足跟疼痛 5 年余。有高血压病史。

检查：形体肥胖，100kg 以上。右膝关节内侧间隙有明显压痛，膝关节有摩擦痛，浮髌试验阴性，麦氏征阳性。右足跟、小腿微肿，压痛明显，跟腱滑囊压痛。脊柱向后轻度圆背。舌淡胖，苔腻，脉弦。

诊断：右膝关节半月板损伤，跟部滑囊炎，关节退变。

治则：健脾化湿，活血通络。

治法：控制饮食，减轻体重；中药外洗、内服。

（1）外洗方：全当归 12g，川红花 9g，五加皮 12g，紫丹参 9g，老紫草 12g，泽兰叶 12g，苏木 9g，桂枝 12g，千年健 12g，络石藤 12g，羌活、独活各 9g，乳香、没药各 12g，川木瓜 12g，路路通 12g。15 剂，水煎外洗。

（2）内服方：太子参12g，生白术12g，怀山药12g，广陈皮6g，葛根皮9g，生甘草3g，川萆薢9g，焦山楂9g，建神曲9g，川牛膝9g，茯苓12g，大枣6枚。10剂，水煎服。

【按语】许多膝关节半月板损伤并不是急性的暴力损伤所致，而是慢性的磨损所致。该女性患者体重达200斤以上，其半月板损伤和超重有必然的因果关系。因此，治疗上不能仅仅针对半月板、滑囊和关节的局部问题，需要改善患者整体的体质状态。第一条就是要控制饮食，减轻体重，中药内服主要是以健脾化湿为主，脾虚湿盛是肥胖的主要病机。而外洗方以活血通络为主，缓解局部的症状。本例与上例参见，更可理解李国衡先生对于用药范式的选择。

案8　张某，女，49岁。初诊时间：2003年4月9日。

病史：患者2周前跌跤致左小腿内侧疼痛、肿胀，曾外用中药后出现皮肤红肿瘙痒，肿痛仍不见好转。出汗，夜寐佳，体胖，经期正常。

检查：左小腿内侧挫伤，局部微肿压痛，皮肤有过敏现象，两下肢轻度浮肿。脉细，苔净。

诊断：小腿筋伤。

治则：益气健脾消肿。

处方：太子参12g，生白术12g，怀山药12g，广陈皮6g，制香附9g，川牛膝9g，全当归9g，杭白芍12g，甘草3g，芡实12g，煅龙骨20g，煅牡蛎20g，赤小豆12g，炒薏苡仁12g，厚杜仲9g，桑寄生9g，大枣6枚。14剂，水煎服。

【按语】筋伤一般的治疗原则不离活血，本案却是一个例外，治以益气健脾消肿，方中只有当归一味药有明显的活血作用。这主要是因为患者损伤后外用中药，皮肤有过敏现象。两下肢轻度浮肿，属水湿停滞；患者又体胖、脉细，可见脾气亏虚是水湿停滞之本，故治疗不以活血化瘀为主，待皮肤过敏、小腿肿胀减轻之后，如仍见局部肿痛，再加用活血化瘀药也不迟。

案9 刘某，女，45岁。初诊时间：2005年5月22日。

病史：患者2个月前左踝扭伤后肿痛不消，行走不利，近日出现左膝疼痛不适。

检查：左踝外侧肿胀，距腓前韧带处压痛明显，关节活动正常；左膝内侧关节间隙压痛，屈伸时有摩擦音。

诊断：左踝外侧腓前韧带扭伤，左膝轻度退变。

治法：左踝手法治疗，配合中药外洗。

外洗方：伸筋草12g，透骨草12g，川桂枝9g，威灵仙12g，五加皮12g，络石藤9g，徐长卿12g，路路通9g，川红花9g，全当归12g，紫草12g。煎水外洗，早晚各1次。

【按语】踝关节扭伤为一种常见的关节损伤，以往采取抽液、局部固定、抬高患肢等措施，疗程一般较长。用中医手法配合中药外洗，有消肿快、功能恢复早、缩短疗程等优点。手法治疗操作如下：①以患者病在左足为例，术者立于患足侧。左手握住足前部，右手拇指徐徐按揉患处来回顺筋数次。②左手将足做极度内翻以拔拉筋络，右手仍轻揉患处。③再将足部恢复至直角位，端正足部。④将足极度背伸，右手仍按定伤处，左手握住前足部。⑤紧接上步，突然用力使足跖屈，此一动作应迅速而正确。此时可闻轻微"咯啦"声，将足回复至中立位。在急性期可以伤处外敷消肿散，用绷带包扎；在慢性期，用外洗方更为合适。

案10 蔡某，女，40岁。初诊时间：1994年3月26日。

主诉：腰部受伤疼痛10天。

病史：患者于3月15日在单位不慎从2m高处跌下，当时头、腰部着地，在外院颈、腰椎X线摄片检查无异常，尿常规检查无异常。予止痛药对症处理。现腰痛症状明显。

检查：神清，脊柱压痛不明显，L2、L3左侧横突压痛，腰部活动部分受限。苔薄白，舌淡，脉细。

诊断：腰部外伤待查，腰部跌挫伤。

辨证：气血壅阻导致疼痛。

治则：活血止痛。

处方：生地黄 12g，白芍 9g，当归 9g，川芎 6g，茯苓 9g，延胡索 9g，川牛膝 9g，土鳖虫 4.5g，甘草 3g。7 剂，水煎服。

二诊：1994 年 4 月 2 日。病史同前。X 线摄片：腰椎生理弧度较直，腰椎横突未见明显骨折，T12、L1 前纵韧带钙化。检查：腰部活动可，T12、L1 棘上压痛，脉细，苔薄腻。再拟活血止痛之剂。

处方：生地黄 12g，白芍 9g，当归 9g，川芎 6g，土鳖虫 9g，牛膝 9g，延胡索 9g，落得打 9g，虎杖根 9g，炙乳香、没药各 9g，甘草 3g。7 剂，水煎服

三诊：1994 年 5 月 10 日。腰痛明显好转，暂停用药。

2 周后随访，腰痛已不明显，上班工作。

【按语】腰部损伤，尤其是跌仆受伤，使气血阻滞，瘀阻疼痛，中药活血止痛有较好疗效。临床活血止痛常以四物汤为基础方以活血理血；落得打苦寒，入脾经，功专活血消肿止痛，又能清热解毒利水，为魏氏理伤要药。跌仆伤痛，一般多应用延胡索活血止痛；土鳖虫、川牛膝活血祛瘀。方中虎杖根亦为魏氏伤科常用治伤药物，其微苦、性平，入肝经，二诊加用虎杖根主要是加强活血通络止痛的作用。

案 11 朱某，男，54 岁。初诊时间：2000 年 10 月 1 日。

病史：患者 2 周前骑马时不慎从马背上跌下，当时腰痛及右小腿疼痛肿胀，活动受限。

检查：小腿内侧肿胀，皮肤灼热疼痛，跛行。L4 ～ L5 椎间盘压痛明显，周围软组织肿胀。脉弦，舌质红。

诊断：腰腿跌挫外伤。

病机：血瘀肿痛。

治则：活血消肿止痛。

（1）内服方：生地黄 12g，赤芍 9g，牡丹皮 9g，土鳖虫 4.5g，落得打 9g，虎杖根 9g，金银花 9g，连翘壳 9g，珍珠母 12g（先煎），野菊花 9g，牛膝 9g，延胡索 9g，甘草 3g，干芦根 9g。4 剂，水煎服。

（2）外用方：当归 9g，紫草 9g，苏木 9g，泽兰 12g，羌活 9g，独活 9g，川红花 9g，紫荆皮 12g，乳香 12g，没药 12g，扦扦活 15g。2 剂，水煎外洗患处，每日 2 次。

二诊：2000 年 10 月 5 日。用药后，肿胀显著消退，右膝内侧副韧带仍有压痛，腰部仍有微肿，活动稍受限制，血压 145/85mmHg，脉弦，舌质偏红。前外洗方加三棱 12g、莪术 12g，4 剂。内服拟活血消肿、平肝息风之剂。

处方：生地黄 12g，落得打 9g，川牛膝 9g，云茯苓 9g，赤芍 9g，土鳖虫 4.5g，珍珠母 12g（先煎），明天麻 9g，首乌藤 15g，丹参 9g，生甘草 3g，野菊花 9g，石决明 12g，柏子仁 9g，牡丹皮 4.5g。5 剂，水煎服。

三诊：2000 年 10 月 12 日。腰椎 X 线片：腰椎未见滑脱，未见骨折。右膝关节内侧仍有压痛，伸屈活动尚可，苔脉同前。再拟活血消肿止痛之剂治疗。

处方：当归 9g，西红花 3g，白芍 9g，丹参 9g，川牛膝 9g，延胡索 9g，落得打 9g，明天麻 9g，珍珠母 12g（先煎），野菊花 9g，茯苓 9g，虎杖 9g，甘草 3g，川芎 6g。7 剂，水煎服。

四诊：2000 年 10 月 27 日。腰部疼痛及右大腿痛已明显好转，右膝关节内侧仍有轻度压痛。病情已明显好转，停用内服药，改用三七巴布膏 6 盒外用；杞菊地黄丸 10 瓶，每日 3 次，每次 9g，口服。

【按语】跌打损伤之后必有瘀血，虽说血得温则行，得寒则凝，但是有时候会出现血瘀化热的情况，此时应该活血化瘀同时兼清热凉血为治。本案小腿内侧肿胀，皮肤灼热疼痛，脉弦，舌质红，就是明显的化热之象，故用虎杖根、金银花、连翘壳、野菊花清热凉血。

第四节　损伤血肿医案

对损伤血肿的诊疗是魏氏伤科的特色。魏氏伤科认为，急性损伤，血离经脉，停积局部，形成血肿，如髌上滑囊血肿、肘后血肿、脚踝部损伤后局限性血肿，通过挤压手法，可使血肿沿周围肌间隙迅速扩散，促进疼痛迅速缓解，以利后期机体功能恢复。

李国衡先生治疗本病手法独特，早期损伤即施手法。常用手法：①一次手法：主要用于新鲜和比较集中的血肿，或陈旧但仍然保持稀释并有张力的血肿。此手法为一次手法挤消血肿，使之内引流而达到治疗目的。临床凡是集中张力越明显的血肿，此手法疗效越明显。②数次手法：此手法运用于弥漫广泛的血肿，局部张力较低，通过多次手法使积血由远端向近端推散。

案1　蔡某，男，17岁。初诊时间：1994年12月11日。

主诉：腕背部疼痛肿胀1天。

病史：患者昨日骑自行车跌伤，当时右手撑地，即发生腕背部肿胀，以后肿胀范围逐渐增大，疼痛明显。

检查：腕关节背侧有局部圆形肿胀隆起，关节活动限制，疼痛颇剧。X线摄片未见骨折，诊断为腕部背侧外伤性血肿。

诊断：腕背侧血肿。

治法：手法治疗。助手一人握住患者肘部，医者握住患者手背，先做对抗牵引，而后在一手牵引下，一手拇指推挤血肿，听到内部有破散声音，血肿立即消散。而后再将腕关节在牵引状态下，做左掌屈、背屈、尺偏、桡偏活动一遍，手法完成。外敷三圣散，掌侧用硬板下托固定，颈腕吊带悬吊于胸前。

1994年12月14日复诊，肿胀全消，关节活动亦大部分恢复，去除固定，外用四肢洗方。1周后痊愈。

【按语】魏氏伤科手法挤散血肿，疗效确切、迅速。由于腕关节由8块小骨组成，在损伤血肿的同时，腕骨可能有骨错缝存在，故在血肿退散后，再将腕关节在牵引状态下做掌屈、背屈、尺偏、桡偏活动一遍，可使腕关节复原。血肿退散后3天内必须局部固定，有利于消散血肿和减轻疼痛。

案2 沈某，男，12岁。初诊时间：1993年8月14日。

主诉：右肘肿痛2天。

病史：患者2天前滑跌，以右手掌撑地，当时即感到右肘关节肿痛，不能活动。在外院X线摄片示肱骨内上髁骨折可能，用上臂石膏托肘关节屈曲90°固定。患者因感到肿痛难忍，而来我院急诊。

检查：拆除石膏后检查，经X线摄片复查未见明显骨折。右肘后有明显血肿，肘关节活动：伸100°，屈60°。肱骨内上髁无压痛，肱桡关节有压痛，前臂不能做旋后动作。

诊断：肘后血肿。

辨证：络脉破损，血离经脉，离经之血瘀结不散，积滞肿痛。

治法：手法治疗，中药外敷，固定。

（1）手法：①拔伸牵引：患者取坐位，助手固定其上身，握住上臂；医者一手握住患者手腕部，一手托住其肘部，用力将肘尽量拔直。②屈曲挤压：当肘部拔直后，立即迅速将肘部屈曲，当屈曲至一定幅度时，可以听到肘部血肿挤破响声。

（2）外敷：消肿散，2日换药1次。

（3）固定：颈腕吊带固定。

二诊：1993年8月17日。手法治疗后肿胀疼痛已不明显。检查：肘关节活动伸160°、屈40°。继续外用四肢洗方，每日2次，连用2周。同时进行肘关节伸展活动锻炼。

【按语】肘后血肿系一种肘部急性损伤性血瘀证，以青壮年为多见。因本病损伤的表现为肘后区域局限肿胀，故称为"肘后血肿"。以往中医

魏氏伤科 李国衡 医案集

•104•

伤科又称其为"骱扭筋伤""筋出槽""肘后直线伤筋"等。本病手法治疗有独特疗效，其作用为挤散血肿，即通郁闭气，散瘀结之肿。手法治疗后应立即使用外敷药。本例使用之消肿散为魏氏伤科成药，功专活血消肿、清热止痛；后期配合洗方通络舒筋，也有利于扩散血肿的吸收。本例手法治疗前应注意排除骨折、脱位及侧副韧带损伤。

第五节　神经损伤医案

神经损伤临床并不多见，往往伴随于较为严重的骨折、脱位等损伤，现在多至神经外科就诊。在此仅收集肩关节脱位伴臂丛神经损伤数例，以触类旁通，管窥李国衡先生对此类疾病的大致治疗方法。

肩关节脱位在临床上是较多见的一种外伤。严重暴力往往可因牵力过激而发生臂丛神经损伤。关节虽复位但手臂麻木，失去运动能力，经久不能恢复，甚至遗留残疾。虽然有些臂丛损伤可依靠本身的修补能力而得到恢复，但如果运用中医疗法能促使恢复提前。

本病是由于损伤所造成的局部筋络损伤。筋伤则内动于肝，肝血受伤，将减弱血的供养。筋络既伤，再加上血不养筋，筋不束骨，于是瘫痪无力。至于骨折问题，虽然常伴有肱骨大结节骨折，但对本病损伤机制和治疗所占位置并不重要。所以，李国衡先生认为其治疗有几个原则：①除严重骨折肿痛显著以外，可不需做骨折的处理，以避免长期夹板固定。因为筋络瘫痪后，夹板固定对动作的恢复不利。②首先应治疗筋络损伤，用活血、通络、强筋药物水煎外洗患处，并遍及整个手臂，同时加搽活络药水或舒筋活血膏。手宜悬吊胸前，不可放下，否则患臂左右摆动更会加重筋络松弛。③在内服药物方面，分初期与后期两个阶段。初期宜舒筋活血，后期宜养血壮筋，直至动作恢复，并应根据患者主诉症状，需做适当加减。④在后期，应叮嘱患者用健侧帮助患侧进行抬、举、伸、屈等轻微活动锻炼。

案 1　戴某，女，38 岁。初诊时间：1956 年 10 月 12 日。

患者面向前方倾跌，当时手伸在身后，肩部着地，剧痛不能爬起，右上肢不能动弹，当即来院急诊。经 X 线摄片诊断为右肩关节脱臼，肱骨头前左移位，大结节有小骨片分离。因患者手指及关节不能运动，约 3 小时后用中医手法复位，但患肢仍不能动。患者自行在其他医院治疗 50 余日，未见好转，复来本院。经用前述外用药方洗搽，并内服养血壮筋之剂 20 剂，后手指可以活动，以后继续内服、外洗，手臂逐渐恢复动作。历时 5 个月，动作完全与健侧相同而结束治疗。

3 年后进行了随访，患臂抬举、旋前、旋后、手指对掌活动均正常，肌肉丰满，唯力气较小，不敢提重物，可做较轻工作，如遇阴雨天肩部有酸痛感。

案 2　张某，男，39 岁。初诊时间：1959 年 7 月 10 日。

患者在 8 尺高的梯子上向右前方梯子连人跌下，右手掌先撑在地上，当时梯子上还有 1 人，就压在患者背上，患者右手当即不能动弹，约 10 分钟后疼痛较为显著，肘以下有麻木感。在半小时内即至外院手法复位，掌心向上悬吊胸前，但整个手臂及手指仍不能动，只是疼痛减轻，治疗 2 个月（主要是针灸治疗）未见好转，肘以下麻木感亦未减轻，而转来我院治疗。经用前法即逐渐好转，1 个月后右臂即能举过头顶，但自肘以下直到手指掌侧面仍有麻木感，手指仍未能伸直，稍呈拘挛状态，尤以第四、五指较为显著，手部肌肉萎缩，以大鱼际处最为显著。治疗 4 个月后可以握拳但不紧，对掌、旋前、旋后接近正常，结束治疗。

1 年后进行随访，力气较前增加，手部温度较健侧寒凉，不能担任握携重物工作。

案 3　何某，男，52 岁。初诊时间：1989 年 8 月 30 日。

患者因滑跌受伤，右手向背后旋转，侧面跌下，肩部着地，当时约昏迷数分钟，醒后肩部已不能活动，手部麻木。伤后 6 小时经其他医院手法复位，连续治疗1个月并同时做短波电疗；因麻痹毫无改善，第2个月改用针灸治疗约1个月，仍未见改善而转来我院治疗。经用上述方法1周后，手腕、手指即能稍做背屈活动，至3个月时手部可举起与肩平，手臂上举可摸到头顶，肘部弯曲手指可抵至肩部，亦可伸直，拇指与食指、中指可对掌，无名指及小指不能伸直及握拳，肌肉萎缩，小鱼际部尤为显著。以后效果不明显，因而患者未继续治疗。

8个月后进行随访，动作如前，略有改善，上肢微有肿胀，肢端感觉迟钝，自觉自肘以下仍有麻木感，手臂外旋动作未完全恢复，一般日常生活操作尚可。

案4 诸某，女，57岁。初诊时间：1959年11月。

患者被撞伤后右肩着地，右臂即不能活动，下臂发麻，经X线摄片诊断为右肩关节脱位，肱骨大结节撕脱骨折。复位前桡动脉搏动微弱。约2小时后用手法复位，痛即减轻，手臂仍麻木。4天后转用中医方法治疗，由于骨折比较严重，在前10天内曾用长骨药物包扎，以后即采用洗擦方法，内服药物如前，麻痹现象日渐好转。至1个月后手指与关节即可活动，唯腕关节稍有肿胀，至3个月时，除抬举未完全复原以外，手指及腕、肘关节活动均恢复正常，故结束治疗。

患者8个月后，左手桡骨远端又发生骨折，又来我院就诊，其右手臂动作良好，无麻木感，能用力，唯上举仍受限制。

【按语】肩关节脱位所形成的筋络瘫痪，在临床上并不太多见。若遇有这一合并情况，应采取适当的方法治疗，才能迅速恢复上肢功能。在4例患者治疗的过程中，应用上述方药治疗起到明显的作用。4例患者在未用上述方药之前，症状均不见改善，经内服、外用中药后，症状即逐渐开始好转，尤以第3例患者较显著；用药后，手指及手腕逐渐能活动。第4例患者由于早期运用中药，恢复时间大为缩短。

早期内服、外用药中，不采用化瘀药物，主要是由于患者并不感到十分疼痛，而且为时不长，主要症状为筋络瘫痪。如果应用化瘀药物，恐其破血太甚，反致伤血而影响筋络功能的恢复。选用行血药物，既能消肿止痛，又不伤血。

如果伴有严重骨折，早期应当用药物并做短期固定，以促使肿痛尽早消退，以后即按前法治疗。4例患者并不因为由于筋络瘫痪未做固定而发生再度脱位。4例患者除第4例以外，其余3例治疗至六七个月后，疗效进展就不大。根据4例临床治疗印象，如果至六七个月时患者症状仍不消退，功能就难以恢复。

西医学治疗本病往往采用支架固定，有其优点，唯支架本身比较沉重，患者不甚舒服，不易接受。用中医疗法较易为患者所接受。2例未完全恢复的患者，后期均有肌肉萎缩的现象，我们认为这是局部气血不荣之故，可考虑在后期运用药物的同时，再加上局部按摩，以协助气血流通。

第六章　慢性筋伤

第一节　慢性筋伤概述

筋，是组成人体的五体"皮、肉、筋、骨、脉"之一，大致包括西医学中的肌肉、肌腱、腱鞘、韧带、筋膜、关节囊、滑液囊、椎间盘等软组织，也包括一些周围神经、血管。

如果按照"伤"和"病"的分类，"病"者，病因多样，急性损伤之外都属于"病"。

筋病和筋伤是密切相关的，筋伤失治，即为筋病。筋伤主要是外伤导致筋的完整性、连续性及正常位置受到破坏，继而出现气血营卫不通，脏腑经络不和。筋病则外因风寒暑湿燥火六淫、内因气血脏腑虚损，以及不内外因损伤劳逸等导致筋失其养，筋性改变，出现筋柔、筋强、筋粗、筋结、筋缩、筋痿等病变，包括西医学的各种慢性劳损性疾病，如肩关节周围炎、各部位的腱鞘炎、滑囊炎、神经卡压综合征。治疗原则和治伤有明显的不同。

筋伤的手法目的是筋复其位，筋病手法的目的是复其筋性。

第二节　躯干慢性筋伤医案

案 1　张某，男，39 岁。初诊时间：1991 年 10 月 21 日。

主诉：右背部疼痛 2 年。

病史：患者 2 年前无明显外伤出现右背部疼痛，自觉用力过度后引起。经过电疗、针灸、火罐等治疗无效，疼痛严重时坐立不安，患处似有物体击动感。

检查：右背部菱形肌压痛，可以摸到条束状改变，局部外形无明显异常，肩关节活动佳。脉细软，舌质偏红。X线胸片检查无异常。

诊断：右菱形肌劳损。

辨证：气阴两虚，肩背气血凝滞疼痛。

治则：益气，养阴，活血。

治法：中药内服外敷，手法治疗。

（1）处方：太子参12g，白术9g，茯苓9g，何首乌9g，玉竹9g，丹参9g，牡丹皮6g，生地黄12g，赤芍9g，当归9g，葛根9g，甘草3g。3剂，头煎、二煎内服，药渣热敷痛处。

（2）手法治疗：①患者取坐位，采用抱挤法。先嘱患者双手紧抱双肩，使背部肌肉处于紧张状态。然后医者用掌根按揉菱形肌分布部位，两侧均须按揉。②患者取俯卧位。医者用双手拇指并排点揉菱形肌疼痛点，由胸椎棘突旁侧向肩胛处点揉，要顺着菱形肌边缘上下移动。指端有肌肉滑动感。③点揉以后紧接着使用掌根按揉法，和点揉一样由胸椎棘突向外侧按揉。按揉时也同样感到掌根下有肌肉滑动感，患者有酸痛感。④平推痛点。医者手掌放平，在菱形肌处先由上而下、后由下而上推动。向下推时可用小鱼际，向上推时可用掌根。手法每周2～3次。

二诊：1991年10月24日。经治疗后背部即感到轻松，酸痛减轻，胃纳较差，脉细，苔薄腻。治以益气养阴、活血健脾。上方加陈皮6g、怀山药9g。7剂，用法同前。手法治疗同前。

三诊：1991年10月31日。右菱形肌压痛已明显减轻，右肩胛下肌压痛，脉细软，舌稍红，苔薄，睡眠较差，前治有效，原法不变，再加强止痛安神。原方加片姜黄9g、合欢皮9g、龙骨15g。4剂，用法同前。手法治疗同前。

四诊：1991年11月4日。患者经治疗后症状好转。上方停止内服，仅水煎外敷，同时四肢洗方局部热敷，每日2次。医嘱：插掌反背导引，每日2次，每次20下。

3个月后复诊，右背部疼痛明显好转，工作劳累后有症状，休息后好转。

【按语】菱形肌劳损多见于肩臂用力者及伏案工作者，以局限在背部菱形肌部位压痛为主症，肩关节活动正常，临证需排除心脏及肺部疾患所致的反射痛。本案治疗内服药以苔脉辨证，益气养阴、活血止痛。活血偏重凉性活血药味。同时本病手法治疗有良好疗效，贯穿治疗始终。手法操作时需注重"点""面""线"结合，即点揉、弹拨、按揉、平推的协调应用。导引治疗对本病亦有重要作用，插掌反背导引为双手上举过顶，然后两臂向后下外方向放下，使菱形肌得到牵拉放松。

案2 李某，男，39岁。初诊时间：2000年8月31日。

主诉：背部酸痛2年。

病史：患者2年前出现背部酸痛，无外伤史，视物模糊，有轻度青光眼，大便每日2次，成形，偶有胸背部疼痛，晨起尤甚，血压有时偏高（服降压药有好转），溲黄，口干。

检查：形体肥胖，颈部后伸受限，两肩活动佳，两侧菱形肌酸痛。舌红苔薄，脉弦数。

诊断：肌筋膜炎。

辨证：心阴虚肝旺。

治则：养心安神，平肝通络。

处方：太子参15g，麦冬9g，五味子4.5g，枸杞子9g，柴胡9g，广郁金9g，石决明9g（先煎），珍珠母12g（先煎），野菊花6g，合欢皮12g，生甘草3g，杭白芍12g，淡竹茹9g，川石斛9g，焦山楂、焦神曲各9g。14剂，水煎服。

【按语】背部酸痛是临床常见的病症，一般以肌筋膜炎或者肌肉劳损诊断居多。本案与上案其实只是名称不同而已，但是治疗上明显不同。本例证属心阴虚肝旺，故见青光眼、高血压、舌红苔薄、脉弦数。以生脉饮养心，枸杞子、柴胡、菊花清热平肝，心主神明；肝主疏泄，都和情志密切相关，而背部酸痛最容易引起患者烦躁不安，故配合欢皮、郁金、竹茹、珍珠母大队安神药，属于标本兼治。李国衡先生很注重情志在骨伤科疾病中的作用，本病虽主诉为疼痛，但并无通常意义的理气活血止痛之品，也许从情志方面入手也是一个很好的途径。

案3　戚某，女，34岁。初诊时间：2000年8月31日。

主诉：背部疼痛数年，加重2月余。

病史：患者背部疼痛已有数年，近2个多月加重，无外伤史，偶有胸闷不舒，伴右手指麻胀。

检查：脊柱正常，无畸形，活动尚可，背部两侧广泛压痛，且有摩擦音。T1～T10棘上亦有压痛。脉细，苔中部薄腻。

诊断：两背肌劳损。

治则：舒筋活血止痛。

治法：中药外搽，配合导引。

（1）外用方：伸筋草15g，西红花3g，乳香9g，没药9g，海桐皮12g，透骨草12g，川桂枝9g，羌活12g，独活12g，络石藤9g，全当归12g，紫丹参9g，路路通9g，老鹳草12g。7剂，白酒1500g同药浸，外搽。

（2）导引：上举四步操，左右扳肩。

【按语】中医骨伤科治疗的疾病是形体筋骨之病，清代名医徐灵胎曰："凡属形体之病，当外治，不明外治之法，服药虽中病，仅得医术之半耳。"历来内外兼治是中医伤科主要治疗原则之一。对于一些没有明显脏腑气血失调的患者，有时并不需要内服中药，外用中药是比较安全、经济的方法。舒筋活血止痛是其治疗的原则。酒剂外搽可以结合自我按摩手法，对一些肢体疾病非常合适。相对于上例，本例治疗是更为常规的手段。

案4 吴某，男，28岁。初诊时间：1996年6月28日。

主诉：腰部酸痛乏力1年余。

病史：患者自述由于工作原因经常站立，近1年多来出现腰部酸痛乏力，时轻时重，有时影响臀部，无外伤史。曾做CT检查，未见腰椎间盘突出。经过多种治疗，仍感两侧腰部酸痛，尤其是在工作时间较长后，腰痛无力更为明显。

检查：脊柱正中，腰部后伸轻度受限，前屈时有腰痛感，直腿抬高无明显限制，腰部两侧骶棘肌均有压痛。舌淡红，苔薄，脉平。

诊断：腰肌劳损。

辨证：久立腰部筋骨劳损，经络气血不畅。

治则：理气活血，通络止痛。

处方：青皮6g，枳壳4.5g，木香4.5g，乌药6g，香附9g，当归9g，丹参9g，川芎9g，白芍12g，延胡索9g，川牛膝9g，路路通9g。7剂，水煎服。

同时配合四步手法，每周2次。

二诊：1996年7月5日。患者述1周来疼痛减轻，腰部有轻松感，久立久坐后腰痛仍明显。上方加杜仲9g、楮实子9g，14剂，水煎服，以理气活血，强筋壮骨，益肾健腰。同时继续配合手法治疗。

三诊：1996年7月19日。患者腰部酸痛基本消失。停用内服中药。因腰肌劳损极易反复，须外用三益膏，并嘱患者注意劳逸结合。1～2个月后再来复查。

2个月后复查，患者正更换工作，腰痛未见发作。

【按语】腰部劳损是指肌肉、筋膜及韧带等软组织慢性损伤。魏氏伤科认为，本病分为腰肌劳损、腰背筋膜劳损、腰臀筋膜劳损、棘间韧带劳损、棘上韧带劳损及髂腰韧带劳损。腰肌劳损和棘上、棘间韧带劳损主要表现为腰痛，而其他劳损主要表现为腰胯痛或腰腿痛，腿痛一般不超过膝关节以下。本病临床辨证有虚实之分，虚证多为肝肾亏虚、脾肾两亏或气血不足、经络失和；实证多为气滞血凝或有痰湿内阻。而临床上则常见虚实夹杂。本案临床表现以实证为主，故以青皮、枳壳、木香、乌药、香附行气，四物活血为治。二诊症状改善，加杜仲、楮实子滋肾壮腰。本病手法治疗针对腰部不同部位劳损，方式各异。腰肌劳损四步手法为点揉腰部（患者俯卧位，医者以双手拇指指腹点揉腰部骶棘肌，由外向内），按揉腰部（用掌根按上述顺序自上而下，由外侧向脊柱正中按揉），提拉腰部（医者手握患侧踝部，屈膝提拉向后上方）及压髋压膝（患者仰卧位，双膝双足并拢，屈膝屈髋，医者固定患者膝、踝部向下挤压）。

案5　余某，男，30岁。初诊时间：1995年11月2日。

主诉：右腰痛6年，加重1周。

病史：患者6年前外伤后出现右腰部、两髋关节酸痛，曾在外地治疗未见好转，平素体倦，自觉乏力，肢体困重。近1周腰痛明显加重。

检查：腰部无畸形，活动无明显限制。右侧腰部与臀部压痛，直腿抬高右65°，左80°，无放射痛，跟腱、膝反射存在，肌力佳。脉偏细，苔薄腻。

诊断：腰臀筋膜劳损。

辨证：气虚湿阻，经络失畅。

治则：益气健脾，活血通络止痛。

治法：手法治疗，中药内服。

（1）手法治疗：采用腰臀部手法，每周2次。第一次手法后，右直腿抬高即达到75°。

（2）内服方：太子参15g，青皮、陈皮各4.5g，生白术9g，生地黄12g，当归9g，川芎9g，土鳖虫4.5g，川桂枝3g，川牛膝9g，千年健12g，络石藤9g，延胡索9g，谷芽、麦芽各9g，大枣6枚。7剂，水煎服。

二诊：1995年11月17日。腰痛显著改善，直腿抬高均在80°左右。X线摄片提示L1有轻度楔形改变，考虑为外伤（陈旧性）所致。舌偏淡，脉细，苔薄。再予益气健脾、补肾壮骨之剂。

处方：生黄芪20g，大党参9g，怀山药9g，炒白术9g，上肉桂3g，

魏氏伤科 李国衡医案集

•114•

桑寄生 9g，杜仲 9g，川续断 9g，制狗脊 9g，甘草 3g，当归 9g，大枣 6枚。21 剂，水煎服。

外用蒸敷方，每日 2 次，局部热敷。同时腰部做"撑弓"导引。

经 3 周治疗，疼痛基本消失，半年未见复发。

【按语】腰臀部筋膜劳损主要表现腰胯痛或腰腿痛，腿痛一般不超过膝关节以下。手法治疗则在腰肌劳损四步手法基础上加用臀部手法，如尺骨鹰嘴于腰臀部痛点点揉；自髂后上棘沿骶椎边缘按揉；侧卧位臀、大腿外侧痛点拇指弹拨、按揉、平推，取得近期良好效果。在众多腰部劳损当中，腰臀部筋膜劳损可能伴有其他病变，随着影像医学的发展，有些病例常有腰椎间盘膨出，出现坐骨神经症状，轻者症状表现不典型，但疼痛却十分明显。对于腰部劳损症状较重者，应做 CT 或 MRI 检查，诊断明确，手法治疗则更有针对性。

案 6　黄某，男，51 岁。初诊时间：2006 年 2 月 21 日。

主诉：腰痛数年，加重 2 周。

病史：患者有腰痛数年，无外伤史。近 2 周阴雨连绵，工作劳累后受寒，腰痛突然发作，并上行背痛，下引臀部疼痛，喜暖怕冷，胃纳不香，肢体无力。

检查：腰椎无畸形，活动限制，下肢无明显症状，腰部两侧广泛压痛，肌肉较僵硬拘挛。脉数，苔薄腻，舌偏淡。

诊断：风寒湿腰痛。

辨证：风寒湿外袭，阻于经络，腰背气血运行受阻。

治则：祛风活血，散寒止痛。

治法：中药内服外敷。

处方：大独活 9g，炒防风 9g，左秦艽 4.5g，桑寄生 9g，细辛 3g，桂枝 3g，当归 9g，白芍 12g，丹参 9g，杜仲 9g，延胡索 9g，宣木瓜 9g，茯苓 9g，建神曲 6g，威灵仙 9g。7 剂，头、二煎内服，药渣水煎局部热敷。

二诊：2006 年 3 月 2 日。腰痛症状好转，活动亦明显灵活，但见面部湿疹，大便燥结，脉弦，舌苔根部黄腻。外邪虽散，湿热内蕴，仍予活血祛风、化湿清热通便之剂。

处方：当归9g，白芍9g，丹参9g，防风9g，宣木瓜9g，带皮茯苓9g，丝瓜络9g，生薏苡仁9g，干芦根9g，六神曲6g，枳壳6g，川大黄4.5g，生甘草3g，7剂，水煎服。

三诊：2006年3月10日。腰痛消失，面部湿疹亦减轻，大便仍较干燥，胃纳渐佳，脉弦，苔薄腻。再拟调和脾胃、清热润肠之剂。

处方：广陈皮6g，江枳壳4.5g，清半夏9g，云茯苓9g，生山楂9g，生薏苡仁12g，金银花9g，熟大黄4.5g，火麻仁9g，生甘草3g，谷芽、麦芽各9g。7剂，水煎服。

【按语】风寒湿腰痛主要指风寒湿邪中于腰脊，气血循行受阻而致的腰痛，其主要特点是腰痛多痛无定处，或腰痛拘紧沉滞，属于外感腰痛。临床上本病因偏胜的邪气不同，又分为风寒、风湿、风寒湿互阻三型。李国衡先生治疗总体以祛风散寒、活血止痛为主。二诊湿热内蕴，兼夹湿热，故以带皮茯苓、薏苡仁、丝瓜络等清化湿热药为主。

案7 陈某，女，41岁。初诊时间：1995年3月20日。

主诉：腰部酸痛、阴雨天加重年余，加重2个月。

病史：患者腰部酸痛已有年余，受寒则重，得热则轻，阴雨天症状明显，肢体沉重，不能多坐久站。曾做腰椎X线摄片检查，提示腰椎小关节稍有模糊。后经针灸治疗，症状时轻时重。近2个月来左膝关节肿痛，行动不利，腰椎活动有板滞感。

检查：腰椎生理弧度稍直，有叩击痛。左膝关节滑膜肿胀，浮髌试验弱阳性，两小腿轻度肿胀。脉缓，苔薄腻。

诊断：风湿腰痛。

辨证：湿邪内蕴，外感风邪，经络阻滞。

治则：活血祛风，化湿消肿。

治法：中药内服外敷。

处方：当归 9g，红花 3g，白芍 12g，丹参 9g，豨莶草 15g，秦艽 4.5g，怀牛膝 9g，汉防己 9g，土茯苓 9g，生薏苡仁 12g，赤小豆 9g，车前子 9g，金雀根 12g，威灵仙 9g，防风 9g，陈皮 6g，生甘草 3g。14 剂，水煎服。

同时，腰、膝局部外用蒸敷方热敷，并做血液检查。

二诊：1995 年 4 月 3 日。腰膝疼痛减轻，腰腿均无力，行动仍不利。血液生化检查：类风湿因子及黏蛋白正常，血沉 40mm/h。脉缓少力，苔薄白。因病程较长，气血偏虚，再拟益气活血、祛风化湿、消肿止痛之剂。

处方：太子参 15g，生黄芪 20g，当归 9g，豨莶草 15g，威灵仙 9g，怀牛膝 9g，炒白术 9g，云茯苓 9g，桑枝 9g，赤小豆 9g，生甘草 3g，秦艽 4.5g，寻骨风 9g，延胡索 9g。14 剂，水煎服。

同时，继续外用蒸敷方热敷。

三诊：1995 年 4 月 17 日。疼痛减轻，精神、气色明显转好，膝关节肿胀消退，行动时腰腿较前轻松。上方去白术，加徐长卿 9g，21 剂，水煎服。继续蒸敷方热敷。

四诊：1995 年 5 月 15 日。坐立时间较长，腰部疼痛也不明显。左膝肿胀消退，浮髌试验阴性，前方去赤小豆、桑枝，加合欢皮 12g、鸡血藤 9g，14 剂，水煎服。腰部继续蒸敷方热敷，膝部改用四肢洗方。另嘱进行腰腿肌肉锻炼。

3 个月后家属代诊，腰痛已不明显，未再就医诊治。

【按语】风湿腰痛多伴腰部沉重感，痛处上下不定、左右无常，阴雨天症状加重。湿邪内蕴严重者，出现肢体沉重、胸闷乏力、肌肤麻木不仁、面色黄暗等，脉濡缓，苔多白腻或薄白。李国衡先生治疗本病常用秦艽、防风、防己、土茯苓、薏苡仁、川牛膝、车前草、赤小豆祛风利湿，同时秉承中医"治风先治血，血行风自灭"之旨，合四物汤以活血消肿，方中豨莶草、金雀根、威灵仙等祛风通络，使血行瘀祛、湿除络通。二诊针对气血偏虚，则配合参芪以益气扶正。

案8　张某，男，44岁。初诊时间：1996年4月22日。

主诉：腰部酸痛、久坐后加重年余。

病史：患者腰部酸痛已有年余，无外伤史，坐久后腰酸加重，不能直腰，卧床休息后亦不见减轻。X线摄片示腰椎骨与关节无异常。

检查：腰部外形正常，过于前屈时，腰部两侧酸楚不适，稍有劳累后症状加重，体倦，腿膝无力，睡眠较差，梦多，有时遗精，口干，面色苍白。脉沉细，舌质偏红。

诊断：肾虚腰痛。

辨证：肾虚，心阴不足。

治则：益肾固精，养心安神。

处方：厚杜仲9g，川续断9g，枸杞子9g，巴戟天9g，菟丝子9g，仙灵脾12g，生牡蛎15g（先煎），芡实12g，制玉竹9g，炙远志4.5g，柏子仁9g，酸枣仁9g，首乌藤12g，生甘草3g。14剂，水煎服。

二诊：1996年5月8日。患者睡眠转佳，口干改善，腰部酸楚依然，小便稍见混浊，脉细，舌略红。再拟益肾养心、清热利湿之剂。

处方：熟地黄12g，山茱萸9g，怀山药9g，云茯苓9g，建泽泻6g，枸杞子9g，川续断9g，厚杜仲9g，楮实子9g，柏子仁9g，生牡蛎15g（先煎），莲子肉9g，芡实12g，川萆薢9g，生甘草3g。

三诊：1996年5月31日。患者腰酸改善，其他症状亦见减退，但有疲劳感，脉细，舌红好转。再拟补肾壮腰、益气生血之剂。

处方：炒杜仲9g，川续断9g，巴戟天9g，仙灵脾9g，淡苁蓉9g，生黄芪20g，制何首乌12g，熟地黄12g，白芍9g，陈皮6g，枸杞子9g，芡实9g，生牡蛎15g（先煎），生甘草3g，柏子仁9g，大枣6枚。

患者服用至30剂，症状基本消失而停药。

3个月后复诊，劳累后有时感到腰部酸痛，休息后可消除。

【按语】肾虚腰痛临床上主要表现为腰部酸痛，而局部骨关节肌肉、韧带检查均无明显病变，但多伴全身肾虚症状。中医学认为，"腰者，肾之府"，肾气虚损，精髓不足，腰部易损而致腰痛。其病因可因素体肾气不足或过于劳累、房事不节、外伤闪挫而致。肾虚易致外损，外损同时加重肾气的虚损，故本病发病则内伤与外损往往互为影响。肾虚腰痛的治疗时间一般较长，根据临床表现或补肾阳，或滋肾阴，或阴阳并进，同时兼顾夹杂证的调理，一般炎热季节以滋阴为重，寒冷季节以壮阳为先。中老年患者多有骨与关节及软组织损伤等疾病，应适当使用手法和外用药。

案9 刘某，女，29岁。初诊时间：1995年1月4日。

主诉：产后腰痛2年余。

病史：患者2年前生产后出现腰痛，无外伤，未经治疗。症状时轻时重，无腿痛。

检查：腰部活动正常，L2、L3骶棘肌旁压痛。直腿抬高正常，下肢肌力正常。舌质淡，苔薄，脉滑细。

诊断：产后腰痛。

辨证：产后体虚失调，肝肾不足，筋骨失养。

治法：补益肝肾，养血通络。

处方：当归9g，生地黄12g，川芎6g，白芍9g，川续断9g，桑寄生9g，川牛膝9g，茯苓9g，枸杞子9g，山茱萸6g，怀山药9g，大枣5枚。7剂，水煎服。

二诊：1995年1月11日。服药1周，其痛稍减，夜眠不佳，苔脉同前。续用前法，酌加安神药为治。原方加合欢皮12g、酸枣仁9g、首乌藤12g，7剂，水煎服。

三诊：1995年1月18日。服药2周，腰痛减轻，舌红，纳差，夜寐渐安。上方去当归、桑寄生、川续断、川牛膝，加石斛9g，玄参9g，谷芽、麦芽各9g，白术9g，以滋肾壮腰、健脾和胃。

医嘱：腰痛渐轻，可停药。如腰痛复作，可继续服用。

半年后复诊，偶有腰痛，已无大碍。

【按语】妇女产后慢性腰痛，多为产后气血亏虚，血不养筋而致，故中医多以培补气血、滋养肝肾调治。本案以续断、桑寄生、山茱萸、山药、枸杞子补益肝肾；四物汤养血活血，牛膝通络。二诊仍宗前法，针对夜寐不安，加入安神之品。三诊患者舌质红、纳差，适当选用滋阴之石斛、玄参，另入白术、谷芽、麦芽健脾和胃。全方增删有度，对症选药灵活。

案 10 傅某，女，38 岁。初诊时间：1998 年 9 月 10 日。

主诉：产后腰痛、时轻时重 1 年。

病史：患者产后 1 个月出现腰骶部疼痛，曾 X 线摄片检查，未见明显异常。经理疗、针灸等治疗，腰痛隐隐症状时轻时重，已有 1 年，同时伴全身疲劳感，劳累后头昏，睡眠不宁，面色不华，唇色淡白。

检查：腰椎无侧突，伸屈、旋转活动稍有限制，L3 ～ L5 及腰骶部有轻度叩击痛，腰部两侧亦有轻度压痛，稍有拘挛。脉细少力，舌质偏淡，苔薄白。

诊断：血虚腰痛。

治则：补益气血，健腰壮筋。

治法：中药内服外敷。

处方：潞党参 12g，云茯苓 9g，生白术 9g，甘草 3g，熟地黄 12g，当归 9g，川芎 9g，白芍 12g，陈皮 6g，杜仲 9g，川续断 9g，川牛膝 9g，桑寄生 9g，大枣 6 枚，14 剂，头、二煎内服，药渣水煎热敷。

二诊：1998 年 9 月 24 日。腰部疼痛明显减轻，腰部活动比以前灵活，但睡眠较差，工作后感到疲乏，脉细，舌淡，苔薄。再拟益气血、健腰、养心安神之剂。

处方：吉林参 9g，茯神 9g，生白术 9g，炙甘草 3g，制何首乌 12g，当归 9g，熟地黄 12g，白芍 12g，川芎 9g，杜仲 9g，川续断 9g，川牛膝 9g，制香附 9g，合欢皮 12g，柏子仁 9g，酸枣仁 9g，陈皮 6g。14 剂，水煎服，药渣水煎热敷。

嘱患者不能过劳，尤其要避免弯腰用力。

三诊：1998 年 11 月 20 日。腰痛消失，全身症状亦不明显，改服中成药黄精丸、归脾丸等巩固治疗。

患者于半年后陪同他人来门诊，自诉腰痛早已康复，精神气色均佳。

【按语】血虚腰痛多见于久病初愈，体质虚弱者，或妇女产后素体气血不足者。本案全身辨证产后血虚征象明显，故以血虚腰痛论治。气血同源，互为依存，相互为用，故血虚腰痛治疗主要以培补气血为主。如腰痛症状明显者，宜养血活血、补肾止痛，多选用《伤科补要》壮筋养血汤，以养血活络、健腰壮筋。

案 11 傅某，男，42 岁。初诊时间：2000 年 8 月 21 日。

主诉：腰酸乏力 1 个月。

病史：患者 1 个月来腰酸乏力，胃纳可，大便有时 2～3 次，夜寐不佳。原有高血压病史，最近血压稳定。

检查：面色不泽，眼睛色深，形体偏胖，乏力。舌苔薄白，脉沉。

诊断：腰痛。

辨证：脾肾两虚。

治则：健脾益肾。

处方：太子参 15g，炒陈皮 6g，炒白术 9g，白茯苓 9g，怀山药 9g，炒薏苡仁 12g，制何首乌 12g，枸杞子 9g，山茱萸 9g，稽豆衣 12g，芡实 9g，六神曲 6g，炒白芍 9g，甘草 3g，八月札 9g，谷芽、麦芽各 9g。14 剂，水煎服。

二诊：2000 年 9 月 26 日。腰酸好转，仍觉乏力，大便每日 1～2 次，夜寐差，脉较前有力，舌净。再宜健脾益肾。

处方：太子参 15g，炒陈皮 6g，炒白术 9g，云茯苓 9g，怀山药 9g，焦山楂、焦神曲各 9g，炙甘草 3g，炒白芍 9g，巴戟天 9g，菟丝子 9g，香扁豆 6g，炒薏苡仁 12g，炒丹参 9g，稽豆衣 12g，芡实 9g，合欢皮 12g，首乌藤 12g，大枣 6 枚，焦谷芽、麦芽各 9g。14 剂，水煎服。

【按语】魏氏伤科将慢性劳损性腰痛的原因大致分为 3 类：肾虚、气血亏虚、风寒湿痹。《素问·脉要精微论》云："腰者，肾之府，转摇不能，肾将愈矣。"两肾居于腰内,由于肾气不足或因房室劳伤,阳气虚弱,卒遇闪挫,以致肾虚腰痛。其常见表现是患者从未有过受伤史,长久感到腰痛或突然感到腰痛,痛的范围两侧比较平均,时轻时重,屡发不止。此类腰痛在临床上可有寒热之别,基本是在十全大补汤、六味地黄丸基础上进行加减,或者用魏氏伤科的扶气丹、杜仲散进行加减。

第三节　上肢慢性筋伤医案

案1　林某,男,56岁。初诊时间:1996年4月10日。

主诉:右肩肘痛伴右肩活动受限数月。

病史:患者数月前出现右肩疼痛、活动受限,夜间疼痛明显,无外伤,曾经推拿及药物治疗,疼痛无好转。原有颈椎病病史及网球肘史。

检查:右肩后伸限制,拇指摸脊T10,左肩拇指摸脊T4,右肩前压痛,左肘外侧压痛,左肘活动正常,颈椎后伸受限。舌偏红,脉偏细。

诊断:右肩周炎(漏肩风),颈椎病,网球肘。

辨证:风寒湿邪外感,邪入经络,壅阻气血不和,血瘀凝滞,筋缩不伸,拘挛疼痛。

治则:舒筋活血,祛风通络止痛。

治法:中药内服,导引,手法治疗。

(1)内服方:伸筋草9g,秦艽4.5g,桑枝9g,白芍9g,丹参9g,川芎6g,延胡索9g,合欢皮12g,千年健12g,络石藤9g,葛根9g,枸杞子9g,防风9g。14剂,水煎服。

(2)导引:轮肩,插掌反背,反扯。

(3)手法治疗:①剥离肩前疼痛点。②局部按推。③轮肩。④侧卧位痛点点揉。⑤屈肘位轮肩。⑥平推。每周2次。

二诊:1996年4月25日。肩痛好转,检查:右拇指摸脊T10,舌偏暗,脉偏细。继续前法治疗,加强通络之功。并继续予以手法治疗。

处方:伸筋草9g,秦艽4.5g,桑枝9g,川芎6g,丹参9g,白芍12g,

防风 9g，葛根 9g，威灵仙 9g，当归 9g，甘草 3g。14 剂，水煎服。

三诊：1996 年 5 月 9 日。疼痛好转，检查：右拇指摸脊 T6，舌偏暗，苔润。继前法出入，原方加延胡索 9g、路路通 9g、茯苓 9g，14 剂。继续手法治疗。

四诊：1996 年 5 月 23 日。症状明显好转，右拇指摸脊 T5、T6，肱二头肌仍有压痛，脉缓，苔薄腻。继予舒筋通络，酌以健脾理气之剂，原方加川木瓜 9g、陈皮 6g，14 剂，水煎服。手法治疗同前。

五诊：1996 年 6 月 6 日。右肩疼痛明显减轻，左肘仍有疼痛，夜寐差，舌偏暗，苔薄。仍按原法进退，拟舒筋活血、通络安神之剂。

处方：伸筋草 9g，秦艽 4.5g，桑枝 9g，木瓜 9g，防风 9g，白芍 12g，当归 9g，丹参 9g，延胡索 9g，络石藤 12g，首乌藤 12g，合欢皮 12g。14 剂，水煎服。继予手法治疗。

六诊：1996 年 6 月 20 日。右肩痛已基本消失，检查：右肩外展、上举均无限制，后伸可，拇指摸脊 T4。前法出入巩固疗效。上方去络石藤，加威灵仙 9g、红花 4.5g、红枣 7 枚、甘草 3g，14 剂。停用手法治疗。

1996 年 6 月底随访。偶有右肩痛，活动基本正常，劳累后右肘痛。

【按语】肩周炎是临床常见病症，多伴有关节活动限制。魏氏伤科对本病有独特的检查方法，即拇指摸脊：患肩臂后伸，拇指触摸背部胸椎棘突。该法能反映患者肩关节的后伸、内旋动作，同时以拇指摸脊高度的变化来反映肩关节功能的改善。本病常以舒筋活血、祛风通络止痛为治。舒筋常用伸筋草、秦艽、白芍；祛风通络止痛则用桑枝、络石藤、防风，佐以千年健祛风湿、壮筋骨。肩周炎患者多夜间痛明显，影响夜寐，方中添用合欢皮以活血安神止痛。二诊后选用威灵仙以加强祛风通络之功，加路路通以活血通络。手法治疗本病有较好疗效，但手法治疗的时机应选择恰当。在急性发作期，因疼痛剧烈，不宜施以手法，否则会加重局部炎症性病变，加重局部渗血及出血。

本病治疗除药物及手法以外，导引锻炼是重要环节。急性期后即应积极导引锻炼。本案所用"轮肩""反扯"为肩关节旋转、后伸活动主动锻炼，临床尚可配合"上举""横抬"导引。

手法治疗分为准备和松解手法两部分：准备手法有臂部外展、上举、旋后推肩等，主要作用是解除肩部周围肌肉痉挛、减轻疼痛等。松解手法是患者臂部外展，以肩部为圆心，以肱骨骨干为半径短杠杆旋转，以及以上肢为半径长杠杆的旋转运动。因为肩关节粘连的主要病理变化是关节囊挛缩和肩袖粘连，臂部外展时不但可以最大限度地拉开关节囊，而且使肩周围肌群处于相对平衡状态，旋转时使肌群有节奏地、协调一致地交替进行收缩和松弛运动，从而使关节囊挛缩和肩袖粘连得以松解。手法治疗后患者主动锻炼对其功能恢复是至关重要的，患者必须在被动松解的基础上坚持主动锻炼方能巩固和提高疗效。手法操作必须轻柔，活动范围由小到大逐渐增加，以避免引起新的损伤或外科颈骨折。

案2　唐某，男，56岁。初诊时间：2004年3月15日。

病史：颈肩疼痛，活动不便1年，足底疼痛，夜寐差，最近血压偏高，大便干燥。患者为早产儿，先天不足，有胆结石病史。

检查：颈椎活动尚可，霍夫曼征阴性，右肩前压痛明显，反手后摸脊比健侧相差4cm。面色不华。脉弦，舌质红。

诊断：肩周炎，早期颈椎退变。

辨证：肝旺肾虚。

治则：平肝益肾，清热利胆。

治法：中药内服，肩部锻炼。

（1）内服方：枸杞子9g，杭甘菊6g，川石斛9g，大麦冬9g，女贞子12g，山茱萸12g，珍珠母12g，佛手片4.5g，旋覆梗9g，太子参12g，生白术12g，云茯苓12g，远志肉9g，柏子仁4.5g，首乌藤12g，酸枣仁12g，生甘草3g。14剂，水煎服。

（2）肩部锻炼：屈肘旋转，小云手。

二诊：2004年4月2日。药后肩颈疼痛好转，5天前因搬家劳累后，自觉乏力，眼张不开，夜寐差，腹泻昨日开始，脉速，苔净，面色不华。

治以益气血、健脾胃、活血通络。

处方：生黄芪 15g，太子参 12g，当归身 9g，炒白术 12g，炒陈皮 6g，怀山药 12g，香扁豆 9g，煨葛根 9g，焦山楂、焦神曲各 9g，炒酸枣仁 12g，柏子仁 4.5g，抱茯神 12g，合欢皮 12g，石莲肉 12g，甘草 3g，谷芽、麦芽各 9g。17 剂，水煎服。继续肩部锻炼。

三诊：2004 年 5 月 6 日。服用上药后症状稍有改善，晨起面部有浮肿，夜寐差，前日服用冷饮后有腹泻，便 2～3 次，脉偏速，苔净，去石莲肉，加诃子肉 9g、远志 9g、首乌藤 12g，7 剂，水煎服。

四诊：2004 年 5 月 27 日。面色较前有好转，手指晨胀，脉偏速，苔净。

处方：生黄芪 15g，生晒参 6g，当归身 9g，炒白术 12g，炒白芍 12g，山药 12g，陈皮 6g，酸枣仁 12g，柏子仁 4.5g，抱茯神 12g，龙齿 9g，煨葛根 9g，香扁豆 9g，焦山楂、焦神曲各 9g，脱力草 12g，甘草 3g，淡竹茹 9g。14 剂，水煎服。

【按语】本病例虽然诊断为肩周炎、早期颈椎退变，但是从病史记录（先天不足、早产儿、最近血压偏高、便干燥、有胆结石病史、夜寐差），以及用药来看，李国衡先生更主要的是注重对患者整体的调理。在李国衡先生的很多病例中都有肝旺肾虚的辨证，既是老年患者水不涵木的实际状况，也是魏氏伤科注重肝肾的体现。后期劳累乏力、腹泻，则转以健脾益气为主，说明临床辨证要随症而变，以临床表现为主，而不应教条地一成不变。

李国衡先生在本病临床检查中，除注意观察患肩前屈、外展、内收动作以外，多采取拇指摸脊法以衡量患肩后伸、内旋限制程度，往往与健侧同时对比，既简便，又便于对照，是临床非常实用的检查肩关节复合动作的方法。

案 3 徐某，男，45 岁。**初诊时间：**2005 年 10 月 4 日。

病史：患者右肘酸痛已有数月，无明显外伤史，曾经局部封闭等治疗，未见明显好转，而来我院门诊治疗。

检查：右肘关节肿胀不明显，伸屈及旋前、旋后活动佳，桡侧腕伸肌起点处有明显压痛。

诊断：右网球肘（肌腱损伤型）。

治法：导引锻炼另加外洗方，每次锻炼时出现"咔"声即感局部松弛、活动舒适。经过2个多月导引锻炼后自觉疼痛不明显，桡侧腕伸肌起点附近压痛已不明显，治疗前扫地、拿水瓶等日常生活受影响，治疗后日常生活和劳动已自如。

【按语】网球肘是临床上常见而又多发的一种慢性劳损，一般采用外洗方、伤膏及局部用普鲁卡因加可的松封闭治疗。对于此病，李国衡先生除了重视手法治疗以外，同时注意结合导引锻炼治疗。

屈肘旋伸导引法：①患者站立位或坐位均可，两上臂前屈至90°的直角体位，并保持这个体位。双拳握紧有力地由旋前位转向旋后位。②在旋后位的位置上，立即再屈肘旋前。③当屈肘旋前到极度时随即用猛力使前臂迅速伸直，但应注意在伸直时必须用力使肘部产生伸弹一下，不少患者在伸弹时肘部会发出"咔"的声音，这种声音很重要，可衡量用力是否恰到好处。以上三步动作做完后为一节，连做5节以上作为一次导引的总量，每天需练3次，不要间断才有效果（但"咔"的声音每次只出现1次）。

导引疗法不需经常来门诊，只要每天坚持自我锻炼，按时外用药物，其疗效比较明显，同时方便易行。尤其是慢性而又顽固的病例，又由于工作关系不能正常就医者，此方法就更为适合。

导引锻炼加外用药物必须每天坚持进行，不能间断，否则影响效果。在锻炼过程中，可能出现局部疼痛，反而加重或运动时有疼痛感，这是正常反应，可以继续锻炼，当练到一定程度时疼痛即可减轻，症状就会逐渐缓解以至消失。当然，任何疗法都不是尽善尽美的，也有部分患者经过长期导引锻炼、外用药物后效果不理想，可改用其他方法治疗。

案4 顾某，男，48 岁。

病史：患者右肘酸痛已有半年，曾在国外做局部封闭治疗，症状已有改善，但在旅行中拎重物以后，症状又反复加重，又经局部封闭治疗和理疗等，效果不佳。

检查：右肘肱骨外上髁有明显压痛，外形未见肿胀异常，关节活动佳，不能旋转用力，不能拎重物。

诊断：网球肘（肱骨外上髁炎）。

治法：外涂活血消肿膏，用手心局部摩擦，每日 3 次，每次 10 分钟，用药后即采用屈肘旋伸导引法反复锻炼。一个半月后症状基本消失。继续锻炼 4 个月后随访，已经痊愈。

【按语】网球肘（肱骨外上髁炎）为临床上常见疾病，应用氢化可的松加普鲁卡因局部封闭，有较好疗效，但有不少患者有反复发作现象，也有一部分患者效果不显著或不愿接受。有一部分患者采用伤科或推拿治疗，疗效较佳，但手法治疗必须多次。有些患者由于种种原因很难坚持，因而影响效果。本病一般有两种病理变化，一种是压痛点在肱骨外上髁部，此为骨膜炎性病变；另一种压痛点在伸腕肌起点处，此为肌腱劳损以后局部渗出粘连所致。两者均可采用导引治疗，后者效果较明显。

案5 李某，女，48 岁。初诊时间：2002 年 11 月 23 日。

病史：右肘疼痛已有数月，曾局部封闭治疗无效，局部微肿，活动无力，口干，下午有疲劳感。

检查：形体消瘦。右肱骨外上髁处压痛，颈椎无压痛，右臂反手后摸脊与左侧相差 4cm。脉偏软，舌尖偏红。

诊断：肱骨外上髁炎。

辨证：气血、肝肾偏虚。

治则：中药外用以舒筋通络，中药内服以益气养血、滋补肝肾；前臂伸屈导引。

（1）外洗方：伸筋草 12g，当归 9g，红花 9g，乳香、没药各 12g，紫草 9g，苏木 12g，泽兰 9g，海桐皮 9g。14 剂，水煎外洗，每剂用 2 天。

（2）内服膏方：生晒参 9g，云茯苓 9g，生白术 9g，广陈皮 6g，熟地黄 12g，全当归 9g，杭白芍 9g，南川芎 9g，制何首乌 12g，制香附 9g，枸杞子 9g，女贞子 9g，山茱萸 9g，怀山药 9g，厚杜仲 9g，川续断 9g，制玉竹 9g，合欢皮 12g，黑穞豆 9g，芡实 9g，仙灵脾 9g，生黄芪 20g，巴戟天 9g，远志肉 6g，生甘草 3g，谷芽、麦芽各 9g，砂仁 3g。上药煎汁，加核桃粉半斤、红枣肉 1 斤、陈醋 1 斤、冰糖 2 斤、莲子肉半斤收膏，每天早晚各服 1 次，每次 1 汤匙。

【按语】肱骨外上髁炎本是常见的疾病，一般以外治为主。本例用膏方调治主要并不是针对局部症状，而是针对全身的气血、肝肾偏虚。江南地区一直有冬令进补的传统，随着收入的提高，更多的人开始重视身体的健康，也是应患者的要求进行调治。膏方一般以滋补为主，李国衡先生重视肝肾和脾胃，但是用药崇尚平和，较少用峻补和名贵中药，即使是收膏也不是用常用的阿胶、龟胶、鹿角胶等，而是选用核桃粉、红枣肉、陈醋、冰糖、莲子肉。这种方法也许更适合更多人调理使用。

案 6　汤某，女，47 岁。初诊时间：1978 年 2 月 16 日。

主诉：右腕疼痛 4 个月。

病史：患者 4 个月前出现右腕桡侧疼痛，无外伤史，曾予氢化可的松局部封闭治疗 3 次，未见好转，写字、穿衣时疼痛，影响工作与生活。

检查：右腕桡侧茎突处有压痛，局部肿胀不明显，腕部不能向尺侧倾斜，拇指伸屈无力。

诊断：桡骨茎突狭窄性腱鞘炎。

辨证：劳损筋伤。

治法：中药外用，手法治疗。

（1）外用药：外用四肢洗方，每日 2 次，洗后用活络药水外搽，至有微热感。

（2）手法治疗：①医者一手握住患者的手，另一手用拇指在疼痛部位，沿桡侧做上下推揉，来回数次，使局部筋舒。②医者一手紧紧握住患者的手（包括大拇指），另一手拇、食二指置于患者腕部的尺桡两侧。先做上下活动，后再向下（向尺侧）猛然一拉，可听见患处有"嗒"的声音。上述手法每次连做3遍，每周做2次。

二诊：1978年3月16日。经8次手法后，腕部疼痛减轻，用力及写字时有轻度疼痛，已能做开关水龙头动作，继续手法、药物外洗治疗。

三诊：1978年3月30日。经11次手法后，症状已基本消失，结束治疗。

【按语】本病为临床常见病，多由于手部经常用力摩擦劳损所致，病情多表现为慢性发作。如果患者有跌仆外伤，应排除骨与关节损伤。在本病药物治疗方面，如病程较短，在6周之内，局部轻度肿胀者，多外敷消肿散；如病程大于6周，局部无肿胀者，则以四肢洗方局部熏洗，并加搽活络药水。本病手法治疗是魏氏伤科特色治疗，其中向患者腕部尺侧的牵拉，是手法操作的关键，临床经验观察有牵拉时响声的往往疗效明显。疼痛较重者，尺偏时有明显限制，在手法操作时应做好第一步手法，使局部放松，在第二步紧握患者之手向尺侧猛拉时，可将患者拇指放开（不要握在掌心内），这样可以减少桡侧拉力，减轻疼痛，有利于拉出响声。当症状好转后，再握手向尺侧猛拉时仍应将拇指握在掌心之内。

案7 杜某，男，76岁。初诊时间：2003年12月12日。

主诉：右手无力、肌肉萎缩2年，左手无力1个月。

病史：患者于2年前发现右手无力，逐渐肌肉萎缩，1个月前左手也出现肌无力，进食易噎，稍有口角流水，口干。血压140/80mmHg，血脂高，当地诊断为运动神经元变性。

检查：行走不稳，两上肢无力，以右侧为显，手背骨间肌、大小鱼际肌肌肉明显萎缩，握力减弱，颈椎后伸活动受限，直腿抬高60°，左右两侧膝反射、跟腱反射均未引出，下肢皮肤感觉尚可。踝、膝屈伸肌力均减退。脉平，舌质红，舌尖红，苔腻。

诊断：运动神经元变性。

辨证：气阴两虚。

治则：益气养阴，通经活络。

处方：生黄芪 20g，生晒参 15g，生白术 12g，山药 15g，黄精 12g，枸杞子 12g，川石斛 12g，杭白芍 12g，炒丹参 9g，牛膝 9g，竹沥 9g，光杏仁 6g，生甘草 3g，远志 6g，柏子仁 9g，酸枣仁 9g，鸡血藤 12g，合欢皮 9g。7 剂，水煎服。

二诊：2003 年 12 月 18 日。服用 5 剂后，自觉口干及咽喉部均有改善，脉平，舌尖红，苔薄腻，比前润。再守前方加减。

处方：生黄芪 20g，生晒参 15g，生白术 12g，山药 15g，黄精 12g，枸杞子 12g，川石斛 12g，杭白芍 12g，丹参 9g，白扁豆 9g，牛膝 9g，紫菀 9g，光杏仁 9g，远志 9g，柏子仁 4.5g，炒酸枣仁 9g，合欢皮 12g，生甘草 3g，六神曲 9g。7 剂，水煎服。

【按语】运动神经元变性以上、下运动神经系统受累为主要表现，包括肌肉无力、肌肉萎缩、肌束震颤及肌张力增高、腱反射亢进、病理征阳性。西医主要是对症和支持治疗。李国衡先生认为，此病属中医"痿证"，以虚证多见，或虚实夹杂，治疗既要调理脏腑虚实，也要兼顾肢体经络。脾为后天之本，津液气血生化之源，主四肢肌肉，主运化，主涎；胃主受纳，饮食入胃，游溢精气，上输于脾，脾气散精，上归于肺，布散于全身。脾胃虚弱，或因病致虚，由虚致损，损伤脾胃，使脾胃受纳运化失常，气血生化不足，无以生肌，四肢不得禀水谷之气，无以为用。遵"治痿独取阳明"，处方以大量补脾胃、益气血药为主，配伍养阴柔肝，以肝主筋，同时还配合养心安神的药物。二诊时症状有所改善，惜未见后来的相关记载，未知结局如何。但从脾胃、从肝着手的临证思路可供借鉴。

第四节 下肢慢性筋伤医案

案1 李某，男，54岁。初诊时间：2003年11月26日。

病史：患者于2年前发现左髋关节疼痛，无明显外伤史，今年10月因连续开车约7小时后发现疼痛加重，休息后减轻。原有高血压、高血脂、高尿酸及心房阻滞。

检查：左髋关节屈曲及旋转均受限，"4"字试验阳性，疼痛明显。膝反射、跟腱反射佳，肌力佳。MRI示左髋关节少量积液，右髋关节无异常。脉速，舌质胖，舌偏红、偏干。

诊断：髋关节滑膜炎。

治则：活血消肿，清热。

治法：中药外敷、内服。

（1）外用药：蒸敷方10包。

（2）内服方：生地黄12g，赤白芍各12g，当归9g，川芎6g，牛膝9g，延胡索9g，紫草根9g，土茯苓9g，虎杖根9g，生薏苡仁12g，汉防己12g，土鳖虫9g，珍珠母12g，野菊花9g，生甘草3g，焦山楂、焦神曲各9g。7剂，水煎服。

二诊：2003年12月3日。左髋"4"字试验及疼痛均较前改善，脉偏速，苔较前滋润。以前方加减。

处方：生地黄12g，丹参9g，杭白芍12g，紫草根12g，汉防己12g，当归9g，丹参9g，土鳖虫9g，川芎6g，牛膝9g，薏苡仁12g，珍珠母12g，野菊花9g，枸杞子9g，制黄精15g，焦山楂、焦神曲各9g，生甘草3g。14剂，水煎服。

【按语】成人的髋关节滑膜炎与髋臼发育不良、髋关节不稳有关，常常由于活动过度、劳累等诱发。李国衡先生认为，本病急性期多见湿邪阻滞。本例患者脉速、舌红、偏胖，是湿瘀化热之象，故治以清热化湿活血，以四物汤养血活血，初诊以土茯苓、虎杖根、薏苡仁、防己清化湿热。二诊则减去土茯苓、虎杖根，以其湿邪渐化，需药证相应，不可一味重用。紫草根就是紫草，用其根部，有很好的凉血活血作用，李国衡先生临床很喜欢将其与野菊花相须为用，用于一些热性筋病。

案2　张某，女，50岁。初诊时间：2005年5月15日。

主诉：右髋疼痛半年。

病史：患者半年前出现右髋疼痛，外院CT检查双髋未见明显异常。平素纳差。

查体：直腿抬高正常，右"4"字试验阳性，右居髎穴压痛明显，下肢肌力正常，腰椎尚可。脉细，苔薄腻。

诊断：右髋关节滑膜炎可能，腰椎病变待查，轻度骨质疏松。

辨证：气血两虚，瘀滞经络。

治则：补益气血，活血化瘀镇痛。

处方：熟地黄12g，全当归9g，南川芎9g，杭白芍12g，生黄芪30g，太子参15g，川牛膝9g，延胡索9g，紫丹参9g，炒桑枝9g，左秦艽6g，合欢皮12g，首乌藤9g，陈皮9g，生甘草3g，大枣6枚。7剂，水煎服。

建议腰椎正侧位片＋腰椎MRI检查。

二诊：2005年5月21日。MRI检查：L4～L5、L5～S1椎间盘膨出，椎管狭窄。胃纳好转，因更年期月经时有时无，脉细，苔薄腻。拟手法治疗后配合外洗方，内服益气活血镇痛之方。

外洗方：伸筋草12g，透骨草12g，羌活、独活各12g，川桂枝9g，川红花9g，老紫草9g，乳香、没药各9g，海桐皮12g，五加皮12g，路路通9g，络石藤9g，全当归12g。

内服方：生黄芪30g，南川芎9g，厚杜仲9g，制香附9g，合欢皮12g，太子参15g，阿胶珠9g（冲），续断炭9g，焦山楂、焦神曲各9g，益母草9g，全当归9g，延胡索9g，桑寄生9g，抱茯神12g，炒白术9g，谷芽、麦芽各9g，生甘草3g。7剂，水煎服。

三诊：2005年5月27日。右髋"4"字试验阳性，L4～L5、L5～

S1 棘突间压痛明显，脉细，苔薄腻。继续中药内服、外洗。

内服方：全当归 9g，杭白芍 9g，南川芎 9g，熟地黄 12g，厚杜仲 9g，川续断 9g，桑寄生 9g，延胡索 9g，川牛膝 9g，大枣 6 枚，制香附 9g，云茯苓 9g，合欢皮 12g，鹿衔草 12g，生白术 9g，焦山楂、焦神曲各 9g，谷芽、麦芽各 9g，生甘草 3g，广陈皮 6g。14 剂，水煎服。

外洗方：原方加苏木 9g、泽兰 12g，5 剂。

四诊：2005 年 7 月 2 日。MRI 检查：①双髋轻度退变伴关节腔少量积液。②左侧附件囊性灶，请结合临床妇科检查。形体消瘦，夜寐不佳，脉细，苔薄腻。右髋"4"字试验阳性。再拟化湿和血、消肿养心安神之剂。

处方：藿佩梗各 9g，生薏苡仁 20g，怀牛膝 9g，老紫草 9g，全当归 9g，杭白芍 12g，合欢皮 12g，土鳖虫 6g，川地龙 9g，延胡索 9g，青龙齿 12g，炒酸枣仁 9g，远志肉 9g，抱茯神 12g，首乌藤 12g，广陈皮 6g，干芦根 6g，生甘草 3g。14 剂，水煎服。

五诊：2005 年 7 月 16 日。夜寐不佳，形瘦乏力，自觉右髋关节疼痛延及大腿中段，右髋"4"字试验阳性，苔中段薄腻，脉细软。拟健脾化湿、养心安神之剂内服，同时配合中药外洗。

内服方：生黄芪 15g，太子参 12g，生白术 12g，山药 12g，茯苓 12g，佛手片 4.5g，生薏苡仁 15g，赤小豆 9g，干芦根 9g，鹿衔草 9g，枸杞子 9g，女贞子 12g，淡竹茹 9g，谷芽、麦芽各 9g，生甘草 3g，首乌藤 12g，合欢皮 12g，大枣 6 枚，陈皮 6g。14 剂，水煎服。

外用方：当归 9g，红花 9g，紫草 9g，三棱 12g，莪术 12g，苏木 9g，泽兰 9g，羌活、独活各 9g，乳香、没药各 12g，老鹳草 12g，海桐皮 12g，路路通 12g，五加皮 12g，威灵仙 12g，扦扦活 12g。7 剂，水煎外洗，2 天 1 剂。

六诊：2005 年 7 月 30 日。自觉症状稍有改善，右髋"4"字试验阳性，夜寐不佳，脉偏细，苔薄腻。外洗方继续使用，内服方去佛手，加远志 9g，21 剂，水煎服。

七诊：2005 年 8 月 20 日。右髋仍有疼痛，但觉活动便利，脉偏细，苔薄腻。内服方 21 剂，伤膏 21 贴外用。

【按语】本例髋关节疼痛治疗近 4 个月，外用药从洗方到伤膏，内服方从初诊补益气血、活血化瘀镇痛，历经益气活血镇痛，化湿和血、消肿养心安神，再到健脾化湿、养心安神，用药也在不断调整。虽然有人认为中医见效慢，但是李国衡先生并不这样认为。如果疗效不明显，首先应从辨证用药的角度来调整，积极、努力地进行改进。但是从整体思路看，不外调理气血津液运行，以通为用。

案 3　薛某，男，41 岁。初诊时间：2005 年 7 月 29 日。

主诉：左膝关节疼痛 5～6 年。

病史：患者左膝关节疼痛五六年，无外伤史，平时无特殊不适，上下楼梯行走时有酸痛，曾在当地医院治疗无效。最近体检示脂肪肝、血压略高。X 线片示腰椎生理弧度变直。平素夜寐差，有头痛头昏史。

检查：左膝关节内侧及韧带有压痛（侧面试验阴性），屈膝差，股肌无萎缩。脉平，舌质红。

诊断：左膝韧带损伤；腰肌劳损。

辨证：阴虚阳亢，瘀血阻络。

治则：平肝滋肾，活血通络。

处方：枸杞子 9g，野菊花 9g，山茱萸 12g，怀山药 12g，建泽泻 6g，粉牡丹皮 6g，生地黄 12g，京赤芍 9g，川牛膝 9g，白蒺藜 9g，柏子仁 9g，首乌藤 15g，抱茯神 9g，生甘草 3g，合欢皮 12g，厚杜仲 9g。14 剂，水煎服。

同时膝关节正侧位 X 线摄片对比，加轴心位。

二诊：2005 年 9 月 6 日。左侧轴心位片：髌骨关节面稍模糊；正侧位 X 线片：两膝关节、胫股关节增宽。膝关节疼痛有好转。上方去白蒺藜，加薏苡仁 12g、延胡索 9g、桑寄生 12g，14 剂。嘱其注意保持体重，注意鞋跟不要过高。

【按语】膝为筋之府，慢性膝关节韧带损伤很棘手。膝关节的关节囊

魏氏伤科
李国衡医案集

松弛薄弱，关节的稳定性主要依靠韧带和肌肉，以内侧副韧带最为重要，其次为外侧副韧带及前、后交叉韧带。如果病情严重，西医可以手术修补，用半腱肌或股薄肌腱固定于股骨内髁。中医一般可进行热敷、按摩手法、股四头肌锻炼等方法。而中药内服也有较好的疗效。李国衡先生认为，本病为筋失所养。而肝主筋，肝肾同源，故常从补益肝肾着手。又因本病多与瘀血有关，故也需配合活血通络。补益肝肾有阴阳之分，本例患者夜寐差，有头痛头昏史，脉平，舌质红，为阴虚阳亢证，故以杞菊地黄丸加减。

案4 吴某，男，52岁。初诊时间：1992年9月18日。

主诉：左膝肿痛8个月，加重1周。

病史：患者于今年1月份起感左膝疼痛，膝部微肿以后肿痛加剧，经外院止痛药物治疗疼痛减轻，但肿胀未消。曾外院X线摄片示膝关节退行性变。近1周来疼痛肿胀加剧，不能行走，伴发热，体温37.8℃。

检查：左膝呈屈曲位，不能主动伸屈，关节肿胀，局部皮温较右膝增高。有轻度压痛。被动伸屈范围30°～80°，左膝浮髌试验阳性，左股四头肌萎缩。脉数，舌质偏红。

诊断：右膝关节滑膜炎。

辨证：热毒内蕴，关节瘀滞。

治法：清热解毒，活血化瘀。

处方：黄芩9g，知母9g，山栀6g，黄柏9g，生地黄12g，赤芍9g，丹参9g，牡丹皮4.5g，川牛膝9g，生薏苡仁12g，带皮茯苓9g，甘草3g。7剂，水煎服。

二诊：1992年9月25日。服药1周后，疼痛减轻，体温正常。检查：左膝局部皮温已正常，膝关节髌骨上缘肿胀偏硬，伸屈活动仍在30°～80°之间，舌质偏红，脉细弦。治宜清热解毒、活血化瘀，并配合手法治疗。

内服方：知母9g，生薏苡仁12g，土茯苓9g，土鳖虫3g，生地黄12g，丹参9g，赤芍9g，牡丹皮4.5g，川牛膝9g，赤小豆9g，白术9g，甘草 3g。14 剂，水煎服。

外洗方：四肢洗方，每日 2 次外洗。

手法治疗：①拿、点、揉髌骨周围。②搓揉髌骨上下。③环动膝关节。④推揉膝关节两侧。每周 3 次。

三诊：1992 年 10 月 10 日。经 3 周治疗后，左膝肿痛不明显，已经能行走。检查：膝关节肿胀明显减轻，局部无明显压痛。髌骨上缘肿胀，无明显僵硬。膝关节伸屈 10°～ 100°。舌偏红，脉偏细。治宜活血通络、通利关节、壮筋骨。外用四肢洗方 20 包，每日 1 包，熏洗左膝，每日 2 次。内服健步虎潜丸 2 瓶，每日 3 次，每次 9g。

3 个月后随访，患膝伸直 180°，屈曲与健侧对比差 50°左右，患者感到膝关节的伸屈活动轻松灵活，已能正常工作。

【按】本案属膝关节急性滑膜炎，中医治疗针对临床体征，如膝关节肿痛、皮温增高、浮髌试验阳性及苔脉情况，辨证为热毒和瘀滞。急性期以清热解毒为先，如选用黄芩、黄柏、山栀、知母、土茯苓等，同时以带皮茯苓、赤小豆等消肿；活血化瘀则选用凉性活血药物，如生地黄、牡丹皮、赤芍等。本病肿胀减退，皮温正常，局部肿胀偏僵硬者可配合手法治疗，故本案二诊即开始手法治疗。三诊症状明显好转，伸直改善，屈曲仍受限，可以用洗方滑利关节，内服健步虎潜丸滋肾壮筋骨，以巩固疗效。

案5 杨某，女，40 岁。初诊时间：1994 年 3 月 19 日。

主诉：双膝关节进行性疼痛加重 2 年。

病史：患者从事站立工作几十年，2 年前出现双膝关节疼痛，开始时上下楼梯疼痛，以后逐渐行走时疼痛，休息后好转。曾经外院 X 线摄片示双膝退变。多种治疗后疼痛反复发作，右膝更明显。

检查：双膝关节无明显畸形，右膝伸屈活动有骨擦音，股骨外髁压痛，浮髌试验阴性，左膝亦有轻度摩擦音，局部压痛不明显。X 线摄片示双膝关节退变，右膝关节内侧间隙变窄。脉细数，苔薄白。

诊断：双膝关节、髌骨关节痛。

治法：积劳损伤，肝肾不足，筋骨退变。

治则：活血化瘀，通络止痛。

处方：生地黄 12g，白芍 9g，川芎 9g，当归 9g，土鳖虫 4.5g，乳香、没药各 9g，路路通 9g，络石藤 9g，鸡血藤 15g，虎杖根 9g，千年健 12g。14 剂，水煎服。

服药 2 周后，患者疼痛明显减轻，原方去乳香、没药，加川续断 9g、楮实子 9g、桑枝 9g、川牛膝 9g、女贞子 9g、制何首乌 12g。治疗期间，嘱其停止坐位工作。续服药 2 周后，症状基本消失。

【按语】膝关节、髌骨关节痛为临床上常见病、多发病，应早期治疗，并在工作和生活中采取相应措施。治疗应分清虚实，或虚实并重，或夹有外邪，辨证用药。本例积劳损伤，肝肾不足，但是首诊重在活血化瘀、通络止痛，二诊疼痛明显减轻，故减少活血化瘀药，加川续断、楮实子、桑枝、川牛膝、女贞子、制何首乌以补肝肾、强筋骨。这也是先攻后补，用药知缓急进退之法。

案 6 王某，女，48 岁。初诊时间：1979 年 3 月 5 日。

病史：双膝关节肿痛已有 2 年，无明显外伤史，自觉踩缝纫机过劳后所致。下楼困难，有一次下车时，由于双膝无力而跌倒。经过抽液并注射药物治疗，肿痛不消，而来我科治疗。

检查：两膝滑膜肿胀，浮髌试验左侧阳性，右侧弱阳性。伸膝佳，屈膝受限，活动有摩擦音。两髌骨软骨处有压痛，皮温稍增高。舌红，苔黄，脉数。

诊断：双膝滑膜炎。

辨证：湿热痹阻。

治则：清利湿热。

处方：四妙散加味。炒苍术 6g，生薏苡仁 12g，汉防己 9g，炒黄柏 9g，土茯苓 9g，车前子 9g，川牛膝 9g，赤小豆 9g，生地黄 12g，赤芍 9g，牡丹皮 4.5g，甘草 3g。水煎服。

经过 7 周药物治疗，右侧浮髌试验转阴性，左侧仍为阳性。收入病房，在麻醉下做关节镜检查，抽出浅黄色液体 15mL 左右（伴有块状物）。冲洗关节腔，病理检查提示滑膜炎。棉垫加压包扎，术后继续服用中药消肿止痛，2 周后出院。后经门诊复查，左侧浮髌试验已转阴性，终止治疗。

一年半以后随访，浮髌试验左膝仍为阴性，右膝又出现弱阳性。左股四头肌稍有萎缩，行走乏力，其他一般情况佳。

【按语】膝关节慢性滑膜炎是临床常见疾病，多见于 40 岁以上的成年人。引起本病的病因有多种，临床上以退行性骨关节病引起为多见。本病病程周期较长，目前尚缺乏见效较快的治疗方法。

本病临床症状以局部肿胀、疼痛为主，检查可见浮髌试验阳性，关节活动时有摩擦音，局部皮肤温度稍增高。多数病例屈膝受限，部分病例伸膝受限，滑膜肿胀有两种表现：一是波动感，属滑膜积液；二是僵硬无波动感，属滑膜肥厚。两者治法稍有不同，前者偏重药物治疗，后者偏重手法治疗。局部肿胀积液有灼热感者，宜化湿利水、清热解毒。李国衡先生治疗本病喜用四妙散加味。积液已不明显，局部肿痛或有粘连，宜做穿刺抽液者，为防止感染，可酌加清热解毒药，如金银花、连翘、黑山栀等。

案 7 俞某，女，54 岁。初诊时间：1980 年 11 月 2 日。

病史：左膝关节肿胀已有 3 个月，无明显外伤史，自觉多走、疲劳所致。经过理疗等治疗，效果不明显。

检查：滑膜肿胀僵硬，浮髌试验阴性，伸膝 10°，屈膝 90°，左膝疼痛，行走不利，大腿肌肉轻度萎缩。

诊断：滑膜炎，滑膜增厚。

治法：每周 3 次手法治疗，同时用外洗方。经过 3 周治疗，肿胀消退，伸屈活动基本正常，行走无影响，以后未再复发。

【按语】与上例相参，本病例滑膜肿胀是僵硬无波动感，属滑膜肥厚。李国衡先生认为手法治疗最为有效。用于膝关节滑膜增厚或粘连的手法如下：①患者仰卧位，医者先用手指按揉患者膝关节两侧韧带及肌肉，使之松弛。②然后用小鱼际肌反复按摩滑膜增厚或粘连部位，力量柔和，必须15～20分钟，使组织软化松解。③用掌部自上至下推股四头肌与膝关节两侧10～20次。

以上3步手法，约需30分钟，每周2～3次，3～4周为1个疗程。根据症状可以缩短或延长。

案8 徐某，男，21岁。初诊时间：1982年8月3日。

病史：2年前患者右膝关节外侧半月板损伤，进行手术切除。近来发现关节肿痛，行走不利。

检查：滑膜肿胀，浮髌试验阳性，皮温稍增高，关节屈伸活动受限，同时伴有腕、踝关节轻度肿痛。类风湿因子阳性。

诊断：右膝关节外侧半月板损伤，右膝创伤性滑膜炎伴有风湿。

治则：活血化瘀，消肿止痛。

处方：四物汤加味。生地黄12g，丹参9g，王不留行9g，赤芍9g，牡丹皮4.5g，延胡索9g，当归9g，川牛膝9g，土鳖虫4.5g，川芎9g，土茯苓9g，防风12g，秦艽9g，生甘草3g。水煎服。

同时配合中药外用。经过1年左右的治疗，症状基本消失。

【按语】本病例膝关节外侧半月板损伤手术后又发作，创伤性滑膜炎伴有风湿，无论哪一种疾病都是难以彻底痊愈。只是本例治疗过程长达1年，但记录仅仅一种处方加减，其间肯定有多次的加减变化。首诊在活血消肿的基础上，加祛风散邪之药，乃治风先治血，血行风自灭之意。一般李国衡先生对于疼痛严重、夜间常痛醒者，可加镇痛药，如乳香、没药、青皮等。股四头肌萎缩无力，可加强筋药，如千年健、川续断、楮实子等。在局部辨证的基础上，尚须结合全身辨证用药。一般还可以配合中药外用，伴有滑膜积液者外敷三圣散；伴有滑膜肥厚者外敷消瘀散，1～2天更换1次。积液或肥厚基本消退后，局部仍有疼痛或粘连者，用下肢洗方熏洗。

案 9　邢某，男，58 岁。初诊时间：1999 年 6 月 2 日。

病史：患者 2 周前出现左足跟着地疼痛，无外伤史，晨起下地左足跟疼痛明显，行走后症状可减轻。外院 X 线片显示左足跟骨跖面轻度增生。

检查：左足跟无肿胀，跟腱附着处无压痛，左足跟跖面内侧压痛，左踝关节活动可。苔薄黄腻，质略暗，脉偏滑。

初步诊断：跟痛症。

辨证：湿瘀阻滞。

治则：清热利湿，化瘀通滞。

治法：中药内服、外洗。

（1）内服方：苍术 9g，白术 9g，黄柏 9g，川牛膝 9g，甘草 3g，薏苡仁 15g，赤小豆 9g，赤芍 9g，牡丹皮 6g，茯苓 9g，丝瓜络 9g。7 剂，水煎服。

（2）外洗方：足跟痛洗方 7 剂，外用。

嘱患者鞋内足跟部垫海绵垫。

二诊：1999 年 6 月 10 日。症状明显减轻，晨起下地疼痛症状减轻，苔薄黄腻。再以原方出入，内服方加生地黄 12g、虎杖根 9g，7 剂，外用方同前。

三诊：1999 年 6 月 17 日。症状明显好转，苔腻。嘱停用内服方，继续外用足跟痛洗方 14 剂。

1999 年 7 月随访，患者左足跟痛已不明显。

【按语】对足跟痛的病因，有学者提出跟骨内高压和跟骨内静脉瘀滞是其主要原因，认为"跟骨是海绵质骨，髓腔内静脉窦较大，长期站立负重，使跟骨内静脉回流障碍、瘀血、缺氧，毛细血管通透性增加，间质水肿而致疼痛"。有实验证实骨内压与血流动力学有密切关系，即静脉回流障碍，骨内压升高。而静脉瘀滞类似于中医学"血瘀"的病理改变。

李国衡先生常用足跟痛洗方治疗跟痛症，处方：荆三棱 9g，蓬莪术 9g，当归 9g，红花 9g，川牛膝 9g，透骨草 9g（或山慈菇 9g），刘寄奴 12g，威灵仙 9g，徐长卿 9g。水煎熏洗患处，每日 2 次。每次药水中加入米醋 50g，每剂药可用 2～3 天。其中三棱、莪术、当归、红花、透骨草活血化瘀止痛，刘寄奴破血行瘀下气，徐长卿消肿止痛；配合威灵仙善走通利之功，牛膝引药下行。在上药应用的基础上，临床再选用骨刺霜外用，以加强止痛功效，方中川乌、草乌经药理研究证实有"一定的扩张血管和镇痛作用"，肉桂也具有"末梢性扩张血管"作用，威灵仙、香附镇痛活血通络，乳香、没药散瘀止痛，见肿消（野薄荷）消肿。上述药物主要作用为活血化瘀、消肿止痛，可能为有选择地加快血液流动来纠正足跟静脉瘀滞状况，以达到部分或全部解除足跟痛的治疗目的。

中医文献中称足跟部为"踵"，其意为诸体之重，承载全身重量。同时因足少阴肾经上行途中，有别络入足跟，故足跟部又与肾经有关。由于足跟部是负重劳累部位，又和肾经关联，因而中年以后肾气衰退，跟部组织退变，易发疼痛。《丹溪心法》提到"足跟痛，有痰，有血热，血热宜四物汤加黄柏、知母"；《石室秘录》则指出"脚痛之证，最多而最难治，盖脚乃人身之下流，水湿之气一犯，则停留不肯去，须提其气，而水湿之气始可散也"。《诸病源候论》提到"脚跟颓"，其症状"脚跟忽痛，不能着地"。颓者，衰退也。综上所述，古代医家对足跟痛的病因涉及痰、血热、水湿、肾亏及精血不足等，说明足跟痛不仅是实证，也有虚证。不仅仅是局部病变，也与全身有一定联系，故在治疗上除外治法以外，还应根据不同情况辨证内治。李国衡先生内外结合治疗跟痛症的方法可取得较好疗效。

案 10 林某，女，73 岁。初诊时间：2003 年 9 月 23 日。

病史：右足跟疼痛数年，曾 X 线摄片示骨质增生，用药后症状消失，近日疼痛又发作。

检查：右侧足跟疼痛，踝关节轻度肿胀，距腓前韧带压痛明显，踝关节背屈受限，X 线片示右距舟关节外侧增生。

诊断：跟痛症，踝关节退变。

治法：外用中药洗方，以手法放松踝关节，并进行下蹲锻炼。

外洗方：当归尾 9g，红花 9g，紫草 9g，荆三棱 12g，蓬莪术 12g，山慈菇 12g，牛膝 9g，扦扦活 12g，伸筋草 12g，羌活、独活各 9g，五加皮 12g，乳香、没药各 12g，老鹳草 12g，透骨草 12g。20 剂，水煎外洗。两天 1 剂，隔天加醋 1 次。

二诊：2003 年 11 月 15 日。局部疼痛未减，改用伤膏药外贴。

三诊：2003 年 11 月 26 日。右足跟痛好转，原有高血压及尿糖偏高，形体胖，舌质偏胖，脉弦实，下肢静脉青筋明显，宜调和气血、益肾舒筋通络。

内服方：生晒参 9g，生白术 9g，云茯苓 9g，怀山药 9g，全当归 9g，杭白芍 12g，甘草 3g，川牛膝 9g，女贞子 9g，楮实子 9g，功劳叶 9g，伸筋草 9g，延胡索 9g，制何首乌 12g，虎杖根 9g，大枣 4 枚，制黄精 9g。14 剂，水煎服。

外用药：麝香丁桂散加伤膏药外贴。

【按语】魏氏伤科将跟痛症称为跟底伤筋，属于积劳伤筋。传统的魏氏伤科治疗方法是先以洗方及外搽方活血后，外贴三益膏或伤膏药。内服四物止痛汤、和营止痛汤至症状消失。李国衡先生根据具体病情，常常在伤膏药上加各种药粉，这样更能根据不同的病情调整用药。麝香丁桂散适用于足跟发冷，辨证偏寒者。至于偏于热者，可用外用骨刺霜（验方）：生川乌、草乌各 30g，生香附 30g，乳香、没药各 30g，威灵仙 15g，见肿消 20g，虎杖 20g，透骨草 30g，丁香 6g，肉桂 6g，可由制剂室提炼加工制成冷霜局部涂搽，每日 2～3 次。一般在洗方外用后使用。

在外治的同时，李国衡先生也注重中药内服治疗。这种内服、外敷相结合的治疗方法，有利于培补肾阴肾阳、消瘀止痛，较单纯的外用药具有更好的临床疗效。跟痛症临床也常常与踝关节退变并见，故可用手法放松踝关节并进行下蹲锻炼。

第七章　内　伤

第一节　内伤概述

　　内伤在魏氏伤科亦称"内损"，是指人体内部受到伤损。所以，凡由暴力使人体伤损从而引起机体内部气血、脏腑、经络功能紊乱者，是为内伤。《正体类要》陆序云："肢体损于外，则气血伤于内，营卫有所不贯，脏腑由之不和。"指出外力伤害，皮肉筋骨受损，但又常可导致脏腑、经络、气血紊乱，而发生一系列的内外症状。内伤之证，气血为纲，在治疗上必须兼顾局部与整体。

　　李国衡先生认为，内伤涉及人体内部气血、脏腑、经络，而一般内伤病机主要是以伤及气血和脏腑来分类，分为以下 6 种。

　　1. **伤气**　胸闷，咳嗽、气急，呼吸不畅，疼痛胀满，疼痛面积较大，伴有游走窜痛现象，压痛点常有移动，多见于单纯内伤。

　　2. **伤血**　疼痛作胀，痛有固定点，疼痛面积较小，无气闷及呼吸不畅感，咳血，血色多见黑紫，咳呛及转侧时疼痛显著，局部可能见到微肿，多见于由外伤而引起的内伤。

　　3. **气血两伤**　痛有定处，面积较大，呼吸沉闷，咳嗽气急，痰唾带血，俯仰、转侧牵掣作痛，也就是具有伤气、伤血的全部或部分症状，为比较严重的内伤。

　　4. **伤脑**　头晕、头痛、恶心、呕吐，严重者出现昏迷、癫狂现象，此类患者大都由内伤而导致。

　　5. **伤脏**　内伤有伤及五脏，其中主要为胸肋内伤，伤及胸肋内部脏腑、经脉气血而发病，可见胸肋疼痛，闷胀走窜不固定或痛处固定；局部压痛不明显或明显；不思饮食，局部微肿，严重者可有咳血、咯血，甚则出现暂时性知觉丧失，听力减退，视力模糊，病情危重。

6. **伤腑** 内伤可伤及六腑，其中以伤及中脘及腹部为常见，此为"脘腹内伤"，常见脘腹胀满疼痛，不思饮食，脘腹柔软不拒按，或脘腹坚硬拒按等。

内伤的治疗依脏腑、气血损伤，并结合经络、部位辨证治疗。首先要根据损伤脏腑的伤气、伤血或气血两伤情况，其次要依据损伤部位，包括伤处上下、左右所属经络范围来具体治疗。内伤治疗以内服中药为主，但也用中药外敷、熏洗或手法按摩导引。辨证确实，用药允当，方可内伤得除。

魏氏伤科早期诊疗的疾病中，内伤是占据很大的比例。李国衡先生编著的《伤科常见疾病治疗法》对于内伤有很全面的论述，其辨证用药很能体现传统中医伤科的精髓。只是随着现代疾病谱和综合医院分科的关系，以内伤就诊于中医伤科者日渐减少，后期留存的病例也较少，仅备于此，以供同道不时之需。如能从其辨证用药中体会一二，运用于现代常见疾病中，或许更有价值。

第二节　头部内伤医案

案1 蔡某，男，43 岁。初诊时间：2000 年 7 月 14 日。

主诉：头痛 17 年。

病史：患者 22 岁时有头部跌伤史，当时无昏迷与呕吐，以后一段时间内无明显症状，1983 年开始出现偏头痛。CT 检查及脑电图检查未发现异常，右头部太阳、悬颅、攒竹穴处有压痛，形体偏瘦。脉弦，苔薄腻。

诊断：头部内伤。

辨证：脾虚，肝阳上亢。

治则：健脾平肝，息风调治。

处方：广陈皮 6g，炒白芍 12g，山钩藤 12g（后下），太子参 15g，生白术 9g，山羊角 3g，白蒺藜 9g，枸杞子 9g，六神曲 6g，制何首乌 12g，决明子 9g，怀山药 9g，煨葛根 9g，川芎 9g，杭甘菊 9g，合欢皮 12g。14剂，水煎服。另药渣水煎，分 14 次外用洗头。

二诊：2000 年 7 月 30 日。右侧偏头痛不止，睡眠佳，脉弦，苔根部较腻。再拟平肝息风、调和脾胃。

处方：南川芎 9g，广陈皮 6g，炒山药 12g，钩藤 12g（后下），芙蓉叶3g，川藁本 9g，山羊角 3g，野菊花 9g，石决明 12g（先煎），六神曲 6g，白蒺藜 9g，青龙齿 12g（先煎），炒葛根 9g，太子参 15g，稽豆衣 12g，枸杞子 9g，芡实 9g。14 剂，水煎服。

三诊：2000 年 8 月 13 日。右侧偏头痛不止，脉弦，苔腻已化。再宜益气平肝息风。

处方：太子参 15g，决明子 9g，远志 6g，薄荷 1.8g，当归 9g，川芎6g，杭白菊 9g，石菖蒲 9g，山羊角 3g，钩藤 12g，杭白芍 9g，丹参 9g，薄荷 6g。14 剂，水煎服。

【按语】魏氏伤科根据临床观察，把脑部受伤分以下 4 种类型。

1. 头部遭受撞跌，外表无明显异常，只觉头内晕眩，有时较轻、有时较重，偶有恶心及欲呕的现象，睡眠不安，但能行动及工作，唯有不能支持的感觉。

2. 头部有明显的损伤、肿胀，晕眩显著，胸闷不畅，恶心呕吐，烦躁不安，不思饮食，项颈牵强。

3. 头部伤处有严重肿胀，面积遍于半个头部或整个头部，神志昏迷，眼轮停视，饮食不进。

4. 头部伤处肿胀并不严重，但内伤颇剧，神志昏迷，有阵发性颠狂、暴动现象，甚至七窍流血，半身或下肢瘫痪。

只有前两种情况才适合中医保守治疗。魏氏伤科治疗头部内伤初期的内服药物常用的有 2 种：①川芎钩藤汤用于头昏头痛、烦躁不安、恶心、呕吐，为脑髓震伤初期最常用的方剂。②平胃退热预惊汤：用于呕吐、身热、项颈牵强、头部晕痛。李国衡先生继承魏氏伤科的经验并加以发展，认为头痛多半由于脾虚，肝阳上亢，在健脾益气的基础上加平肝息风，肝脾同调。

案2 金某，女，53岁。初诊时间：2000年9月26日。

病史：2000年4月，患者从楼梯上跌下，头部着地，当时有短暂昏迷，无呕吐，有恶心感。当地医院头颅CT检查提示正常，MRI检查正常。现感颈背部发紧，劳累后头晕，夜寐不安，晨起嘴唇稍有麻木，伴手指发麻。

检查：颈椎右旋受限，前屈、后伸亦受限，两项肌牵制，肌肉压痛僵硬，两手霍夫曼征阴性。舌淡苔白，脉平。

诊断：轻度外伤性脑震荡，颈椎病（退行性变）。

辨证：头部外伤后脑髓震伤，颈椎退变，经络痹阻。

治则：固脑安神，活血解痉。

处方：南川芎9g，钩藤12g（后下），野菊花9g，炒酸枣仁9g，柏子仁9g，远志肉4.5g，石菖蒲4.5g，全当归9g，杭白芍12g，丹参9g，甘草3g，粉葛根9g，制何首乌12g，合欢皮12g。7剂，水煎服。

【按语】颅脑外伤引起的各种不同类型的脑髓震伤，在一般症状消失后，常后遗头痛、晕眩经久不止、手足无力等症状。魏氏伤科常用下列方药进行后期调理。

1.加味八珍汤，用于头晕、心悸、手足无力，为脑髓震伤后期中常用方剂。

2.柏子养心汤，用于头晕、心悸、烦躁不安。

3.脑震伤散，用于轻症前期及重症后期。

4.万应丹，用于头晕经久不止。

第三节　胸部内伤医案

陈某，女，61岁。初诊时间：1994年12月6日。

主诉：前胸部挫伤疼痛1周。

病史：患者1周前不慎跌倒，前胸部挫伤，咳嗽及转侧时疼痛，反胃，恶心。

检查：胸骨柄中部压痛明显，稍有肿胀。脉数，苔薄腻。X线摄片胸骨未见骨折。

诊断：胸部内伤。

辨证：气机不畅，脾失健运。

治法：理气活血，和中止痛。

处方：橘络6g，枳壳4.5g，佛手片4.5g，降香片2g，生地黄12g，当归9g，桃仁泥9g，白芍9g，茯苓9g，杏仁9g，象贝母9g，延胡索9g，甘草3g，白术9g。

同时伤膏方外贴。

二诊：内服7剂后，胸痛明显减轻，苔腻不化，纳差，原方去生地黄、象贝母苦寒药，加化湿健脾药瞿麦9g，藿香9g，白蔻仁2g，谷芽、麦芽各9g。

2周后，症状均见好转，以后服二陈舒肺汤。1995年1月10日复查，症状消失。

【按语】胸骨外伤的同时亦伴有内伤，伤气为主者多见胸肋闷胀、气急，疼痛范围较广，走窜不定，咳呛，咳痰不畅，无固定压痛点。伤血为主者，则常见胸肋疼痛如针刺，痛处固定，范围较小，伤处微肿，局部按痛，咳嗽震痛，胸闷，重者疼痛剧烈，有咳血、吐血、日晡发热，不思饮食，不能平卧。气血两伤者，除上述症状以外，还有胸肋剧痛，烦闷，呼吸急促，吐血昏迷等。本病例属于胸肋内伤之伤气为主者，着重于内治方法。气滞血凝，胸闷咳痛，故理气活血宽胸。二诊由于气机不畅，脾运不佳，故加健脾化湿药，并去生地黄、象贝母等苦寒药，以免碍胃。二陈舒肺汤为魏氏伤科秘方，医院有成药备用，用于内伤屏气，胸部闷痛、咳嗽气急者。

第四节　腰腹部内伤医案

姜某，男，45 岁。初诊时间：1995 年 2 月 6 日。

主诉：撞伤后腰腹疼痛 4 天。

病史：患者 4 天前撞伤，出现腰腹部疼痛，活动牵扯不利，腹胀，伴有反胃、恶心，已经 3 日未大便。

检查：腰腹肌肉紧张，右侧腹外斜肌压痛明显，稍有青紫。脉数，苔薄腻。X 线摄片腰部未见骨折。

诊断：腹部内伤。

辨证：腹部内伤，气血阻滞。

治法：行气，活血，止痛，散瘀。

处方：青陈皮各 6g，江枳壳 6g，大当归 9g，赤白芍各 6g，火麻仁 9g，瓜蒌皮 9g，熟大黄 3g，乳没炭各 6g，参三七 3g。7 剂，水煎服。

二诊：1995 年 2 月 13 日。用药次日即大便，腰腹疼痛减轻，胃部恶心感消失，现仅仅觉得右腹部青紫处轻度疼痛。以断骨膏外敷。

【按语】腹部内伤同样有伤血、伤气和气血两伤之分，临床现在至伤科就诊较少。本病例以气血两伤为主，主要的症状为腹胀疼痛，同时伴有胃肠道的气滞症状，如恶心、反胃、大便不通。治宜行气，活血，止痛，散瘀。参三七、乳香炭、没药炭乃魏氏伤科治伤三宝，能活血散瘀止痛；青皮、陈皮、枳壳行气止痛；用当归、熟大黄活血化瘀，是因为此二药兼能通便；更配合火麻仁、瓜蒌皮润肠通便，乃因腹部内伤多半兼有大便不利之症；赤芍、白芍乃腹部内伤的引经之药，是参照赵竹泉《伤科大成》用白芍做腹部损伤引经之法，赤芍更具清热之力，还能预防瘀血化热，与白芍相须为用，有更好的效果。

第八章　骨　病

第一节　骨病概述

从西医学来讲，骨是人体最坚硬的一种结缔组织，分密质骨与松质骨。骨组织在人体中的功能：①支持，保护机体。②集中了体内90%的钙，是维持血钙平衡的器官。③造血功能：骨髓中有大量骨髓干细胞，可诱导分化成各种血细胞进入血液。

《黄帝内经》对骨的功能描述：骨为干；肾主身之骨髓；骨者，髓之府，不能久立，行则振掉，骨将惫矣。大致指出了骨的作用不但为立身之主干，内藏骨髓。骨有贮藏骨髓和支持形体的作用。髓的生成与先天之精、后天之精都有关系，其功能有养脑、充骨和化血3个方面。所以，现代意义上的骨应该包括了中医的骨和髓。

中医学认为，骨和髓属于奇恒之腑，《素问·五脏别论》曰："脑、髓、骨、脉、胆、女子胞，此六者，地气之所生也，皆藏于阴而象于地，故藏而不泻，名曰奇恒之腑。"骨与肾气有密切关系，肾藏精，精生水，水养骨，肾主骨生髓，肾气的充盈与否能影响骨的生长、健壮与再生，反之，骨受损伤，可累及肾，二者互为影响。

骨伤主要是外力导致骨的完整性、连续性破坏，失去其支持、保护机体的功能，治疗以恢复完整性、连续性为目的。所以，手法复位、固定是必要的，而脏腑气血失调是继发骨伤的改变。骨病则主要是由于脏腑气血的失调，导致骨骼本身的退变、坏死、感染、畸形等，治疗必须按照"谨守病机，各司其属，有者求之，无者求之，盛者责之，虚者责之，必先五脏，疏其血气，令其调达，而致和平"，以内治为主，以调补肝肾气血为基础，配合外用、手法和导引。我们将相关医案以骨质增生、骨质疏松、骨坏死、骨痈疽这几个大类疾病分别阐述。

第二节 骨质增生医案

案1 张某，男，55岁。初诊时间：1981年1月10日。

病史：患者1973年起出现腰痛，时轻时重，无外伤史。1980年5月症状加重，向右侧臀部及小腿外侧放射，疲劳后症状加重，右腿跛行无力，晨起疼痛最重，持续3～4小时才能缓解，严重时痛得流泪，口干，健忘，耳鸣。

检查：腰部无畸形，后伸活动轻度限制，直腿抬高正常，跟腱反射、膝反射存在，肌力佳，小腿外侧感觉减退，L4～L5及L5～S1棘间压痛。脉弦，舌质偏红。X线摄片：腰椎增生，L4～L5滑脱，椎弓狭部正常。

诊断：L4～L5滑脱，腰椎增生。

辩证：肾阴虚。

治法：外治与内治并重。局部外敷蒸敷药、伤膏加丁桂散交替使用。并做腰背肌肉锻炼，同时使用牛皮宽腰带固定腰部，内服滋肾强腰方药，以六味地黄汤加枸杞子、制何首乌、制玉竹、制黄精、川牛膝、川续断、杜仲等。

二诊：1981年3月5日。已服中药35剂，腰痛减轻，行走步态平稳，无跛行。继续前法治疗。

三诊：1981年4月8日。晨起右臀部有轻度疼痛，半小时即消失，起坐已无疼痛，小腿外侧感觉正常，行走正常。

1982年1月随访，患者一直坚持工作，未见反复。

【按语】腰痛虚证占十之八九，特别是腰椎退行性病变，一般采用下列治疗原则：①治标：局部症状严重，或急性发作，功能限制，影响生活和工作。②治本：局部症状不很严重，功能尚可，全身症状明显，主诉较多。③标本同治：局部症状明显，全身症状亦多，两者并重，病程较长，生活、工作困难。

"急则治其标，缓则治其本"。局部症状严重则治标，以局部治疗为主；全身症状明显则治本，以整体治疗为主；局部和整体症状并重者则标本同治。治标以外治为主，治本以内治为主，标本同治则内外并重。

案2 林某，男，54岁。初诊时间：1996年5月1日。

主诉：腰痛，劳累后加重8年。

病史：患者从事印刷工作，8年前出现腰痛，劳累后腰痛明显，下肢无放射痛。曾经内服西药及针灸等治疗，症状时轻时重。

检查：腰椎外观无畸形，活动时前屈、后伸及侧屈、旋转均无明显受限，双侧直腿抬高均为70°，跟、膝反射引出，双下肢伸、屈胯肌力正常，腰部两侧骶棘肌有明显压痛。X线摄片：L4、L5后缘少量骨赘增生，腰椎生理弧度变直。CT检查：L4～L5轻度椎管狭窄伴骨质增生。脉偏细，舌质略红，苔薄腻。

诊断：腰椎骨质增生症。

辨证：脾肾虚损，筋骨失养。

治则：健脾滋肾，活血通络。

处方：太子参15g，怀山药12g，白术9g，茯苓9g，杜仲9g，川续断9g，桑寄生9g，千年健12g，生地黄12g，川芎6g，当归9g，白芍9g，川牛膝9g，鹿衔草12g。14剂，水煎服；药渣另煎后热敷患处，每日2次，每次30分钟左右。

二诊：1996年5月15日。腰痛减轻，右侧腰部骶棘肌按压疼痛减轻，左侧按压仍有酸痛，苔腻已化，脉偏细。原治有效，加强滋补肝肾、强壮筋骨之力，上方去太子参、怀山药，加党参15g、熟地黄12g、巴戟天9g、枸杞子9g、菟丝子9g、陈皮6g，用法同前。

三诊：1996年6月1日。腰部酸痛明显好转，腰部骶棘肌压痛已不明显。但述过劳后腰部不适，休息后可缓解，苔薄，脉偏细。症状好转，再守原方巩固。上方14剂，水煎服；药渣煎水热敷，改为每日1次。嘱若药后腰痛缓解，可暂停用药。

1996 年 10 月 13 日随访。患者工作劳累后偶有腰部酸痛，休息后可缓解，腰部无压痛、活动无限制，苔薄，脉平，临床症状基本消失。

【按语】腰椎骨质增生症为腰椎退行性病变所致。本病局部症状严重者，治疗以局部为主，以治标为先；全身症状明显者，以治疗整体为主，重在治本；局部与整体症状并重者，标本同治。本案内治重在健脾、补肝滋肾。治疗方法上常用中药头、二煎内服，药渣水煎热敷患处。腰部用中药热敷对缓解酸痛有较好作用。

案 3　郭某，女，75 岁。初诊时间：2004 年 8 月 4 日。

主诉：腰痛数年。

病史：患者腰痛数年，曾 X 线摄片示退行性变，经中药内服及外用蒸敷方没有好转，大便 2 ～ 3 天 1 次，形体消瘦，面色暗黄。

检查：腰椎活动受限，生理弧度变直，广泛性压痛，左侧 L4 ～ L5、L5 ～ S1 及环跳、居髎穴均有压痛，左臀肌轻度萎缩。舌暗，苔薄，脉弱。

诊断：腰椎退变，骨质疏松，椎间盘后突。

治则：益气活血，健脾益肾。

处方：生黄芪 30g，太子参 12g，怀山药 12g，云茯苓 12g，广陈皮 6g，怀牛膝 9g，全当归 6g，南川芎 6g，杭白芍 12g，厚杜仲 9g，山茱萸 12g，合欢皮 12g，柏子仁 4.5g，首乌藤 12g，生甘草 3g，谷芽、麦芽各 9g。7 剂，水煎服。

外用蒸敷方，并建议复查腰椎 X 线片。

二诊：2004 年 11 月 4 日。X 线片示腰椎明显退变，骨质疏松侧弯，L4 ～ L5 椎间隙狭窄。脉平，苔薄腻。上方去柏子仁，加巴戟天 9g,14 剂。

三诊：2004 年 11 月 25 日。腰痛显著好转，继服 14 剂。

四诊：2004 年 12 月 30 日。近日天气寒冷又发腰背酸痛。仍拟前方加减。

处方：生黄芪 30g，生晒参 9g，当归身 9g，怀牛膝 9g，仙灵脾 9g，厚杜仲 9g，川续断 9g，山茱萸 9g，巴戟天 9g，合欢皮 12g，首乌藤 12g，炒酸枣仁 12g，柏子仁 4.5g，菟丝子 9g，陈皮 6g，谷芽、麦芽各 9g。14 剂，水煎服。

【按语】本例和上例病情有相似之处，治则都是以益气活血、健脾益肾为主。但是本例处方加入合欢皮、柏子仁、酸枣仁、首乌藤以养心安神；陈皮、谷芽、麦芽健胃开胃。这两类药是李国衡先生喜用的，注重情志和脾胃，在这种慢性劳损性疾病中是十分必要的。身心一体，长期慢性疼痛容易出现情志变化，而情志变化又加重疼痛感受。长期的治疗容易损伤脾胃，食欲不佳，要健胃开胃才能使气血生化有源。

案4 赵某，女，55 岁。初诊时间：2004 年 4 月 8 日。

主诉：腰痛数十年，复发加重 10 天。

病史：患者腰痛数十年，10 天前突然发作，活动受限。外院 MRI 检查示 L4～L5、L5～S1 椎间盘膨隆，腰椎退变，L5～S1 椎间隙狭窄。患者有高血压、早搏。

检查：腰椎活动明显受限，按压 L5～S1 疼痛，直腿抬高试验左侧 60°，右侧 65°，肌力佳，膝、跟腱反射未引出。脉偏缓，舌净。

诊断：腰椎退变，急性发作。

辨证：血瘀阻络。

治则：活血化瘀，镇痛安神。

处方：落得打 12g，生地黄 12g，杭白芍 12g，全当归 9g，紫丹参 9g，川牛膝 9g，延胡索 9g，桃仁泥 6g，青皮、枳壳各 6g，杜仲 9g，桑寄生 9g，合欢皮 12g，抱茯神 12g，首乌藤 12g，谷芽、麦芽各 9g。4 剂，水煎服。

二诊：2004 年 4 月 12 日。症状略有改善，脉缓，舌质偏红，血压偏高，140/100mmHg，大便干结，苔薄腻。治宜活血化瘀、调和肝脾。上方加野菊花 6g、熟大黄 6g、火麻仁 9g，4 剂。

三诊：2004 年 4 月 16 日。近日疼痛加剧，活动无明显受限，建议住院观察。暂给外用药，同时消炎痛栓剂塞肛门。

处方：当归12g，红花9g，紫草12g，苏木9g，三棱、莪术、乳香、没药各12g，路路通12g，威灵仙12g，延胡索9g。30剂，水煎外用。

四诊：2004年6月2日。经住院治疗，症状有改善，血压130/98mmHg，大便两天1次，夜寐差，反酸，脉速，舌质偏红，苔薄腻。治宜滋胃平肝，养心安神。

处方：枸杞子9g，杭白菊6g，山茱萸12g，山药12g，泽泻12g，茯苓12g，牡丹皮12g，五加皮12g，远志9g，丹参9g，合欢皮12g，火麻仁9g，薏苡仁15g，首乌藤12g，酸枣仁12g，甘草3g，谷芽、麦芽各9g。7剂，水煎服。

五诊：2004年6月9日。上午痛轻，下午痛重，血压仍高，今天开始用蒸敷方热敷，内服滋胃平肝、养心安神之剂。

处方：枸杞子9g，野菊花6g，生地黄12g，山茱萸12g，牡丹皮9g，茯苓12g，泽泻9g，怀山药12g，珍珠母12g，丹参9g，生甘草3g，火麻仁9g，熟大黄6g，延胡索9g。7剂，水煎服。

【按语】临床许多中老年患者急性的腰痛都是很轻微的腰部动作诱发，大多是腰椎退变急性发作所致。李国衡先生认为，损伤是直接原因，急则治其标，目标就是镇痛，以活血化瘀为主，处方是参照桃红四物汤和复元活血汤的结构，加安神之品，可有助于止痛。急性症状好转后，以调理为主，滋胃平肝，养心安神。筋病之疼痛，李国衡先生喜从肝论治。

案5　熊某，男，55岁。初诊时间：1974年8月22日。

病史：患者于4月初感到腰痛，伴两下肢无力，大腿酸痛，感觉减退，行走时两足不能踏平，左右摇摆，步态不稳，上下楼困难。全身症状不明显。X线摄片示胸腰椎广泛增生。

检查：胸椎轻度后凸，腰椎活动限制，直腿抬高在60°左右。腰骶试验有疼痛感，腰部骶棘肌及臀部肌肉有压痛，两大腿前侧感觉减退，跟、膝反射活跃，行走时两下肢有牵拉感，左右摇摆。

诊断：胸腰椎增生性脊柱炎。

治法：以局部治疗为主（因其肝功能不正常）。先用"洗浴方"，9月份开始手法治疗和导引锻炼，每周3次，6周为1个疗程。11周后复查，双下肢牵拉感明显改善，全身感到轻松，但腰椎两侧、双下肢内外侧有广泛性压痛点。开始第2个疗程，至12月底与神经内科共同复查：双下肢牵拉疼痛基本消失，其他压痛点也消失，步态已稳健，上下楼行动方便，结束治疗。

1年后随访，患者一直工作，未见反复。

【按语】本病例因患者肝功能不正常，故以局部治疗为主。这在临床上是极为普遍的情况，还有许多患者不愿或不便服用中药，这时候就需要变通。魏氏伤科治疗本病四法：中药内服、外用、手法、导引，有三种是属于外治，"洗浴方"是腰脊胸腔洗方，功效是止痛、祛风、活血通络，主治跌打损伤、腰脊胸腹等处肿胀疼痛、筋缩、关节活动不利。

第三节　骨质疏松症医案

中医学无骨质疏松症这一病名，但根据牙齿松动、骨骼疼痛、骨折发生及腰背疼痛等症状，本病归属于"骨痿"和"骨痹"等范畴。《素问·痿论》云："肾气热，则腰脊不举，骨枯而髓减，发为骨痿。"又云："肾者，水脏也，今水不胜火，则骨枯而髓虚，故足不任身，发为骨痿。"指出肝肾阴虚，骨髓失养，可发骨痿。中医学认为，骨痹、骨痿又与肾精不足、脾肾亏损、肝郁血虚、气血不足、气滞血瘀等密切相关。

魏氏伤科认为，肾虚为本，脾虚、肝郁、肝虚和血瘀互为影响，病机关键为脾肾虚损。肾受五脏六腑所传之精而封藏之，充养于骨，涵养于骨，对骨的生长发育和维持骨的成分结构正常具有重要作用。肾气衰则精液亏，不能充养骨髓，以致骨质疏松，痿软无力。同时脾肾密切相关，肾为先天之本，脾为后天之本，两者互相滋养，互为所用。肾虚阳气衰弱，则脾失温煦而运化失权；脾虚生化乏源，则五脏之精少而肾失所藏，骨质失养，变生此病。就骨痿、骨痹血瘀病因而言，亦多因肾虚元气不足，无力推动血行，以致气虚血瘀；或肾阳不足，不能温养血脉，致寒凝血瘀；或脾胃虚弱，气血生化不足，气虚血少，脉道不充而致血瘀不行，筋骨失于濡养，髓少骨松。

骨痿的腰脊不举就是腰部不能挺直过伸。骨质疏松症的主要特征"圆背"畸形与腰脊不能挺直是一致的。其原因是"肾气热"，肾水不足，阳盛阴消，阴液内损所致。近代医学对本病的成因说法尚不一致，但有人认为与性腺内分泌有关，女性激素治疗有一定的作用。

本病以女性多见，除"圆背"畸形外，腰背疼痛可传至大腿部，或沿着坐骨神经向下扩散，这种疼痛与体位活动有关，卧床休息可减轻，行走劳累即加重，不能久立久坐。突然弯腰和颠簸震动能引起椎体压缩骨折。如有骨折，局部可有轻微后突，压痛明显，肢体沉重，不能平卧，喜欢侧卧，腰部伸屈及旋转活动受限。X线摄片有明显骨质改变。

案1　朱某，女，59岁。初诊时间：1977年11月2日。

病史：患者2年前感腰背痛，冬季症状加重，不能起床和久坐久立，头晕，耳鸣，记忆力及视力减退，口干，精神萎靡。X线摄片示脊柱骨质疏松，T7、T8轻度楔形改变，经过多种治疗效果不显。

检查：胸腰椎部轻度后突，T7、T8有压痛，腰背酸痛，活动限制。舌质偏红，苔薄腻，脉细。

诊断：脊柱骨质疏松症，T7、T8病理性压缩骨折。

辨证：肝肾两虚。

治法：以整体治疗为主，结合腰部肌肉锻炼，内服滋补肝肾方药。

处方：生地黄12g，怀山药9g，川续断9g，巴戟天9g，枸杞子9g，肥知母6g，桑寄生9g，仙灵脾9g，女贞子9g，盐黄柏9g，补骨脂9g，生甘草3g。

上方随症加减，连服42剂，腰背酸痛已明显改善，但口干、头痛、视力模糊，再以六味地黄汤加玉竹、珍珠母、桑椹、石决明、女贞子等以清热平肝，继服 42 剂。

至 1978 年 4 月，症状基本消失，结束治疗。在内服中药的同时应将药渣捣烂，放在布袋内蒸热做局部热敷。

1981 年 4 月随访，冬季腰背仍有些酸痛，但影响不大，平时无明显症状，可单独行走 30 分钟以上；原来屈背弯腰，现能挺直，腰部活动前屈 90°，后伸 25°，左右侧屈 35°。

【按语】病理性压缩骨折是骨质疏松症的主要危害，很容易成为长期慢性的腰背疼痛。从临床来看，骨质疏松症以肝肾阴虚最为多见，本病例即是如此。口干、舌质偏红、脉细便是明证。但是肝肾阴虚也不是仅仅阴虚，往往是阴阳两虚，而阴虚更为明显。生地黄、山药、知母、黄柏，即是知柏地黄汤之意；枸杞子、女贞子、桑椹，俱为果实，补肾精、益精血；巴戟天、仙灵脾、补骨脂缓补肾阳，以阴阳互根互用、善补阴者必阳中求阴。本病例虽然以疼痛为主，但是并未用理气活血止痛之药，正是按照"谨守病机，各司其属"的原则。而结合腰部肌肉锻炼更是保持疗效长久必不可少的一环。

案 2 包某，女，67 岁。初诊时间：1998 年 2 月 20 日。

主诉：劳累后腰酸背痛半年。

病史：患者 1997 年 8 月因抱孩子和家务劳累，以及坐车颠震后，出现腰酸背痛，上下楼梯腰腿无力，不能久坐、久走。心悸不寐。X 线摄片示脊柱骨质疏松，L2 ～ L4 有轻度压缩改变，T11、T12 椎体亦有压缩，骨质增生。CT 检查示 L5 ～ S1 椎间盘膨出伴椎管狭窄。

检查：面色萎黄，精神不振。腰背部有轻度后突，胸椎与腰椎广泛性压痛，腰部不能挺直，两侧肌肉僵硬。右侧臀部及小腿亦有酸痛，直腿抬举轻度受限。脉细，舌质红。

诊断：骨质疏松症。

辨证：肝肾亏虚，心神失养。

治则：养心安神，滋补肝肾。

处方：酸枣仁9g，柏子仁9g，首乌藤9g，制黄精12g，川续断9g，杜仲9g，桑寄生9g，女贞子9g，楮实子9g，延胡索9g，合欢皮9g，枸杞子9g，鹿衔草9g，白术9g，甘草3g。28剂，水煎服。

另以腰围固定，腰部导引锻炼。

二诊：1998年3月17日。腰部除晨起较痛以外，平时疼痛明显减轻，心悸不寐明显改善，胃纳尚佳，肢体乏力。再予以益气健脾，滋补肝肾。

处方：生晒参6g（另煎），怀山药9g，白术9g，女贞子9g，楮实子9g，茯苓9g，枸杞子9g，川续断9g，杜仲9g，桑寄生9g，合欢皮9g，鹿衔草12g，延胡索9g，六神曲6g，陈皮6g，酸枣仁12g，川牛膝9g，甘草3g。

三诊：1998年4月14日。继服4周，腰腿疼痛已不明显，能上下楼梯和操持家务，冬令服用膏方。

【按语】患者为较典型的老年性腰腿痛，病因比较复杂，主要是骨质疏松引起。患者伴有心悸不寐，乃心神失养之故，故初诊在滋补肝肾的基础上，加酸枣仁、柏子仁、首乌藤、合欢皮，以养心安神。二诊疼痛明显减轻，心悸不寐明显改善，见肢体乏力，则减安神药，加益气健脾之品。此病欲治，非一日之功，如条件允许，冬令服用膏方是一种较好的选择。除尚须注意长期调补以外，坚持导引锻炼十分重要，劳逸结合。腰背疼痛患者，可配合"撑弓导引"锻炼，每日2次，每次20～30下。

骨质疏松症患者在治疗的同时应注意均衡饮食，增加钙质、蛋白质等的摄入，适当增加户外日照下活动时间，并预防跌倒。

案3　顾某，女，57岁。初诊时间：1992年7月11日。

主诉：腰背部疼痛3个月。

病史：3个月前患者感到腰背部疼痛，无明显外伤史，劳累后症状加剧，曾以劳伤治疗，内服中药、外敷膏药，未见好转。

检查：脊柱正中，腰部活动正常，脊柱胸腰椎多处压痛。舌质淡，苔薄白，脉细。X线摄片：腰椎椎体骨小梁稀疏。

诊断：腰痛，骨质疏松症。

辨证：气血两亏，肝肾不足。

治则：益气养血，补益肝肾。

处方：党参 12g，白芍 9g，当归 9g，枸杞子 9g，女贞子 9g，楮实子 9g，合欢皮 9g，首乌藤 12g，鹿角粉 3g（吞），延胡索 9g，川续断 9g，杜仲 9g，桑寄生 9g。14 剂，水煎服。

二诊：1992 年 8 月 5 日。腰部仍感疼痛，口干，舌质偏红，苔净，脉细缓。治宜益气滋肾，强壮筋骨。

处方：党参 12g，黄芪 12g，制何首乌 12g，制黄精 9g，生地黄 12g，泽泻 6g，茯苓 9g，怀山药 9g，山茱萸 6g，牡丹皮 4.5g，桑寄生 9g，女贞子 9g，大枣 5 枚。7 剂，水煎服。

三诊：1992 年 8 月 25 日。腰部仍有疼痛。检查：腰部活动无受限，无明显压痛。面色黄，苔薄腻，脉细。再拟健脾益肾之剂。

处方：丹参 9g，白芍 9g，陈皮 6g，生地黄 12g，茯苓 9g，川续断 9g，制黄精 9g，怀山药 9g，杜仲 9g，桑寄生 9g，枸杞子 9g。14 剂，水煎服。

四诊：1992 年 9 月 25 日。腰部疼痛好转。检查：左侧腰部有压痛，腰部活动正常，面色黄，舌质淡，苔薄白，脉细缓。再拟二仙合六味地黄汤加减。

处方：仙茅 9g，仙灵脾 9g，巴戟天 9g，女贞子 9g，楮实子 9g，枸杞子 9g，生地黄 12g，山茱萸 6g，怀山药 9g，杜仲 9g，桑寄生 9g，川续断 9g，广陈皮 6g。14 剂，水煎服。

五诊：1992 年 10 月 20 日。腰背部无明显疼痛。检查：腰部无明显压痛，腰部活动正常。舌质淡，苔薄白，脉细。续用前法巩固治疗，原方 14 剂，水煎服。嘱患者卧板床，饮食注意补充钙质。

年后复诊，述偶有腰背痛。

【按语】本案患者初诊腰背疼痛、舌质淡、苔薄白、脉细，属气血两亏，肝肾不足，以党参、白芍、当归益气养血；川续断、杜仲、桑寄生、枸杞子滋肾；鹿角粉为血肉有情之品，可温补肝肾，合以楮实子，则加强壮筋骨之功效。二诊口干，舌质偏红，苔净，滋补肾阴为宜。三诊面色黄，苔薄腻，重在健脾益肾；四诊面色黄，苔薄白，则拟平补阴阳。

第四节　骨坏死医案

中医学将骨坏死归属于"骨痹""骨蚀"的范畴。魏氏伤科认为本病多因应用激素类药物，耗伤津液，络脉阻隔，阴虚内热，热气犯肾，水不胜火，精气不能充分营养骨髓，而致骨蚀，关节不利作痛，或损伤后筋脉损伤，瘀血阻滞，络脉不通，而致骨痹作痛，行动不利。临床也可见寒湿、湿热阻络，结于关节；肝肾亏损，骨失所养而致病。

临床常见的骨坏死以股骨头、腕骨常见。股骨头坏死是一个病理演变过程，初始发生在股骨头的负重区，应力作用下坏死骨骨小梁结构发生损伤，即显微骨折及随后针对损伤骨组织的修复过程。造成骨坏死的原因不消除，修复不完善，损伤—修复的过程继续，导致股骨头结构改变，股骨头塌陷、变形，关节炎症，功能障碍。股骨头坏死会引起病痛、关节活动和负重行走功能障碍。

股骨头坏死病因不外两种：一种发生在股骨颈骨折复位不良的愈合，股骨头内的负重骨小梁转向负重区，承载应力减低，出现应力损伤，故坏死总是发生在患者骨折愈合，负重行走之后。另一种是骨组织自身病变，如最常见的慢性酒精中毒或使用糖皮质激素引起的骨坏死。

李国衡先生对本病的中医药治疗采用下述方法。

内服药物：①阴虚内热：治宜养阴生津、活血通络，常用方：加味增液汤，处方组成：生地黄、麦冬、玄参、知母、赤芍、白芍、丹参、川牛膝、延胡索、土鳖虫、留行子、毛冬青、甘草。②瘀血阻滞：治宜活血化瘀、理气通络，常用药物：落得打、丹参、川芎、当归、留行子、川牛膝、青皮、陈皮、枳壳、桃仁泥、土鳖虫、路路通、大枣、甘草。疼痛明显、活动受限、全身无明显虚象者，可加三棱、莪术；病程日久，全身伴有体倦乏力等虚证，加党参、白术、河车粉。③寒湿阻络：治宜散寒除湿、温经通络，常用方：蠲痹汤合麻桂温经汤加减。④痰热阻络：治宜清热化湿、化痰通络，常用方：温胆汤合四妙丸，或宣痹汤加减。⑤肝肾亏损：偏肝肾阳虚者，治宜温阳补肾通络，常用方：金匮肾气丸或右归丸加减；偏肝肾阴虚者，治宜滋阴补肾通络，常用方：六味地黄丸合健步虎潜丸加减。

外用药物：①散瘀通络洗方：祛瘀生新、活血通络，处方组成：当归、红花、骨碎补、紫草、扦扦活、苏木、桂枝、路路通、乳香、没药、川牛膝、紫荆皮。煎水局部热敷，每日2次，每次30分钟左右。②蒸敷方：髋部热敷，每日2次，每次30～40分钟。

手法治疗：本病手法治疗主要针对髋部有内收肌痉挛、压痛者，手法以按揉、平推内收肌及阔筋膜张肌、髂胫束为主：①患者取仰卧位，医者弹拨按揉患者髋外侧肌群，然后用一手小鱼际肌从髋外侧大粗隆上部沿髋、大腿外侧向下平推至膝外侧。②将患侧髋关节轻度屈曲外旋，医者一手大鱼际肌或小鱼际肌按揉疼痛痉挛之内收肌，上下来回移动按揉。上述两步手法作为一节，连做3～5节为1次手法，每周2～3次，6～8周作为1个疗程。

导引：①抱膝导引：如单侧发病，患者仰卧位，医者双手抱握其患膝前部，一松一紧尽可能屈曲患者髋关节，每次20～30下，每日2次，如两侧疼痛，则双膝同样操作。②单展膝、双展膝导引：患者仰卧位，屈髋，一侧或两侧髋关节同时外展，每次20～30下，每日2次。

案1 施某，男，42岁。初诊时间：2001年2月14日。

主诉：右膝疼痛、右髋活动受限4个月。

病史：患者4个月前发现右膝疼痛，右髋活动受限，负重时局部有疼痛感。患者曾因眼睛疾病使用激素。

检查：体胖，右下肢跛行，右髋无明显畸形，"4"试验阳性，外展、内屈活动均受限。脉苔佳。

诊断：股骨头坏死。

辨证：血脉瘀滞，骨失所养。

治则：活血通脉。

治法：中药内服、外用；平时宜用双拐杖，并控制体重。

（1）外用药：蒸敷方10包。

（2）内服方：当归9g，川芎9g，丹参9g，土鳖虫4.5g，虎杖根9g，落得打9g，生地黄12g，知母9g，甘草3g，川牛膝9g，王不留行9g，鸡血藤9g，延胡索9g，茯苓9g，制何首乌12g，广陈皮6g，大枣6枚。28剂，水煎服。

二诊：2001年3月31日。负重时疼痛已见减轻，关节活动较前稍灵活。自带CT片示两股骨头无菌性坏死，右侧明显。苔薄腻，脉平。继续中药内服、外用治疗，行走时必须用双拐。

外用药：蒸敷方共10包。

内服方：当归9g，川芎6g，土鳖虫6g，落得打9g，王不留行9g，牛膝9g，毛冬青9g，鸡血藤12g，延胡索9g，何首乌9g，甘草3g，杭白芍9g，茯苓9g，陈皮6g。30剂，水煎服。

三诊：2001年6月5日。X线摄片、CT检查示左侧股骨头尚属正常，右侧股骨头仍有坏死现象，伴有双骨片，右髋患肢短，兴氏线有改变。脉速，苔薄腻，舌质偏红。"4"字试验双侧限制，屈髋活动尚可。继续外用蒸敷方，配合内服活血通脉药物。

内服方：全当归9g，南川芎6g，炒丹参9g，鸡血藤12g，王不留行9g，生黄芪9g，制何首乌9g，路路通9g，毛冬青9g，川牛膝9g，延胡索9g，云茯苓9g，生甘草3g，楮实子9g，川续断9g，土鳖虫6g，川红花9g，大枣6枚，谷芽、麦芽各12g。14剂，水煎服。

四诊：2001年7月9日。右髋活动比以前有好转，舌质偏红，脉平。以上方加减。

处方：当归9g，南川芎6g，炒丹参9g，鸡血藤12g，王不留行9g，毛冬青9g，生黄芪9g，制何首乌9g，牛膝9g，土鳖虫6g，川红花9g，大枣 6 枚，谷芽、麦芽各 12g。14 剂，水煎服。

五诊：2001 年 10 月 16 日。髋关节 X 线摄片示双侧股骨坏死较前轻，无菌性坏死略有改善。舌质偏红，脉平。再拟活血通脉之剂。

处方：生地黄 12g，肥知母 9g，生甘草 3g，制何首乌 12g，全当归 9g，南川芎 9g，丹参 9g，杭白芍 12g，王不留行 9g，鸡血藤 9g，毛冬青 12g，牛膝 9g，土鳖虫 6g，川续断 9g，云茯苓 9g，大枣 6 枚，生薏苡仁 12g，丝瓜络 9g，谷芽、麦芽各 9g。28 剂，水煎服。

【按语】本病临床多与激素应用有关，股骨头坏死或为应用激素治疗各种疾患的并发症，其发病机制主要涉及股骨头血供障碍，骨内压增高，高脂血及脂栓形成等，血供障碍是直接原因。本例患者一般情况良好，脉苔佳，在无明显脏腑气血失调的情况下，治疗原则就是活血通脉。王不留行和毛冬青均能活血通脉，是李国衡先生治疗骨缺血坏死的喜用药对。

案 2 朱某，男，49 岁。初诊时间：2001 年 3 月 31 日。

病史：患者左髋股骨颈陈旧性骨折已有 20 多年，当时外院手术治疗，因早期下地致局部畸形愈合。自带 X 线片：左股骨头无菌性坏死，关节间隙变狭，局部广泛增生。

检查：左下肢缩短，髋关节活动明显受限，腰肌萎缩，行走疼痛、跛行。舌暗苔薄，脉细。

诊断：左股骨头无菌性坏死；髋关节骨关节炎。

辨证：瘀血阻络，骨失所养。

治则：活血化瘀止痛。

治法：建议手术，配合内服中药。

处方：当归 9g，丹参 9g，川芎 6g，土鳖虫 6g，延胡索 9g，牛膝 9g，陈皮 6g，山药 9g，生白术 12g，焦山楂、焦神曲各 9g，落得打 9g，甘草 3g，王不留行 9g，鸡血藤 12g，谷芽、麦芽各 12g，路路通 9g，大枣 6 枚。14 剂，水煎服。

二诊：2001 年 5 月 25 日。自觉服药后疼痛稍有减轻，舌苔腻，脉速，屈髋 75°，"4"字试验阳性。继续健脾活血通脉治疗，同时卧床屈髋导引。

处方：广陈皮 6g，当归 9g，王不留行 9g，延胡索 9g，生白术 12g，川芎 6g，落得打 9g，牛膝 9g，山药 9g，丹参 9g，鸡血藤 12g，甘草 3g，焦山楂、焦神曲各 9g，土鳖虫 6g，毛冬青 9g，何首乌 9g，太子参 15g，谷芽、麦芽各 12g，大枣 6 枚。14 剂，水煎服。

三诊：2001 年 6 月 8 日。上次服药后自觉症状有好转，但髋部导引后酸痛又加剧，脉速，苔白薄腻。

处方：炒白术 12g，山药 9g，焦山楂、焦神曲各 9g，太子参 15g，当归 9g，川芎 6g，丹参 9g，土鳖虫 6g，王不留行 9g，牛膝 9g，毛冬青 9g，西红花 3g，制何首乌 9g，延胡索 9g，甘草 3g，谷芽、麦芽各 12g，合欢皮 9g，珍珠母 12g（先煎），杭白芍 9g，杭白菊 9g。14 剂，水煎服。

四诊：2001 年 7 月 12 日。X 线片示左股骨头坏死现象改善，脉稍数，苔腻，亦见滑，血压偏高。治宜健脾活血通脉。

处方：太子参 15g，炒丹参 9g，毛冬青 9g，骨碎补 9g，生白术 12g，全当归 9g，王不留行 9g，络石藤 12g，怀山药 9g，川芎 6g，云茯苓 9g，藿香 9g，焦山楂、焦神曲各 9g，杭白芍 9g，杭白菊 9g，谷芽、麦芽各 12g，川牛膝 9g，土鳖虫 6g，珍珠母 12g（先煎），炒延胡索 9g。14 剂，水煎服。

【按语】股骨头坏死是股骨颈骨折常见的后遗症，一般建议进行全髋置换手术。但还是有不少患者不愿进行手术。李国衡先生进行中药内服的总体原则不外活血化瘀，但是还要根据情况配合健脾、补肾、平肝。

案 3 谢某，女，59 岁。初诊时间：2003 年 4 月 1 日。

病史：患者右髋关节疼痛已有数年，2002 年 11 月 27 日 MRI 检查示髋骨关节炎，股骨头无菌性坏死，右髋关节间隙内微量积液。嘱手术治疗，患者拒绝，要求保守治疗。外地服用中药 1 年，疗效不显著。两手指晨僵，耳鸣，有时嗳气，类风湿因子原来 59.3IU/L。近期检查血沉 17mm/h，类风湿因子正常。

检查：右髋跛行步态，腹股沟压痛，屈髋75°，"4"字试验阳性。脉弦，舌质淡。

诊断：股骨头无菌性坏死，髋骨关节炎。

治则：益气活血通脉，调和脾胃。

处方：太子参15g，云茯苓9g，炒白术9g，生甘草3g，制何首乌12g，全当归9g，炒丹参9g，杭白芍12g，南川芎9g，王不留行9g，毛冬青9g，鸡血藤9g，怀牛膝9g，炒延胡索9g，广陈皮6g，六神曲9g，焦谷芽、麦芽各9g，炒酸枣仁9g，绿梅花3g，合欢皮12g，佛手片4.5g，炒薏苡仁12g。14剂，水煎服。

二诊：2003年4月15日。自觉局部疼痛已有减轻，活动比以前有增加，体重已减轻，脉弦，舌质淡。

处方：太子参15g，茯苓9g，白术9g，甘草3g，当归9g，丹参9g，白芍12g，川芎9g，王不留行9g，毛冬青9g，鸡血藤9g，制香附9g，广陈皮6g，焦山楂、焦神曲各9g，炒薏苡仁12g，合欢皮12g；制何首乌12g，黑稽豆12g，阿胶6g（冲）。14剂，水煎服。

三诊：2003年4月25日。嗳气已消，左侧耳鸣，脉稍弦，苔净。再宜益气活血、通脉和胃。

处方：生黄芪15g，太子参15g，云茯苓9g，炒白术9g，全当归9g，川芎9g，杭白芍12g，炒丹参9g，王不留行9g，毛冬青12g，鸡血藤9g，川牛膝9g，路路通9g，制何首乌12g，广陈皮6g，合欢皮12g，怀山药9g，谷芽、麦芽各9g，汉防风9g，陈阿胶6g（冲），甘草3g。30剂，水煎服。

四诊：2003年11月27日。大便近日干结，仍有嗳气，右髋关节活动正常，膝关节活动尚可，过多行走仍感疼痛，脉平，苔薄腻。在当地检查，有轻度脂肪肝。再宜调和脾胃、活血通络。

处方：太子参15g，生白术9g，云茯苓9g，山药12g，陈皮6g，八月札9g，佛手片4.5g，清半夏9g，桑椹9g，白蔻仁12g，焦山楂、焦神曲各9g，当归9g，白芍12g，王不留行9g，鸡血藤9g，牛膝9g，合欢皮

12g，枸杞子 9g，甘草 3g。30 剂，水煎服。

另注意保暖，每日 2 次少量行走活动，饮食注意减少高脂食物。

五诊：2003 年 12 月 18 日。右侧髋膝疼痛缓解，但不耐久立久行，仍有嗳气，舌脉同前，再宜调和脾胃、活血通络。

处方：广陈皮 6g，炒枳壳 6g，佛手片 4.5g，旋覆花 9g，代赭石 12g，绿梅花 9g，焦山楂、焦神曲各 9g，当归 9g，丹参 9g，白芍 12g，牛膝 9g，合欢皮 12g，鸡血藤 12g，王不留行 9g，毛冬青 9g。14 剂，水煎服。

【按语】本案李国衡先生治以益气活血通脉、调和脾胃。从用药来看，与其经验方"益气通脉汤"（生黄芪、太子参、白芍、川芎、枸杞子、女贞子、桑椹、稽豆衣、制何首乌、杭甘菊、炮山甲、毛冬青）很相似。"益气通脉汤"主要针对椎动脉型颈椎病，此案在该方基础上加强活血之力，当归、丹参、白芍、川芎、王不留行（代甲片）、毛冬青、鸡血藤、怀牛膝均有活血作用，同时用异功散加焦楂曲、薏苡仁调和脾胃。后因患者有脂肪肝，加用八月札、佛手片、清半夏理气化痰。

第五节　骨痈疽医案

陆某，男，40 岁。初诊时间：2005 年 4 月 11 日。

主诉：右小腿外伤肿痛半年。

病史：患者去年右下肢被压伤，诊断为胫腓骨骨折，经过两次手术，骨折未愈，小腿一直肿痛，至今仍外固定。自带 X 线片示右小腿胫腓骨下段骨折，对位对线均差。

检查：右下肢小腿支架固定，局部皮肤略肿，皮肤色深有感染。脉平，苔薄腻。

诊断：陈旧性小腿胫腓骨骨折，骨不连接伴骨髓炎。

辨证：脾虚血滞，骨失所养。

治则：健脾长骨，活血通络。

治法：中药内服，并拄拐杖行走，不负重。

处方：落得打 12g，骨碎补 9g，川续断 9g，补骨脂 12g，牛膝 9g，当归 9g，白芍 12g，土鳖虫 9g，焦山楂、焦神曲各 9g，陈皮 6g，丹参 9g，生甘草 3g，太子参 12g，金银花 9g，谷芽、麦芽各 9g，大枣 6 枚。14 剂，水煎服。

二诊：2005 年 5 月 18 日。期间曾换方 1 次，现右小腿疼痛减轻，但睡眠较差。X 线片复查显示骨折线骨痂稍有增生，局部皮肤愈合良好，脉平，苔腻。再宜健脾长骨安神。

处方：广陈皮 9g，生白术 9g，怀山药 9g，炒薏苡仁 15g，骨碎补 9g，续断炭 9g，落得打 9g，土鳖虫 6g，补骨脂 9g，全当归 9g，杭白芍 9g，焦山楂、焦神曲各 9g，炒丹参 9g，太子参 15g，生甘草 3g，谷芽、麦芽各 9g，抱茯神 12g，炒酸枣仁 9g。14 剂，水煎服。

【按语】骨痈疽是指由化脓性细菌、寄生虫、病毒侵入骨、关节，引起的化脓性感染性病变，中医认为是营卫不和，邪热壅聚，化腐成脓所致。骨组织的化脓性感染，称为化脓性骨髓炎；关节的化脓性感染，称为化脓性关节炎。胫腓骨骨折手术后出现骨髓炎、骨不连，都是非常棘手的问题。本例处方是续骨活血汤（魏氏验方）加减而成，其主要功效是长骨、活血、祛瘀、止痛。对于骨髓炎并未特别用药，只是用一味金银花，符合一般对于骨髓炎用药的习惯。但是首诊 1 个月后，患者疼痛减轻，局部皮肤愈合良好，X 线片复查显示骨折线骨痂稍有增生，是非常可喜的效果。有人认为骨痈疽的根本就是瘀血不去，聚而化热，瘀血去，则邪热自散。

第九章　脊柱相关疾病

第一节　脊柱相关疾病概述

脊柱疾病是临床常见病。脊柱作为人体直立的支柱，既承担将头和躯干的载荷传递到骨盆，保护脊髓的功能，又要提供人体在三维空间中的生理活动。而脊柱为了维持其生物力学功能，又必须依靠脊柱本身稳定，而这离不开提供脊柱内在稳定的脊柱韧带、椎间盘及肌肉组织等。临床上如果这些组织病变或失调，则会发生相应的脊柱疾病。

所谓脊柱相关疾病是由于椎周软组织损伤、小关节错位、增生退变及脊柱周围组织的无菌性炎症，刺激和压迫了脊神经、内脏神经所出现的一系列证候群，但发生疾病的脏器或组织均与脊柱相互分离且有各自的功能。

脊柱相关疾病是由于脊柱即周围软组织应力异常，通过以下3个途径引发疾病：①刺激或者压迫附近的植物神经（神经根、交通支），从而影响所支配脏器的功能（增强或减弱）。②刺激或者压迫附近血管，引起该血管供血区缺血症状。③刺激或者压迫附近的脊神经，从而间接影响所支配脏器的功能。

追根溯源，关于脊柱相关疾病的诊断及治疗，中医学早就有相关的论述。中医学的经络学说其实早就揭示了脊椎和发生疾病的脏器或组织的联系，最为常见的就是督脉和足太阳膀胱经。针灸、按摩，或者外用中药作用于四肢、躯干的腧穴，就是治疗脊椎相关疾病的传统方法。

在诸多脊柱相关疾病的专著中，将脊椎相关疾病的范畴扩展得很大，不仅仅是骨伤科常见的颈肩腰腿痛，还包括循环、呼吸、消化、神经、内分泌、免疫等多系统的病症。在此，我们仅仅取其中在骨伤科临床常见的一些疾病，如颈椎病、腰椎间盘突出症、腰椎管狭窄症来进行讨论。

如果我们认同脊柱相关疾病的根本原因是脊柱及周围软组织的应力异常，经络、腧穴是联系肢体脏腑内外的通道，那么中医学治疗颈椎病、腰椎间盘突出症等疾病的依据就非常充分。魏氏伤科的手法、导引主要就是解决脊柱及周围软组织的应力异常；而中药内服主要是调整脏腑的功能，以使其阴阳恢复平衡；外用药则通过肢体腧穴疏经通络，使气血流通。

李国衡先生对诸多脊柱相关疾病的治疗，突出魏氏伤科传统治疗特色，理法方药、手法、导引，治疗手段多样。根据不同疾病或疾病的不同阶段灵活运用，临床多有效验。

第二节　颈椎病医案

李国衡先生认为，颈椎病的发病既有内因，也有外因，也有损伤等因素。内因多属肝肾不足；外因则多为风寒湿外邪侵袭，或留注经络，或结凝骨节，气血不得通畅。长期伏案工作等强制体位，使血脉不和，颈部韧带、肌肉、关节囊产生疲劳，或因各种扭挫伤，均可造成本病的发生。

从临床来看，李国衡先生认为本病虚证者较多见，以肾阴虚为主，或伴有气血不足，也有虚中夹邪者，少数病例虚证并不明显。肾阴虚者以六味地黄汤主之，若伴有头晕者，则以杞菊地黄丸主之。阴虚及阳者以六味地黄汤加仙茅、仙灵脾。气血不足者可用枸杞子、女贞子、桑椹、功劳子等，或者用八珍汤加味。若伴有外邪，可根据风、寒、湿的不同表现，选用羌活胜湿汤、麻桂温经汤、防己茯苓散等方药。如果虚证并不明显，而局部有严重疼痛，可选用理气活血化瘀方药。此外，还必须结合全身情况，如头晕、头痛、耳鸣、健忘、心悸、不寐、纳呆、胸闷、尿频、乏力等，随症加减。

外用药物为颈项洗方：兔儿酸 12g，桂枝 9g，刘寄奴 12g，五灵脂 9g，伸筋草 15g，秦艽 12g，川红花 9g，苏木 6g，桑寄生 12g，紫藤枝

9g, 大小蓟各 9g, 乳香、没药各 12g。上药装入布袋内, 放入锅中加水煮沸, 用两块毛巾轮流热敷颈部, 每日 2 ～ 3 次, 每次 30 分钟, 每一剂药可用 2 ～ 3 天。

李国衡先生对本病的治疗多同时应用手法, 包括常规手法, 即颈椎病基本手法: ①拿肩井部, 拇指点揉肩中俞。②头部牵提及旋转和侧屈活动。③搓揉颈部两侧项肌、胸锁乳突肌及斜方肌上部。④拿、按揉颈、肩、背部三角区域。⑤侧屈推颈部。⑥点揉合谷、缺盆穴。上述六步手法依次完成为一节, 连做 3 节, 为一次手法总量。每周 2 ～ 3 次, 4 ～ 6 周为 1 个疗程。

手法乃本病重要治疗手段, 临床应用突出常法与变法的结合。李国衡先生强调手法要集中在主要痛点部位及有关穴位施行。先要摸清痛点以利于手法的进行。痛点部位多在相应颈椎病变节段的两侧, 常见的为 C4 ～ C5、C5 ～ C6、C6 ～ C7 两侧。颈枕痛者痛点多为脑空穴（枕外隆突下方）、风池穴、风府穴; 颈肩痛者痛点多为肩井穴、肩中俞穴（斜方肌上部）、肩髃穴（肱二头肌）、天宗穴（肩胛下肌）、膏肓穴（菱形肌）等部位。

神经根型颈椎病除药物、手法治疗之外, 魏氏伤科十分重视导引方法, 采用的颈椎病导引方法为系列导引, 包括"回头望月牵引"（颈椎水平位左右旋转活动）、"俯仰头导引"（颈椎屈伸活动）、"侧头导引"（颈椎左右侧屈活动）、"侧斜转头导引"（颈椎左右旋转后伸活动）, 以及综合上述导引方法的"文章导引"（颈椎旋转动作, 因动作类似读文章时在得意情况下自动摇转头部姿态而名）。上述导引可单独一种练习, 或数种同时练习。李国衡认为, 人体阳经均通过颈部上注于头, 通过前屈、后伸及侧屈等方向活动, 以左引右, 以右引左, 促进颈部经气运行, 活血通络。导引使项肌得到一定的功能活动, 颈椎的大小关节、韧带张力逐步恢复新的平衡。

一、颈型颈椎病

案 1　吴某, 男, 43 岁。初诊时间: 2000 年 8 月 13 日。

主诉: 颈部酸痛年余。

病史：患者颈部酸痛已有年余，偶有小指麻木，夜寐差。有早搏发作史。

检查：颈椎活动佳，霍夫曼征阴性，无肌萎缩，肌力佳。血压偏高，146/90mmHg；颈椎 MRI：C3～C4、C4～C5、C5～C6 椎间盘退变。脉弦，苔质偏红。

诊断：颈椎早期退变。

辨证：肾虚肝旺。

治则：平肝，滋肾，养心安神。

处方：枸杞子 9g，杭甘菊 9g，生地黄 9g，山茱萸 9g，怀山药 9g，延胡索 9g，牡丹皮 4.5g，丹参 9g，杭白芍 9g，甘草 3g，柏子仁 9g，珍珠母 9g（先煎），生白术 9g，制何首乌 9g，葛根 9g，谷芽、麦芽各 9g。20 剂，水煎服。

二诊：2000 年 9 月 27 日。服药后颈部无明显不适，今日锻炼劳累出现心悸，自觉有早搏，睡寐时好时坏，脉速，苔白薄腻，舌质红。再拟原方出入。

处方：珍珠母 12g（先煎），野菊花 9g，枸杞子 9g，生地黄 12g，丹参 9g，石决明 9g（先煎），生白术 12g，茯苓 9g，六神曲 6g，甘草 3g，酸枣仁 9g，青龙齿 12g，合欢皮 12g，柏子仁 4.5g，薏苡仁 15g，谷芽、麦芽各 9g。14 剂，水煎服。

三诊：2001 年 8 月 5 日。两肩关节活动检查：拇指反背，左 L2，右 L1。原有高血压，舌苔薄腻，脉平，偶有结代。再宜调和肝脾，并进行内科检查。

处方：珍珠母 12g（先煎），野菊花 9g，生白术 9g，茯苓 9g，藿香 6g，焦山楂、焦神曲各 9g，炒陈皮 6g，杭白芍 9g，丹参 9g，首乌藤 12g，合欢皮 12g，大枣 6 枚。14 剂，水煎服。

【按语】肾虚肝旺是临床很常见的证型，以老年人居多。本病例虽然年轻，亦见此证。滋肾平肝用杞菊地黄丸加减，再配柏子仁、珍珠母、何首乌养心安神；芍药、甘草合葛根缓急止痛，舒筋解肌，是李国衡先生常用于颈椎病的组合。二诊因症状缓解，重在心悸、睡寐时好时坏，属于肝脾不和，故治疗以调和肝脾为主，这也体现李老辨证的灵活性。

案2　郑某，男，45岁。初诊时间：2000年8月21日。

主诉：颈肩酸痛1个月。

病史：患者1个月前出现颈肩酸痛，神疲喜睡，曾X线摄片示C5增生。

检查：颈椎活动欠灵活，C5右侧压痛，右肩关节活动欠灵活，后伸活动限制（拇指摸脊L1）。脉速，苔根黄腻。

诊断：颈椎病。

辨证：肝肾偏虚，脾失健运。

治则：健脾益肾，活血通络。

处方：广陈皮6g，生白术12g，云茯苓9g，南川芎6g，杭白芍12g，全当归9g，粉葛根9g，生甘草3g，枸杞子9g，决明子9g，嫩桑枝9g，合欢皮12g，炒丹参9g。14剂，水煎服。

二诊：2000年9月1日。服上药后，自觉颈肩部酸痛症状好转，颈椎活动后伸受限，右肩拇指摸脊高度为T9棘突，苔腻已化，脉偏细。再宜健脾化湿、活血通络。

处方：汉防己12g，甘草3g，陈皮6g，茯苓9g，白芍12g，炒薏苡仁12g，远志肉9g，半夏9g，决明子9g，川芎6g，葛根9g，白术12g，当归6g，丹参9g，桑枝9g。14剂，水煎服。

【按语】陈皮、白术、茯苓、川芎、白芍、当归、葛根、甘草、丹参，这个处方组合在李国衡先生的处方中非常常见，可以说是四君子汤、四物汤加陈皮、葛根，四君子汤健脾益气，四物汤补血行血，葛根解肌舒筋，陈皮化痰行气。多数颈肩腰腿痛患者是由于劳逸失度，筋骨失养所致，用此方标本兼顾，殊为对证。枸杞子、决明子、合欢皮可平肝养肝，因肝主筋也。

案3 王某，女，40岁。初诊时间：2001年5月25日。

主诉：颈背疼痛数年，近日加重。

病史：患者有颈部疼痛已有数年，近日加剧，时有嗳气。MRI检查示颈椎轻度退变，C5～C6后突明显。

检查：颈椎旋转及侧屈活动均受限，霍夫曼征阴性，右风池、太阳穴及两项肌广泛压痛。脉细，苔薄腻。

诊断：颈椎病。

病机：肝脾不和，瘀血阻络。

治则：调和肝脾，活血通络。

治法：中药内服配合手法治疗。

处方：柴胡9g，广郁金9g，旋覆梗9g，佛手片6g，肉蔻壳6g，川芎6g，煨葛根9g，钩藤9g（后下），白蒺藜9g，杭甘菊9g，当归9g，生甘草3g，广陈皮6g，谷芽、麦芽各12g，大枣6枚。7剂，水煎服。

二诊：2001年5月31日。嗳气，头痛时轻时重，脉细，苔薄腻。再宜益气平肝息风，继续中药内服，配合手法治疗。

处方：太子参15g，制何首乌12g，川芎9g，白蒺藜9g，钩藤12g（后下），野菊花9g，青龙齿12g（先煎），柏子仁9g，佛手片4.5g，生甘草3g，石决明12g（先煎）。7剂，水煎服。

三诊：2001年6月7日。近日头痛时消时起，颈部手法后自觉放松较多，头痛时嗳气，脉细，苔薄腻。中药内服，并以手法松解项肌及头部。

处方：川芎6g，当归9g，生晒参9g（另煎），合欢皮9g，山羊角9g，远志肉9g，丹参9g，生白术12g，干芦根6g，生甘草3g，桔梗4.5g，藁本6g，野菊花9g，抱茯神9g，首乌藤15g。7剂，水煎服。

四诊：2001年6月15日。颈痛时轻时重，因更年期时有潮热，脉偏细，苔薄腻，舌尖红。超声波检查：椎动脉未见异常。再宜前方加减。

处方：生晒参9g（另煎），当归9g，川芎6g，丹参9g，首乌藤15g，甘菊9g，桔梗4.5g，甘草3g，大枣6枚，山羊角9g，远志9g，仙灵脾9g，合欢皮9g，茯苓9g，陈皮6g，石斛9g。7剂，水煎服。

五诊：2001 年 6 月 21 日。3 天前因扁桃体脓肿，出现发热头痛。每次手法后无头痛不适感，舌质偏红，脉弦，苔薄腻。再宜清咽、清热平肝息风。

处方：桔梗 4.5g，甘草 3g，玄参 9g，甘菊 9g，柏子仁 9g，茯苓 9g，金银花 9g，连翘壳 9g，丝瓜络 9g，薄荷 6g，稽豆衣 12g，山钩藤 9g（后下），白蒺藜 9g，陈皮 6g。7 剂，水煎服。

六诊：2001 年 6 月 29 日。本周疼痛改善。

处方：广陈皮 6g，茯苓 9g，决明子 9g，六神曲 6g，薄荷 6g，白蒺藜 9g，合欢皮 9g，白术 12g，山药 9g，稽豆衣 12g，谷芽、麦芽各 12g，钩藤 12g（后下），甘草 3g。7 剂，水煎服。

七诊：2001 年 7 月 6 日。颈部牵制及头痛均见改善。

处方：山钩藤 12g（后下），甘菊 9g，白蒺藜 9g，薄荷 6g，决明子 9g，稽豆衣 12g，茯苓 9g，生白术 12g，山药 9g，合欢皮 9g，首乌藤 15g，甘草 3g，远志 9g，陈皮 6g，大枣 6 枚。7 剂，水煎服。

八诊：2001 年 7 月 20 日。症状显著好转，右侧颈部胸锁乳突肌发胀，生理弧度改善，苔净，脉平，梦多。

处方：钩藤 12g（后下），甘菊 9g，白蒺藜 9g，薄荷 6g，决明子 9g，藿香 9g，远志肉 9g，茯苓 9g，甘草 3g，大枣 6 枚，柏子仁 9g，稽豆衣 12g，青龙齿 12g。7 剂，水煎服。

【按语】颈椎病其实也是筋病，李国衡先生对许多颈椎病都从肝论治。本例从初诊到八诊，内服药的处方变动还是很大的，但都是围绕从肝论治这一点。这说明即使是围绕一个基本点，但是用药处方的角度可以有很多的不同，前几次患者症状改善不明显，也说明了在临床上需要不断调整用药思路。总体看来，李国衡先生认为，手法治疗对于颈椎病症状缓解常常有立竿见影的效果，但是难以维持长久，必须配合药物调理才能标本兼治。

案 4　胡某，男，36 岁。初诊时间：2000 年 8 月 27 日。

主诉：颈部胀痛 4～5 年。

病史：患者颈部胀痛 4～5 年，伴左侧偏头痛，胃纳不佳，夜寐欠安。曾做颈部 CT 检查示 C5～C6、C6～C7 椎间盘轻度后突。

检查：颈部活动尚可，无明显压痛，霍夫曼征阴性。苔薄腻，脉细。

诊断：颈椎病。

辨证：脾肾不足，经络失畅。

治则：健脾益肾，活血通络。

处方：太子参 15g，广陈皮 6g，甘草 3g，桑枝 9g，炒白术 9g，茯苓 9g，汉防己 9g，炒丹参 9g，怀山药 9g，杭白芍 12g，葛根 9g，延胡索 9g。7 剂，水煎服。

另外用蒸敷方外敷。

二诊：2000 年 10 月 12 日。自觉颈部仍有牵制不舒，胃纳、夜寐均有改善，苔薄腻，脉细。再宜健脾活血。

处方：太子参 15g，何首乌 12g，葛根 9g，秦艽 9g，甘草 3g，炒白术 12g，八月札 9g，桑枝 9g，当归 6g，大枣 6 枚，山药 12g，茯苓 9g，稽豆衣 12g，白芍 12g，六神曲 6g，陈皮 6g，谷芽、麦芽各 9g。7 剂，水煎服。

【按语】骨伤科疾病和内科疾病的不同之处在于病位，所涉及的都是筋骨疾患，脏腑的病机从实质来说是一种间接因素，或者说是人体的大环境，直接的原因还是局部的经络失畅失养。用四君子汤健脾益气是基础，改善大环境，但必须要活血通络，整体局部兼顾。从这个角度来说，陈皮、茯苓、防己、山药等有利水化痰作用的中药，可以改善局部津液流通，与丹参活血药的意义相似。

案 5　李某，男，51 岁。初诊时间：2000 年 8 月 21 日。

主诉：颈背疼痛 5 个月。

病史：患者 5 个月前出现颈背疼痛，后伸活动不利，口干。平素血压偏高。

检查：C3～C5 两旁压痛，肌肉紧张僵硬，后伸活动受限。舌质偏红，苔腻，脉弦。

辨证：肝阳偏盛，脾失健运。

治则：健脾平肝。

处方：广陈皮 6g，清半夏 9g，生白术 9g，云茯苓 9g，藿香 9g，焦山楂、焦神曲各 9g，南川芎 9g，炒薏苡仁 12g，炒丹参 9g，珍珠母 12g（先煎），野菊花 9g，甘草 3g，天花粉 9g。14 剂，水煎服。

二诊：2000 年 9 月 26 日。颈背仍疼痛，脉弦速，苔腻，舌质红、有裂缝。此因肝旺脾虚，宜再调和肝脾。

处方：柴胡 9g，稽豆衣 12g，川芎 6g，陈皮 6g，郁金 9g，丹参 9g，葛根 9g，何首乌 12g，杭白芍 12g，桑枝 12g，珍珠母 12g（先煎），茯苓 9g，生白术 12g，玉竹 12g，甘草 3g，鹿衔草 9g，脱力草 9g，大枣 5 枚，枸杞子 9g。14 剂，水煎服。

【按语】李国衡先生治病很重视肝脾两脏的关系，肝藏血、主疏泄，脾主运化，肝气条达有助于脾的运化功能，脾气健运也有助于肝的疏泄。如果肝阳偏盛，则木旺克土，每每导致脾失健运，治宜调和肝脾、健脾平肝。患者首诊偏于健脾，以生白术、云茯苓、甘草，取法四君子汤，以健脾益气，还配伍广陈皮、清半夏、藿香、薏苡仁，以化湿和胃，因脾虚易聚湿生痰。平肝用珍珠母、野菊花、天花粉，另外还加丹参、川芎，是仿四物汤之意，以肝藏血故也，肝阳偏盛多由肝血肝阴不足所致。二诊则偏于平肝，以柴胡疏肝散加减，兼顾健脾。

二、神经根型颈椎病

案 1　郑某，女，58 岁。初诊时间：2001 年 6 月 4 日。

病史：颈部疼痛伴右上肢麻木已有数年，MRI 检查示 C5～C6、C4～C5、C5～C7 椎间盘后突，曾在当地牵引、物理疗法等治疗，症状一度减轻。最近又发作，伴头晕，按摩后有改善，上周外出旅游后又感头晕伴视力下降，血压偏低。

检查：颈椎前屈及后伸、侧屈活动稍受限，霍夫曼征阴性，右上肢外侧有电刺感。脉细，舌质红，苔腻，口干。

诊断：颈椎病（神经根型、椎动脉型）。

治则：益气健脾，和胃通络。

处方：太子参15g，制何首乌12g，云茯苓9g，怀山药9g，粉葛根9g，嫩桑枝6g，全当归9g，南川芎9g，合欢皮12g，仙灵脾9g，六神曲6g，干芦根9g，生甘草3g，首乌藤12g，杭白菊9g，京玄参9g。14剂，水煎服。

药渣外敷颈部。建议使用医用颈托，并做软组织手法治疗。

二诊：2001年7月10日。服药后，头昏症状稍有改善，睡眠较佳，脉平，舌苔薄腻。再宜健脾活血通脉、平肝息风。

处方：太子参15g，全当归9g，桃仁9g，杭甘菊9g，生白术9g，南川芎9g，川地龙9g，白蒺藜9g，怀山药9g，炒丹参9g，葛根9g，首乌藤12g，云茯苓9g，生黄芪30g，钩藤12g（后下），生甘草3g，炒酸枣仁9g。30剂，水煎服。

外用蒸敷方10包，并配合颈部放松手法治疗。

三诊：2001年7月13日。上次中药感觉味较苦，近日头昏、乏力，颈背部有疼痛感，向右上肢放射，脉偏速，苔腻。患者因咽喉不舒，现在服用过敏性药物。再宜益气化瘀、调和肝脾。

处方：生黄芪30g，太子参15g，当归9g，川芎9g，丹参9g，白芍9g，决明子9g，白蒺藜9g，薄荷6g，制何首乌12g，生白术9g，桑枝9g，葛根9g，陈皮6g，焦山楂、焦神曲各9g，生甘草3g，稽豆衣12g，仙灵脾9g，大枣6枚，桔梗4.5g。（因另服治疗鼻咽炎的过敏药物，可能与易睡有关，故嘱患者暂停服用几天）

四诊：2001年7月16日。头昏有改善，喜睡，颈背部牵制向左侧放射，再守前方加减。

处方：太子参15g，生白术12g，葛根9g，桑枝9g，当归9g，川芎6g，丹参9g，决明子9g，明天麻9g，薄荷6g，远志肉9g，石菖蒲9g，稽豆衣 12g，焦山楂、焦神曲各 9g，生甘草 3g，白蒺藜 9g，合欢皮 9g。3
剂，水煎服。

另嘱 MRI 复查颈椎。

五诊：2001 年 7 月 20 日。MRI 检查：颈椎增生，髓核变性，C4～
C5、C5～C6、C6～C7 突出，脊髓受压。头昏改善，颈臂疼痛好转，
脉弦，苔白腻。

处方：生黄芪 9g，太子参 15g，当归 9g，川芎 6g，丹参 9g，白术
12g，决明子 9g，白芍 9g，葛根 9g，桑枝 9g，藿香 9g，薏苡仁 12g，焦
山楂、焦神曲各 9g，薄荷 6g，柏子仁 9g，稽豆衣 12g，首乌藤 12g，陈皮
6g，合欢皮 9g。7 剂，水煎服。

【按语】李国衡先生将神经根型颈椎病分为肾虚型（肝肾阴虚、肾阳
虚）、风湿型（风盛、寒盛、湿盛）、劳损型（气血阻滞、气血不足）。肝
肾阴虚者六味地黄汤加减；肾阴虚者二仙汤加减；风胜者羌活胜湿汤加
减；寒胜者麻桂温经汤加减；湿胜者防己茯苓汤加减；劳损气血阻滞者，
魏氏理气活血止痛汤（粉橘络 6g，枳壳 4.5g，佛手片 3g，生地黄 12g，当
归尾 9g，白芍 9g，炙杷叶 9g，土鳖虫 3g，生甘草 3g，乳香、没药各 6g，
参三七 3g，香谷芽 9）；气血不足者加味八珍汤合四子散（生地黄 12g，当
归 9g，川芎 6g，白芍 9g，党参 9g，茯苓 9g，白术 9g，甘草 3g，枸杞子
9g，女贞子 9g，桑椹 9g，功劳子 9g）。本例属于气血不足为主，以八珍汤
合四子散加减，配合外敷、手法治疗，取得较好的效果。

案 2　吕某，男，53 岁。初诊时间：2000 年 7 月 25 日。

病史：患者颈部酸痛 3～4 年，有手指麻木、前臂放射痛，MRI 示
C5～C6 增生明显，椎间盘轻度向后突出。

检查：颈部活动无明显受限，两侧霍夫曼征阴性，双手握力佳，左肘
内侧肌肉轻度萎缩。脉偏细，舌苔薄腻。

诊断：颈椎病（神经根型）。

辨证：脾气亏虚，瘀血阻络。

治则：益气健脾，活血通络。

治法：中药内服、浸酒方外搽，配合导引。

（1）内服方：生黄芪20g，太子参15g，全当归9g，杭白芍12g，紫丹参9g，嫩桑枝9g，生薏苡仁12g，合欢皮12g，稽豆衣12g，制何首乌12g，炒薏苡仁12g，甘草3g，络石藤30g。7剂，水煎服。

（2）浸酒方：伸筋草15g，透骨草12g，老紫草9g，当归9g，红花9g，茯苓9g，泽泻6g，防风9g，路路通12g，海桐皮12g，老鹳草12g。1剂，白酒3斤，同药浸泡10天后使用。每日2次，每次15～20mL外搽上臂。

（3）导引：插掌反背导引，每日2次，每次20下。

【按语】魏氏伤科治疗本病注重内外同治。现在，颈椎病的外用药不少，但是极少用自制药酒外搽的。在中医骨伤科的早期，外用药酒是极为重要的一种方法，而且该法可以与患者的自我按摩结合，在日常保健方面也有很好的帮助。当然对于一般的患者，用市场上的一些外用药酒就足够了。本方伸筋草、透骨草、老鹳草、紫草4种草药，都有辛香透散的特性，既能祛风胜湿、活血通络，配合防风、路路通，还能增加肌肤腠理的通透性，有利于药性透过肌表，发挥作用。当归、红花活血化瘀，茯苓、泽泻利水渗湿、通津液。

案3 周某，女，53岁。初诊时间：2005年4月8日。

主诉：颈部酸痛、手指麻木数年。

病史：患者颈部酸痛、手指麻木数年，无外伤史，偶有头痛。颈椎CT检查示颈椎生理弧度变直、增生，C5～C6、C6～C7椎间盘狭窄，椎间盘后突。近半年来血压高。

检查：C6～C7棘突有压痛，活动尚可，手指感觉减退，右虎口、大鱼际肌稍萎缩，右肩上举稍受限，握力正常，霍夫曼征阴性，右下肢浮肿。脉偏弦，苔腻。

诊断：神经根型颈椎病。

辨证：脾虚肝旺，瘀血阻络。

治则：调和肝脾，活血通络。

治法：中药内服，导引锻炼。

（1）内服方：枸杞子9g，野菊花6g，广陈皮6g，山药12g，茯苓12g，粉葛根9g，嫩桑枝9g，丹参9g，川芎6g，太子参12g，焦山楂、焦神曲各9g，牛膝9g，合欢皮12g，白芍12g，生甘草3g，生薏苡仁15g，谷芽、麦芽各9g，延胡索9g。7剂，水煎服。

（2）导引：上肢四步锻炼。

二诊：2005年4月15日。服用上药后颈部疼痛、麻木稍有改善，脉平，苔薄腻。再宜原方加减，上方去牛膝、白芍，加片姜黄4.5g，7剂，水煎服。

三诊：2005年4月29日。右肩臂疼痛麻木，大便干，脉偏数，苔腻好转。

处方：枸杞子9g，野菊花6g，广陈皮6g，怀山药12g，云茯苓12g，焦山楂、焦神曲各9g，生甘草3g，佛手片9g，粉葛根9g，嫩桑枝9g，片姜黄9g，紫丹参9g，谷芽、麦芽各9g，络石藤12g，南川芎6g，合欢皮12g，生薏苡仁15g，延胡索9g，鹿衔草9g，火麻仁9g。7剂，水煎服。

四诊：2005年5月13日。颈部前屈受限、疼痛，右肩肱二头肌腱压痛明显，但关节活动未受限，脉平，苔腻。再拟前方加减。前方去川木瓜、络石藤，加全当归9g、绿梅花6g、威灵仙9g、青皮6g，14剂，水煎服。

五诊：2005年5月26日。右前臂外侧肌筋酸痛麻木，胃胀，脉平，苔腻。再拟调和肝脾之剂。

处方：广陈皮9g，江枳壳4.5g，怀山药9g，云茯苓9g，焦山楂、焦神曲各9g，佛手片4.5g，绿梅花4.5g，全当归9g，炒桑枝9g，杭白芍9g，延胡索9g，川红花4.5g，紫丹参9g，络石藤9g，川木瓜18，合欢皮12g，生甘草3g，路路通9g。14剂，水煎服。

六诊：2005年6月10日。两肩背部牵制疼痛麻木，舌脉如前。前方加减出入。

处方：全当归 9g，杭白芍 9g，紫丹参 9g，延胡索 9g，土鳖虫 6g，鹿衔草 12g，络石藤 9g，嫩桑枝 9g，伸筋草 9g，海风藤 12g，左秦艽 4.5g，合欢皮 12g，广陈皮 9g，云茯苓 9g，生甘草 3g，路路通 9g，谷芽、麦芽各 9g，大枣 5 枚。14 剂，水煎服。

七诊：2005 年 6 月 24 日。左肩肱二头肌、肩胛肌、腋前后肌压痛、麻木感，脉平，苔薄腻。除做瑜伽功以外，再以前方加减。

处方：全当归 9g，杭白芍 9g，紫丹参 9g，延胡索 9g，土鳖虫 6g，鹿衔草 12g，络石藤 9g，嫩桑枝 9g，伸筋草 9g，海风藤 12g，千年健 15g，左秦艽 4.5g，合欢皮 12g，鸡血藤 9g，广陈皮 6g，云茯苓 9g，路路通 9g，怀山药 9g，生甘草 3g，谷芽、麦芽各 9g，大枣 6 枚。14 剂，水煎服。

八诊：2005 年 7 月 7 日。脉平，苔已化，右手仍有麻木感。原方去土鳖虫、海风藤、云茯苓，加藿佩梗各 6g、生薏苡仁 15g，14 剂。

九诊：2005 年 9 月 2 日。右肩前、外侧及右颈仍有压痛，近来胃纳不香，脉平，苔薄腻。再拟通络、镇痛、和胃之剂。

处方：全当归 9g，紫丹参 9g，杭白芍 9g，南川芎 9g，嫩桑枝 9g，左秦艽 4.5g，鹿衔草 12g，延胡索 9g，络石藤 9g，鸡血藤 12g，焦山楂、焦神曲各 9g，广陈皮 6g，怀山药 9g，佛手片 4.5g，首乌藤 12g，穞豆衣 12g，炒白术 12g，甘草 3g，大枣 5 枚。14 剂，水煎服。

【按语】神经根型颈椎病出现手指感觉减退，虎口、大鱼际肌萎缩，属于病情较为严重。一般对麻木的治疗从气虚则麻和血虚则木出发，主张以补益为主，补益气血。而肌肉萎缩则属于中医学"痿证"，"治痿独取阳明"，故健脾胃、益气血是通常的治疗方向。但是李国衡先生认为，本例患者是脾虚肝旺，瘀血阻络，而且在临床有不少的患者属于此证，并非鲜见。治宜调和肝脾、活血通络，以枸杞子、菊花、白芍平肝柔肝，陈皮、山药、薏苡仁、茯苓等健脾化湿，为对证治疗；再用葛根、桑枝、丹参、川芎、络石藤、鸡血藤等活血通络，也是李国衡先生治疗颈椎病通络常用的药物，属于对病治疗；姜黄、延胡索止痛，麻仁通便，是对症治疗。对证、对病、对症需要同时兼顾。

案4 梁某，女，42岁。初诊时间：2000年10月8日。

病史：颈部、腰部不舒已有数年，曾X线摄片检查无异常。

检查：颈部活动尚可，项肌轻度僵硬。左侧霍夫曼征阳性，右侧阴性，双手握力正常。腰部活动正常，右侧骶棘肌轻度压痛。

诊断：颈椎病，腰椎间盘突出症待查。

治法：建议颈腰部MRI检查。

二诊：2000年10月12日。MRI示颈椎轻度增生，无脊髓压迫。夜寐不佳，有疲劳感。昨日经至（一般行经5天），腰部稍有酸痛感。苔薄，脉细。拟活血调经之剂。

处方：全当归9g，南川芎6g，制香附9g，黑荆芥9g，阿胶9g（冲），炒杜仲9g，川续断9g，炒延胡索9g，云茯苓9g，焦白术9g，甘草3g，大枣4枚。4剂，水煎服。

三诊：2000年10月15日。月经已止，腰椎MRI示L5～S1椎间盘膨出，腰椎轻度后突。施以颈腰部手法治疗，继服上方。

四诊：2000年10月17日。颈背部肌肉较前松弛，腰两侧骶棘肌僵硬，L5～S1棘间神经带压痛，昨晚右小腿有抽筋现象，脉细，苔薄，舌边有齿印。此属肝肾气血不足，筋骨失养，宜益气养血、滋补肝肾。

处方：生黄芪15g，太子参15g，全当归9g，炒白芍12g，香附9g，川芎6g，续断炭9g，炒杜仲9g，芡实9g，桑椹9g，巴戟天9g，川牛膝9g，甘草3g，大枣5枚。7剂，水煎服。

五诊：2000年10月21日。症状显著改善，舌苔薄，脉偏细。前方有效，适当加减以加强补肾强筋之功。

处方：生黄芪20g，太子参15g，全当归9g，炒白芍12g，川芎9g，巴戟天9g，炒杜仲9g，川续断9g，女贞子9g，楮实子12g，桑寄生9g，广陈皮6g，甘草3g，大枣6枚。14剂，水煎服。

【按语】颈椎、腰椎对于人体来说属于脊柱这个整体，由于生物力学的相互影响，二者常常同时发病，有人统计，60%以上的颈椎病患者有腰椎疾病，是典型的"上梁不正下梁歪"。本病起初因月经来潮而腰痛加重，治以活血调经，以方中用黑荆芥、阿胶推测，应该有月经过多，而有疲劳、腰酸、脉细，知为气血亏虚所致，用当归、川芎、杜仲、续断、茯苓、白术，补肝肾、益气血，佐以香附、延胡索理气活血止痛。由此可见，中医是一理贯之，重在明理与辨证。而后的用药其实也是遵循同样的思路，只是加黄芪、女贞子、楮实子、桑寄生等，加强了补益气血肝肾之力。这也从侧面说明中医的异病同治，重在辨证。

案5 胡某，男，75岁。初诊时间：2000年10月2日。

病史：腰痛、颈及右肩痛多年，近来轻度胸闷，夜寐可，无腿痛。1980年曾有右下肢放射痛，未系统治疗；有心脏搭桥手术史。

检查：颈椎左旋45°、右旋50°、颈侧屈10°、前屈后伸10°，双肩上举160°，拇指摸脊L1，霍夫曼征阴性，腰椎活动轻度受限，直腿抬高左60°、右60°，双侧伸踇、屈踇肌力Ⅴ级，右膝反射迟钝，左膝反射引出，"4"字试验阳性，右跟腱反射未引出，左跟腱反射引出，L5～S1右侧旁1.5cm处压痛，右背部天宗穴压痛，左腰部骶棘肌压痛，左侧臀上居髎穴压痛，胸段脊柱轻度后突。脉重按少力，苔薄白。

诊断：颈腰椎退行性骨关节炎，腰椎间盘突出症待查。

辨证：老年患者，肝肾气血亏虚，筋骨退化，颈肩腰失于活络。

治则：益气活血壮筋。

治法：建议腰椎MRI检查，内服、外用中药，并以手法治疗。

（1）内服方：太子参15g，生白术12g，云茯苓9g，炒丹参9g，全当归9g，川地龙9g，川牛膝9g，杜仲9g，川续断9g，炙甘草3g，合欢皮12g，桑寄生9g，炒延胡索9g，江枳壳4.5g。7剂，水煎服。

（2）蒸敷方：每日2次肩颈腰部热敷。

（3）肩颈腰部局部手法治疗。

二诊：2000年10月4日。上次手法治疗后，自觉颈腰痛有缓解，脉重按少力，苔薄白。治疗见效，前方继进，继续颈肩腰手法治疗。

三诊：2000 年 10 月 6 日。症状好转，现中药内服中，腰椎活动可，直腿抬高同前，中药外敷、手法治疗同前，配合导引锻炼（作揖、肩内收外展、外展交叉）。

四诊：2000 年 10 月 8 日。关节较前灵活，夜寐正常，舌白腻，脉偏软。再宜健脾活血通络。

处方：太子参 15g，生白术 12g，茯苓 9g，陈皮 6g，枳壳 4.5g，当归 9g，丹参 9g，牛膝 9g，桑枝 9g，何首乌 12g，杜仲 9g，川续断 9g，合欢皮 12g，延胡索 9g，大枣 5 枚。7 剂，水煎服。

五诊：2000 年 10 月 10 日。X 线骨盆正位片检查：两髋臼外侧增生，股骨头形态无异常。继续颈腰部手法治疗。

六诊：2000 年 10 月 18 日。肩部较前好转，颈腰部疼痛有减轻，脉软，苔薄腻。拟健脾活血、滋肾通络。

处方：太子参 15g，炒白术 12g，杭白芍 12g，合欢皮 12g，陈皮 6g，丹参 9g，牛膝 9g，当归 9g，桑寄生 9g，甘草 3g，茯苓 9g，制何首乌 12g，络石藤 9g，谷芽、麦芽各 9g，六神曲 6g，大枣 6 枚。7 剂，水煎服。

七诊：2000 年 10 月 24 日。脉平，苔薄腻。继续手法治疗，内服药加用魏氏验方扶气丹，每次 3 次，每次 4 片；另用蒸敷方继续热敷。

八诊：2000 年 11 月 26 日。腰痛好转，左侧臀上压痛减轻，双足跟腱反射减退，双抬腿 65°～70°。继续手法治疗，并行抱膝导引，分腿、分膝导引，肩关节导引锻炼。

九诊：2002 年 4 月 5 日。肩部功能锻炼后，活动已较前灵活，颈腰部有时酸痛，腰背活动欠灵活。症情已见缓解，拟外用搽剂。

外用方：全当归 12g，红花 9g，京三棱 12g，蓬莪术 12g，威灵仙 12g，羌活、独活各 12g，川桂枝 9g，老紫草 12g，苏木 9g，泽泻 6g，伸筋草 15g，汉防己 9g，防风 9g，乳香、没药各 12g，五加皮 12g，千年健 12g，透骨草 9g。1 剂，白酒 3 斤，同药浸泡，1 周后使用。每日 2 次，取酒少许，外用涂擦颈肩腰部。

【按语】本案充分体现了魏氏伤科治疗的特色。患者主诉较多，肩颈腰膝都有问题，所用的治疗方法也多，内服中药有汤剂、魏氏成药扶气丹，外用中药有蒸敷方、自制药酒外搽，手法和导引也同时进行。如何能在多种不同的治疗方法中，选择合适的应用时机、恰当的搭配方式，不只需要根据具体病情，也要结合患者的意愿、方便与否、经济情况、季节、生活职业环境等综合判断。徐灵胎曾云："不失人情。"这也是临床经验积累的一个方面。

案 6　刘某，女，30 岁。初诊时间：2004 年 2 月 23 日。

主诉：颈、腰部疼痛数年，近日加重。

病史：患者颈、腰疼痛数年，曾在他院治疗后症状改善，近日又有疼痛发作，伴乏力。

检查：颈椎后伸受限，左右旋转稍受限；右手反后摸脊椎相差 3 节棘突，腰椎活动尚可，直腿抬高试验正常，肌力正常，"4"字试验正常；膝、跟腱反射均引出；胸腰椎下段广泛性压痛。脉无力，苔薄腻。

诊断：颈椎退变，椎间盘突出症。

辨证：气虚血滞。

治则：益气和血止痛。

处方：生黄芪 15g，太子参 12g，当归身 9g，炒丹参 9g，南川芎 6g，枸杞子 9g，杭甘菊 6g，陈皮 6g，焦山楂、焦神曲各 9g，炒白术 12g，合欢皮 12g，粉葛根 9g，桑枝 9g，谷芽、麦芽各 9g，制何首乌 12g，鹿衔草 9g。7 剂，水煎服。

二诊：2004 年 3 月 5 日。MRI 检查示颈椎骨质增生，髓核变性，C3～C7 多个椎间盘突出，黄韧带肥厚，椎管狭窄（患者有便血史，曾做肠镜检查，诊断为炎症）。有乏力感，夜寐差。再宜益气和血止痛。

处方：生黄芪 15g，太子参 12g，当归身 9g，丹参 9g，川芎 6g，粉葛根 9g，桑枝 9g，合欢皮 12g，鹿衔草 9g，枸杞子 9g，甘菊 6g，槐花炭 9g，地榆炭 9g，抱茯神 12g，炒白术 12g，怀山药 12g，陈皮 6g，生甘草

3g。7 剂，水煎服。

三诊：2004 年 3 月 15 日。最近乏力头昏，胃脘不舒，疲劳感，胃纳不香，脉较前有力，苔薄腻，便血较少。

处方：生黄芪 15g，生晒参 6g，生白术 12g，山药 12g，抱茯神 12g，广陈皮 6g，杭甘菊 6g，枸杞子 9g，川芎 6g，丹参 9g，当归 6g，焦山楂、焦神曲各 9g，谷芽、麦芽各 9g，合欢皮 12g，制何首乌 12g，仙鹤草 12g，槐花炭 9g，生甘草 3g，大枣 6 枚。7 剂，水煎服。

四诊：2004 年 3 月 22 日。颈部活动显著改善，大便尚有血，仍感乏力，脉偏细。

处方：生黄芪 30g，生晒参 9g，生白术 12g，山药 12g，茯神 12g，当归 9g，熟地黄 12g，川芎 6g，白芍 12g，枸杞子 9g，甘菊 6g，仙鹤草 15g，槐花炭 9g，合欢皮 12g，白扁豆 9g，芡实 12g，甘草 3g。7 剂，水煎服。

五诊：2004 年 3 月 29 日。自觉乏力，头昏，便血少见，夜寐佳。

处方：生黄芪 30g，生晒参 9g，熟地黄 12g，当归身 9g，川芎 6g，白芍 12g，枸杞子 9g，甘菊 6g，珍珠母 12g，仙鹤草 15g，大枣 6 枚，合欢皮 12g，石莲肉 12g，桑椹 9g，甘草 3g。7 剂，水煎服。

六诊：2004 年 4 月 7 日。服药后症状显著改善，前方去仙鹤草、陈皮，继服 14 剂，同时加手法正骨理筋。

七诊：2004 年 4 月 13 日。手法治疗第 6 次。

八诊：2004 年 4 月 20 日。继续手法治疗。

九诊：2004 年 4 月 28 日。2 月以来喉咙疼痛、声哑，颈背部经手法治疗后症状显著改善，苔薄腻。

清咽清热方：金钱草 9g，连翘壳 9g，桔梗 9g，生甘草 3g，干芦根 9g，胖大海 9g，桑皮 9g，淡黄芩 6g，挂金灯 6g，谷芽、麦芽各 9g。该方于咽喉不舒时服 3～4 剂。

益气养血通络方：太子参 15g，生黄芪 15g，当归身 9g，南川芎 9g，杭白芍 9g，厚朴 6g，山茱萸 9g，粉葛根 9g，炒桑枝 9g，合欢皮 12g，枸杞子 9g, 制何首乌 9g, 广陈皮 6g, 炒酸枣仁 9g, 生甘草 3g, 谷芽、麦芽各 9g。18 剂, 水煎服。

十诊: 2004 年 5 月 4 日。继续手法治疗。

十一诊: 2004 年 5 月 11 日。手法及药物治疗后, 右臂活动与左侧比仍稍差, 颈背部肌力经手法治疗后, 自觉较前轻松显著。

十二诊: 2005 年 3 月 10 日。最近自觉关节广泛性酸痛发胀, 右上臂肌力减弱, 反后摸脊椎相差 2 节, 左膝关节活动有摩擦音, "4" 字试验阴性, L4～L5 压痛 (原有退变)。自觉有疲劳感, 肠镜有溃疡出血, 脉缓, 苔薄腻。治宜益气养血、健脾通络。同时建议 MRI 检查。

处方: 川续断 9g, 杜仲 9g, 牛膝 9g, 桑寄生 9g, 粉葛根 9g, 合欢皮 12g, 仙鹤草 9g, 陈皮 6g, 大枣 6 枚, 鸡血藤 9g, 谷芽、麦芽各 9g, 制黄精 12g。14 剂, 水煎服。

【按语】本例就诊次数较多, 但是一直都围绕益气和血的原则。因为患者除了疼痛以外, 主要的表现就是乏力, 且脉无力, 气虚的表现明显。气为血之帅, 气行则血行, 患者诸症为气虚血滞所致, 应以补气为主, 和血为辅。后期因症状反复, 加重补气药剂量后疗效改善明显。从用药选择来说, 李国衡先生应用和血法一般以四物汤为主, 补血行血兼顾, 较一般活血法平和。而活血多用三七、延胡索、乳香、没药等, 通行血脉之力强, 多无补血之功, 适用于实证为主的病症。其间是在病情较轻的情况下, 就诊多次未曾用药, 只是进行手法治疗。这也说明了魏氏伤科手法治疗的重要性。

案 7 梅某, 女, 70 岁。初诊时间: 2003 年 10 月 17 日。

病史: 患者颈椎病已有数年, 近年来不能受寒, 手臂疼痛麻木, 时有忽冷忽热感, 腰部及膝部均有疼痛, 在外地治疗无效。曾做了 2 次关节镜检查, 提示右膝关节有增生。50 岁时行子宫切除术。

检查: 颈椎棘突右侧及椎弓压痛, 肩胛天宗穴压痛, 活动时有摩擦音, 霍夫曼征阴性。右膝关节内侧缝压痛, 软组织微肿, "4" 字试验阳性，膝、跟腱反射正常，活动时均有摩擦音。左膝关节缝隙稍有压痛，活动时有摩擦音（以内侧及髌膝关节为甚），T2～T3棘突压痛。脉平，苔边尖红，苔净。

诊断：神经根型颈椎病，腰椎、膝关节骨质增生。

治则：益气养血，补益肝肾。

治法：中药内服、外洗，腰肌锻炼。

（1）内服方：生黄芪15g，太子参15g，生白术9g，怀山药9g，当归身9g，杭白芍12g，枸杞子9g，女贞子9g，楮实子9g，川牛膝9g，厚杜仲9g，川续断9g，甘草3g，合欢皮12g，柏子仁9g，炒酸枣仁9g，抱茯神12g，平地木9g。14剂，水煎服。

（2）外用方：伸筋草15g，透骨草15g，当归9g，红花9g，紫草9g，紫荆皮12g，乳香、没药各12g，路路通12g，羌独活12g，桂枝12g，络石藤12g，五加皮12g。水煎外洗。

（3）腰肌锻炼：上肢四步、腰部卧床五点式。

二诊：2003年12月4日。X线摄片检查：脊柱侧弯，颈椎广泛增生，生理弧度佳，L4～L5滑脱1度，骨质疏松，双侧膝关节退变，右内侧间隙稍狭，右髌骨下缘关节面模糊。颈椎向右侧屈差，霍夫曼征阴性，脊柱上段右侧弯，两侧膝关节有摩擦音，疼痛以右侧为明显，曾做MRI检查提示有少量积液，右髋"4"字试验（±）。脉软，舌质偏红，苔净。前诊内服方加仙灵脾9g，仙茅9g，远志肉9g，28剂，水煎服。前诊外用方加桑枝9g、防己12g、防风9g，14剂水煎外洗。

三诊：2004年3月31日。夜寐差，少有口干，耳鸣，颈椎旋转差，握力佳，霍夫曼征阴性，右髋"4"字试验（±），右膝关节内侧缝压痛，左膝外侧内收肌压痛。脉较前有力，舌尖偏红，苔净。再宜调和气血、养心平肝。

内服方：生黄芪20g，太子参12g，制何首乌12g，当归身9g，川芎6g，丹参9g，杭白芍9g，白龙齿15g，枸杞子9g，山茱萸9g，女贞子12g，厚杜仲9g，桑椹9g，杭甘菊9g，合欢皮12g，仙鹤草15g，大枣6

枚，甘草 3g。28 剂，水煎服。

外搽方：伸筋草 15g，透骨草 15g，老紫草 9g，西红花 6g，当归 9g，羌活、独活各 12g，乳香、没药各 12g，川牛膝 12g，川桂枝 9g，络石藤 18g，路路通 9g，紫丹参 9g，嫩桑枝 12g，五加皮 15g。上药 1 剂，加白酒 3 斤同药浸，外搽患处。

四诊：2004 年 11 月 5 日。最近头昏、恶心，胸椎上段疼痛，颈椎向右侧屈差，握力佳，霍夫曼征阴性，右髋关节"4"字试验稍差，两膝关节仍感疼痛，轻度"S"形，睡寐较前有好转。脉细，苔偏红。拟益气养心、滋补肝肾。

处方：生黄芪 15g，生晒参 9g，当归身 9g，川芎 6g，丹参 9g，桑椹 9g，女贞子 12g，杜仲 9g，巴戟天 9g，仙灵脾 9g，生甘草 3g，合欢皮 12g，首乌藤 12g，抱茯神 12g，谷芽、麦芽各 9g。7 剂，水煎服。

建议拍胸椎正侧位 X 线片，以复查 L4～L5 移位情况。

五诊：2004 年 11 月 16 日。头昏、恶心大减，胸椎上段疼痛好转，两膝关节仍感疼痛。腰椎 X 线片复查：L4～L5 移位与前相同。脉细，苔偏红。宜益气养心、滋补肝肾。三诊外搽方加老鹳草 12g、左秦艽 9g，1 剂酒浸外搽。

五诊：2004 年 11 月 22 日。脉较前有力，舌质偏红，睡寐时好时差。宜益气、调和肝脾。

处方：黄芪 15g，生晒参 6g，当归 9g，女贞子 9g，牛膝 9g，杭白芍 12g，抱茯神 12g，炒酸枣仁 12g，青龙齿 9g，石莲肉 9g，石菖蒲 12g，合欢皮 12g，谷芽、麦芽各 9g，生甘草 3g。7 剂。水煎服。

【按语】本例患者属于肝肾气血不足，故治宜益气养血、补益肝肾，适宜的方剂最为经典的是独活寄生汤，但是李国衡先生喜用加味八珍汤合四子散。此方相对来说，少祛风湿、通经络之药物，更适合以劳损为主者，尤其是对于老年患者，很多并不兼见风寒湿邪之外证，用此方更显平和。以后复诊先用合欢皮、首乌藤、抱茯神，后加上酸枣仁、青龙齿、石菖蒲，逐渐增加镇静安神之品，是李国衡先生对于慢性疼痛常用之法。但是用药的选择仍需辨证。外搽的药酒处方是以四肢洗方为基础加减，对于预计病程较久的患者，较洗方更为适合。

案8　谢某，女，55岁。初诊时间：2003年10月21日。

病史：患者颈部不舒已有数十年，近日发作，疼痛伴手麻，晚上尤甚，曾做MRI检查，提示C3～C4、C4～C5椎间盘膨出，轻度退变。

检查：颈椎活动尚可，左侧C4～C5、C5～C6压痛，两手麻木，肌肉无萎缩，霍夫曼征阴性，肩关节活动佳。脉细无力，苔腻。

诊断：神经根型颈椎病。

治则：益气养血，健脾通络。

处方：太子参15g，生白术9g，云茯苓9g，怀山药9g，焦山楂、焦神曲各9g，广陈皮6g，粉葛根9g，嫩桑枝9g，全当归9g，南川芎9g，延胡索9g，合欢皮12g，丹参9g，鸡血藤9g，柏子仁9g，炒酸枣仁9g，谷芽、麦芽各9g。14剂，水煎服。

其间又加服14剂。

二诊：2003年12月12日。近日肩臂酸痛又作，今日肩井穴、肩髎穴点按有压痛。

处方：伸筋草12g，秦艽9g，防风9g，桑枝9g，葛根9g，威灵仙9g，当归9g，川芎6g，谷芽、麦芽各9g，杭白芍12g，延胡索9g，土鳖虫4.5g，鹿衔草9g，合欢皮12g，酸枣仁12g，生甘草3g。14剂，水煎服。

药渣蒸敷肩背部。

三诊：2004年1月12日。最近发带状疱疹，服用西药泼尼松，手指仍感麻木，脉无力，苔薄腻。

处方：太子参15g，何首乌12g，川芎6g，当归9g，葛根9g，桑枝9g，伸筋草12g，防风9g，生甘草3g，合欢皮12g，茯苓9g，山药12g，焦山楂、焦神曲各9g，秦艽9g，首乌藤15g，鹿衔草9g，谷芽、麦芽各9g，酸枣仁12g。14剂。水煎服。

四诊：2004年2月13日。左手拇指扳机指，颈部左侧仍感牵制，脉仍无力，苔薄腻。再宜益气养血、滋补肝肾。

处方：太子参 15g，何首乌 12g，川芎 6g，当归 9g，熟地黄 9g，陈皮 6g，杭白芍 12g，山茱萸 9g，山药 9g，女贞子 9g，焦山楂、焦神曲各 9g，抱茯神 12g，谷芽、麦芽各 9g，桑椹 9g。14 剂，水煎服。

五诊：2004 年 2 月 23 日。下肢有浮肿，予杞菊地黄丸 6 瓶。

六诊：2004 年 11 月 25 日。自备鹿胎 1 只，加入下方收膏服用。

处方：枸杞子 12g，甘菊 9g，川芎 6g，山茱萸 9g，山药 9g，合欢皮 12g，柏子仁 4.5g，酸枣仁 12g，抱茯神 12g，远志肉 9g，石菖蒲 9g，制香附 9g，太子参 9g，制何首乌 12g，焦山楂、焦神曲各 9g，桑椹 9g，谷芽、麦芽各 9g。以上药味煎汁加黄酒 1 斤、红枣 1 斤、莲子肉半斤、冰糖 2 斤、鹿胎 1 只收膏。每日早晚各服 2 次，每次 2 汤匙。

【按语】颈部不舒数十年，又见两手麻木、脉细无力、苔腻。气虚则麻，血虚则木，一般治疗都从补益气血着手。本案以十全大补汤为基础加减，葛根、桑枝舒筋通络，是颈椎病常用组合，焦楂曲、陈皮、谷芽、麦芽健脾和胃。注重脾胃功能、保护胃气是李国衡先生的临床特色，又随症加合欢皮、鸡血藤、柏子仁、炒酸枣仁、抱茯神、远志肉、石菖蒲等安神药，体现魏氏伤科注重情志的特点。最后用鹿胎收膏，是魏氏伤科制作成药的特色用药。在验方骨科丹中就有运用，鹿胎得鹿之全形，能温补精血，对于慢性劳损性疾病有很强的补益作用。

三、椎动脉型颈椎病

椎动脉型颈椎病除一般颈椎病症状以外，常伴有眩晕、恶心、头痛等表现。临床检查除 X 线摄片以外，目前还进行多普勒脑血流图检查（TCD），常见椎基底动脉血流流速及阻力改变。

李国衡先生根据患者的症状、体征和辅助检查结果，并结合全身表现，将本病分为以下 4 型。

肾虚肝旺型：口干，心烦少寐，多梦，急躁易怒，舌质红，苔薄白或黄腻，脉弦数或弦细。治以益气养血、益肾平肝通脉。药用益气通脉汤：

生黄芪 15g、太子参 15g、生白芍 9g、川芎 9g、枸杞子 9g、女贞子 9g、桑椹 9g、绿豆衣 12g、制何首乌 12g、菊花 9g、穿山甲 4.5g、毛冬青 12g。精神烦躁、血压偏高者，加天麻 6g、钩藤 9g、山羊角 15g 等平肝息风药；睡眠不安者，加生牡蛎 15g、生龙骨 15g、珍珠母 12g 等重镇安神药；舌质红绛、津液不足者，加沙参 4.5g、石斛 9g、天冬 9g、麦冬 9g 等生津养液药；恶心呕吐、不思饮食者，加陈皮 6g、姜半夏 9g、白术 9g、白蔻仁 1.8g 等健脾和胃药；头重、心悸不寐者，加琥珀粉 1.5g（吞服）、合欢皮 12g 等安神活血药；颈项牵掣而痛者，加葛根 9g、桑枝 9g 等解肌通络药。

气血两虚型：面色少华，心悸少寐，神疲体倦，舌偏淡，苔薄白，脉细弱或软而无力。治以培补气血、养心安神。药用加味八珍汤：党参 12g、当归 9g、生白术 9g、生地黄 12g、川芎 9g、茯神 12g、白芍 9g、首乌藤 12g、绿豆衣 12g、柏子仁 4.5g、酸枣仁 9g、生甘草 3g。

气虚瘀滞型：肢体沉重无力，肩背肌肉拘紧酸胀，舌淡，苔薄白，脉缓少力或涩。治以补气活血、通络止眩。药用补阳还五汤：生黄芪 15～20g、赤芍 9g、桃仁 9g、当归 6g、地龙 9g、川芎 6g、红花 3g。

痰湿阻滞型：肢体沉重，懒言，舌嫩，苔白厚腻，脉濡滑。选用温胆汤加减。

上述药物每日 1 剂，水煎 2 次，早晚分服。剩下药渣捣碎，盛入布袋内隔水蒸热后敷于颈肩部，早晚 2 次。或将药渣煎水，用毛巾 2 条蘸药液轮流热敷患处。

李国衡先生重视手法治疗，认为对于椎动脉型颈椎病是一种快速有效的方法。其基本手法如下：①第 1 步：患者取坐位，医者立于患者身后，用两食指指侧面搓颈椎两侧约 2 分钟，然后用两手拇指及其余四指拿肩井及肩中俞约 10 次左右，使项肌、胸锁乳突肌、斜方肌放松，经脉疏通。②第 2 步：患者体位不变，医者站立在患者侧方，先用拇指、食指指端交替点压脑空穴，然后用掌根豌豆骨部位按揉，再用拇指、食指点揉风池穴、风府穴，必要时加点揉合谷穴。最后医者站立于患者身后，用食指、中指由前往后抹推两侧太阳穴。上述手法，一般反复操作 10 次左右，使颈肩部上下气血贯通。③第3步：患者体位不变，医者一手将患臂外展，另一手拇指点揉肩髃穴及其周围疼痛点，然后再用掌根按揉，以活动关节，减轻疼痛。④第4步：患者取俯卧位，医者用双手拇指点揉患者天宗穴、膏肓穴，然后用掌根按揉，使肌肉放松，经络畅达。

以上4步手法反复操作约15分钟，每周2～3次，4～6周为1个疗程。

案1　武某，女，49岁。初诊时间：1993年5月30日。

主诉：右侧头痛伴眩晕、恶心半年。

病史：患者半年前由于工作劳累感到右侧头痛，发作时有眩晕感、恶心。曾有两次因头部活动过快而突然猝倒。外院CT检查示C4～C5椎间盘膨出。经中西药物及颈椎牵引等多种治疗，效果不佳。

检查：颈椎前屈活动可，后伸、旋转、侧屈活动受限。C5～C6右侧压痛，头枕部风池、风府、脑室、太阳、悬颅等穴压痛，背部牵掣疼痛。双侧霍夫曼征阴性。精神疲惫，纳果，夜寐不安，面色萎黄。舌质偏红，苔薄腻，脉细。

诊断：椎动脉型颈椎病。

治则：益气化瘀，平肝通脉。

治法：手法治疗，中药内服。

（1）手法治疗：运用颈头部、颈背部常规手法，每周1次。

（2）内服方：生黄芪20g，太子参15g，川芎9g，白芍9g，枸杞子9g，女贞子9g，桑椹9g，稆豆衣12g，制何首乌12g，杭甘菊9g，炮山甲4.5g，毛冬青9g，天麻9g。钩藤12g（后下），白蔻仁1.8g，白术9g，陈皮6g。

以后随症加减，经过1个多月的治疗，头痛、眩晕、背痛等症状基本消失。

3个月后随访，患者正常工作，过劳后有轻微头痛，其他无不适。

【按语】颈椎病是临床常见病，椎动脉型颈椎病运用手法治疗、中药辨证施治，两者相互结合，疗效较佳。李国衡先生认为，本病的病因包括标本两个方面，是标本同病。标是指劳损瘀滞或感外邪；本是指气血不足，肝肾亏损。针对本病临床多本虚标实，李国衡先生创制益气通脉汤。以参、芪益气，白芍养血，配合川芎，使补而不滞。方中巧用稽豆衣，一则仗其养血之功，二则依其益肾平肝止眩之用。枸杞子、女贞子、桑椹、何首乌补肾固本；毛冬青与穿山甲合用，活血通脉。全方补通兼备、标本同治。

手法治疗对本病有重要的作用，可使上下气血贯通，改善局部循环，缓解症状。李国衡先生强调本病手法治疗要集中在主要痛点部位及有关穴位。要摸清痛点，以利手法进行。本病痛点部位多在相应颈椎病变节段的两侧及上背部。颈部常见于 C3 ～ C4、C4 ～ C5、C5 ～ C6 两侧。颈枕痛者痛点多为脑空穴（枕外隆突下方）、风池穴、风府穴；颈肩痛者痛点多为肩井穴、肩中俞穴（斜方肌上部）、肩髃穴（肱二头肌）、天宗穴（肩胛下肌）、膏肓穴（菱形肌）等部位。有学者从肩胛下肌局部感觉神经支配及中医经络学说理论出发，指出天宗穴压痛反映颈神经根受压情况，故在颈背部相应痛点穴位施手法治疗对缓解或消除颈椎病疼痛症状有一定的作用。所施手法以搓拿法、点揉法、按揉法、抹推法为主，交替操作，用力适度，切忌强暴手法，以防引起颈髓损伤。

李国衡先生认为，本病除了中药内服、手法治疗以外，尚可配合导引锻炼或颈椎牵引等综合治疗，常可获得较满意效果。

案 2　陆某，女，53 岁。初诊时间：2000 年 8 月 20 日。

主诉：颈背痛，时有头晕多年。

病史：患者颈背痛，时有头晕多年，伴口干。CT 检查：颈椎生理曲度变直，C2 ～ C6 椎间盘病变伴增生。曾在当地治疗无效。10 年前有妇科手术史。

检查：颈椎活动正常，两手霍夫曼征阴性。脉细弦，苔净，质偏红。

诊断：椎动脉型颈椎病。

辨证：肝郁气滞。

治则：疏肝理气，祛风镇痛。

处方：柴胡9g，广郁金9g，钩藤12g，野菊花9g，珍珠母12g（先煎），旋覆花12g，石决明12g（先煎），南川芎9g，杭白芍12g，明天麻9g，甘草3g，合欢皮12g，太子参9g，柏子仁9g，稽豆衣12g。7剂，水煎服。

【按语】椎动脉型颈椎病的主症就是眩晕，在多数的骨伤科教材中，认为是气虚，清阳不升，脑髓失养所致。李国衡先生则常常从肝从风论治，《素问·至真要大论》云："诸风掉眩，皆属于肝。"就是其理论的基础。从肝论治有疏肝、清肝、平肝、养肝、柔肝、敛肝等法，此方中均有运用。柴胡、郁金疏肝，菊花、天麻清肝，珍珠母、旋覆花、石决明平肝，白芍、甘草柔肝敛肝，稽豆衣滋肝养肝，可谓全方位、立体式的解决方案。

四、脊髓型颈椎病

登某，男，48岁。初诊时间：2004年3月9日。

主诉：颈部不舒，行走不利3年，加重半年。

病史：患者3年前出现颈部不舒，行走不利，曾在外院MRI检查示C3～C4、C4～C5、C5～C6、C6～C7椎间盘后突，以C5～C6为著，局部脊髓受压变性，伴退行性变。半年前在台湾手术治疗，现感觉较手术前右足行走有改善（即现行走能离开地面），但仍有行走不稳，颈部不适。口干，夜寐尚可，偶有头昏。原有肾结石、轻度前列腺炎。

检查：颈椎后伸明显受限，左右侧屈稍受限，右臂反后摸脊相差3节，两手霍夫曼征阳性，肌力尚可，无明显骨间肌萎缩，对掌右手肌力降低，两膝反射亢进，跟腱反射亢进，以左侧明显，行走不稳，需用拐杖，行走时左足不易抬起。脉平，舌质红，有裂纹。

诊断：脊髓型颈椎病。

辨证：气虚血滞，经络不通。

治则：益气活血，通络止痛。

治法：复查 MRI，给予手法治疗，并以中药内服。

处方：太子参 12g，制何首乌 12g，丹参 9g，川芎 6g，柏子仁 4.5g，地龙 9g，黄芪 30g，葛根 9g，嫩桑枝 9g，牛膝 9g，枸杞子 9g，甘菊 6g，合欢皮 12g，石斛 9g，桔梗 4.5g，甘草 3g。7 剂，水煎服。

二诊：2004 年 3 月 14 日。复查 MRI：颈椎排列不稳，C3 ～ C4、C4 ～ C5、C5 ～ C6、C6 ～ C7 椎间盘不同程度向后突出，以 C5 ～ C6 为著，压迫硬膜囊及脊髓，并见局部髓内有片样高信号，椎体缘均可见唇样骨质增生，黄韧带增厚。影像诊断：C3 ～ C4、C4 ～ C5、C5 ～ C6、C6 ～ C7 椎间盘后突，压迫脊髓变性，颈椎手术后改变，颈椎退行性变。服用上药后无特殊改变。

内服方：上方加南沙参 9g、麦冬 9g，陈皮 6g，15 剂，水煎服。

外用方：当归 9g，五加皮 12g，乳香、没药各 12g，桂枝 9g，络石藤 12g，红花 9g，泽兰 9g，羌活、独活各 12g，丹参 9g，伸筋草 12g，路路通 12g，防己 12g，芙蓉叶 9g，紫草 9g，葛根 12g。10 剂，外用，共研细末蒸敷。

【按语】脊髓型颈椎病在颈椎病中最为严重，治疗也很困难。西医一般主张手术治疗，但是手术后效果也不一定理想。李国衡先生认为，本病中医同样也有方法治疗，重点还是辨证施治。本例患者为气虚血滞，与补阳还五汤的证治病机相似，但是用药重点则有所不相同。黄芪、地龙、丹参、川芎是参补阳还五汤之意而化之，但是加入平肝柔肝之品，以其筋之痉挛和萎缩兼见。葛根、桑枝舒筋通络，是颈椎病的常用药对。二诊加入沙参、麦冬，以其有舌红，用以养阴清热。一般对于脊髓型颈椎病不主张进行手法治疗，李国衡先生认为手法治疗还是有很好的辅助疗效，只是需要注意不能暴力扭转颈项，肩背四肢的手法治疗对于功能恢复还是必要的。外用药则注重活血舒筋，是上肢洗方的加减法。

第三节　胸椎间盘突出症医案

胡某，女，59 岁。初诊时间：1992 年 8 月 29 日。

主诉：右胸肋部疼痛半个月。

病史：患者 1992 年 8 月 13 日晚餐后，突然感到右胸肋疼痛，程度逐渐加重，即至某医院外科急诊，医生检查记录：右上腹及肋部有压痛，无明显肌力及反跳痛，腹平软，未触及包块，皮肤无黄染，初步诊断为胆囊结石？胆绞痛？做对症治疗，嘱咐患者回家。1 小时后患者疼痛加重，第 2 次去医院外科急诊，查无结果，请泌尿科会诊，检查记录：右肾区有叩击痛，尿频。尿检正常，肾绞痛依据不足，B 超检查：肝、胆、肾未见异常。8 月 14 日下午患者疼痛发作，第 3 次到医院，胸部 X 线摄片未见异常，应用强痛定，留院观察。8 月 15 日请神经科会诊：检查乳房下 3cm 处压痛，两膝反射亢进。拟胸硬膜外病变。8 月 17 日 MRI 检查，证实为 T6、T7 椎间盘后突，胸椎骨质增生。予以止痛药物。

检查：胸椎有广泛压痛，两侧肌肉比较僵硬，右乳房下有压痛，双下肢行走正常，下肢感觉无改变，右膝反射亢进，无髌阵挛，两跟腱反射迟钝。脉迟缓，舌质红，苔薄腻。

诊断：胸椎间盘突出症（T6、T7）。

辨证：气血阻滞，经络循行不畅。

治则：活血化瘀，消肿止痛。

治法：中药内服、外洗。

（1）内服方：生地黄 12g，丹参 9g，川芎 6g，落得打 9g，土鳖虫 4.5g，延胡索 9g，汉防己 9g，络石藤 9g，茯苓 9g，生薏苡仁 9g，白芍 9g，甘草 3g。3 剂，水煎服。

（2）胸腰脊洗方：乳香、没药各 9g，秦艽 9g，当归 9g，土鳖虫 6g，落得打 9g，鸡血藤 12g，川续断 9g，羌活、独活各 12g，川乌、草乌各 6g，干毛姜 9g，海桐皮 9g，水防风 9g。3 剂，水煎局部热敷，早晚 2 次，每次 20 ～ 30 分钟，每剂药用 2 天。

医嘱：卧硬板床休息。

二诊：1992 年 9 月 2 日。自觉疼痛减轻，但感胃纳不香，脘腹不畅，大便不爽，脉迟缓，苔薄腻。拟理气健脾、活血止痛。

内服方：广陈皮 6g，焦白术 9g，江枳壳 4.5g，白茯苓 9g，焦山楂、焦神曲各 9g，怀山药 9g，八月札 9g，开心果 9g，谷芽、麦芽各 9g，生地黄 12g，南川芎 6g，紫丹参 9g，生白芍 9g，延胡索 9g，熟大黄 4.5g。7 剂，水煎服。

外用方：胸腰脊洗方原方局部热敷。

三诊：1992 年 9 月 10 日。二诊之后，疼痛已不明显，但睡眠不佳，精神仍烦躁，脉迟缓，苔薄白。病后气虚神衰，拟益气养心、调和脾胃。

处方：太子参 15g，首乌藤 15g，怀山药 9g，炒丹参 9g，远志肉 6g，合欢皮 12g，稽豆衣 12g，炒酸枣仁 9g，柏子仁 4.5g，北秫米 12g，炒白术 9g。14 剂，水煎服。

1993 年 5 月 20 日随访，患者腰背活动佳，下肢活动佳，膝反射正常，三诊之后未发生过疼痛。

【按语】以往认为，胸椎间盘突出症是极少见的，临床上并未引起重视。实际上，不少脊柱退行性变，背痛向胸肋放射，或外伤后背脊疼痛，经久不愈，其中可能有胸椎间盘突出症的存在，只是诊断困难而被忽视。随着检查技术的发展，特别是 MRI 与 CT 检查的广泛应用，提高了诊断水平，今后胸椎间盘突出症病例的发现将会增加，临床应引起注意。

有文献报道，胸椎间盘突出症很少有急性症状，但并不尽然。本例就是急性发作，疼痛剧烈，医院发出病危通知，可见病情迫切的程度。本例患者在发病前 11 个月曾有暴力较重的外伤，当时左肱骨上端粉碎性骨折。这可能是一个诱发因素，提示我们胸椎退变患者一旦发生较重外伤，应注意检查，观察与休息。

患者开始右胸肋部疼痛，以后左胸肋部亦发生隐痛，同时有肾区叩击痛，西医学认为是放射性疼痛，呈束带样分布于胸壁或上腰部。中医从经络学说来讲，T7～T8之间相当于督脉经的至阳穴，针刺至阳穴可治疗胸肋部疼痛，至阳穴部位病变也可引起胸肋疼痛。从文献中曾述及本病能引起内脏功能紊乱，在本例得到证实。患者除疼痛以外，消化系统功能紊乱比较明显，较长时间内胃纳不佳，胸脘不畅，大便不爽。其次有泌尿系统的尿频伴淋漓不尽感。文献又述及本病的程度有轻重，严重病例脊髓压迫明显，下肢感觉异常，步履无力，或出现病理反射，须及时作出明确诊断和处理。

本案所用外用胸腰脊洗方为魏氏伤科验方，功效祛风止痛、活血通络，可以消除局部肿胀，减轻脊髓压力，缓解疼痛，脊柱退行性病变或椎间盘突出热敷后症状均能有所改善。肿瘤等病变热敷后症状可能加重，应停用。本例内服中药，第一张处方主要针对局部，生地黄、丹参、川芎、落得打、土鳖虫活血化瘀，防己松弛肌肉，络石藤通络，茯苓、薏苡仁利水消肿，白芍、延胡索止痛。第二张处方调整脏腑功能，并兼顾局部，方中陈皮、枳壳、八月札、开心果理气宽胸，白术、怀山药、谷芽、麦芽健脾开胃，大黄化瘀通腑，此方服用时间较长。第三张处方是因患者病后气血偏虚，心烦失眠，故以益气、安神兼调脾胃为主，方中太子参、合欢皮、稽豆衣、丹参等益气养血，当归、远志、柏子仁、合欢皮养心安神，怀山药、白术、北秫米、焦楂曲健脾和胃，使患者能得以康复。

第四节　腰椎间盘突出症医案

李国衡先生对本病论治从辨病与辨证结合出发，依据腰椎间盘突出症分期论治。而本病分期既体现中医辨证内涵，又结合现代病理分型，临床具有良好的指导意义。李国衡先生将本病分为急性发作期、突出梗阻期、症状缓解期、基本恢复期进行辨证论治。

急性发作期包括损伤引起原发性急性腰椎间盘突出，也包括原有腰椎间盘突出症史，因外伤、用力失衡、剧烈咳嗽等诱发急性发作。它可以是纤维完全破裂，明显凸起或突出物游离，对神经根明显卡压造成神经根急性充血水肿。此期血瘀阻滞，局部水湿滞留，或筋络拘挛腰痛，或腰腿痛症状急性发作，腰痛剧烈，腰部肌肉明显痉挛。

症状缓解期为经过治疗或休息后，腰腿痛症状缓解，体征改善。患者多为肌筋不舒，筋缩络道不畅，故仍有腰腿牵制不适或皮肤感觉麻木。

基本恢复期是指主要症状基本消失，为病情康复阶段。此期多肝肾不足，骨弱筋痿，可有腰腿乏力，多行后不适。

急性发作期以活血化瘀、利水消肿为大法。症状缓解期治以舒筋通络止痛为主。基本恢复期治当滋补肝肾、强壮筋骨，并配合外用蒸敷方（验方）热敷。手法治疗以魏氏手法为基础，主要为八步手法。

李国衡先生还要求本病配合导引疗法及骨盆牵引，常用导引法为"撑弓导引"，为魏氏伤科常用导引法：患者仰卧位，两膝屈曲，足膝并拢。两肘关节附于床面，两手握拳。两足与两肘部作为支点向下同时用力，腹、腰、臀部逐渐向上挺起，当腹部向上挺到一定高度不能再挺时，再使腰臀部慢慢放下落于床面。全部动作完成作为一节，每次锻炼 20 节，每日 2 次。上述导引法使腰背肌肉得到充分的牵拉，增强腰背肌肉力量，增加脊柱稳定性；同时在挺起落下动作中使腰椎相应椎间隙前后高度得以反复的改变、椎间盘内负压变化，而在一定程度上有利于已移位的髓核再次位移而趋向较良好的位置。

一、急性发作期

案 1　蒋某，女，50 岁。初诊时间：1996 年 5 月 12 日。

主诉：左腰腿痛伴左下肢麻木 2 年，近日加重。

病史：患者 2 年前出现腰痛，继则左下肢出现疼痛麻木，近日上述症状加重，经内服止痛药物治疗，无明显好转。疼痛与腹压增高无关，夜寐不安。

检查：腰椎无明显侧弯，腰椎活动受限，左直腿抬高 50°，下肢肌力、感觉及膝、踝反射均正常。CT 检查示腰椎间盘突出（L3 ～ S1）。苔薄，脉偏数。

诊断：腰腿痛待查。

辨证：气滞血阻，经络失畅。

治法：手法治疗配合内服活血健脾安神中药。

处方：生地黄 12g，赤芍 9g，牡丹皮 4.5g，丹参 9g，牛膝 9g，陈皮 6g，白芍 9g，茯苓 12g，延胡索 9g，千年健 12g，合欢皮 12g，酸枣仁 9g。14 剂，水煎服。

二诊：1996 年 5 月 30 日。用药后症状无明显好转。CT 检查示 L4、L5 椎间盘向左突出，侧隐窝狭窄，苔薄，脉细。诊断为腰椎间盘突出症，属气滞血阻，经络壅阻。治宜理气活血通络。

处方：青皮、陈皮各 4.5g，枳壳 4.5g，香附 9g，生地黄 12g，地龙 9g，土鳖虫 4.5g，白芍 12g，川芎 9g，牛膝 9g，延胡索 9g，茯苓 12g，甘草 3g。14 剂，水煎服。

继以手法治疗。

三诊：1996 年 6 月 6 日。左腰腿痛症状有好转。左直腿抬高 80°，左臀中肌压痛。继续手法治疗，中药原方继服。

四诊：1996 年 6 月 13 日。左腰腿痛症状明显改善，左直腿抬高 70°～80°，伸屈肌肌力 5 级。夜寐差，苔薄稍腻，脉细。以理气活血、通络安神调治，仍配合手法治疗。原方加合欢皮 12g、汉防己 9g，14 剂。

五诊：1996 年 6 月 27 日。左腰腿痛症状已明显好转，但仍有麻木，左直腿抬高 80°，左足底外侧轻度皮肤感觉减退。苔薄腻，脉偏细。拟活血通络强筋药内服，配合手法治疗。

处方：陈皮 6g，白术 9g，茯苓 9g，焦山楂、焦神曲各 9g，当归 9g，白芍 12g，川牛膝 9g，千年健 12g，络石藤 12g。14 剂，水煎服。

六诊：1996 年 7 月 11 日。左足底麻木好转，下肢疼痛基本消失，晨起左臀部有疼痛感，之后缓解，左直腿抬高 90°。舌偏红，苔稍腻。拟益气健脾、活血通络。

处方：党参 15g，白术 9g，茯苓 9g，姜半夏 9g，川牛膝 9，延胡索 9g，桂枝 3g，大枣 7 枚，怀山药 12g，金雀根 12g。14 剂，水煎服。

1996 年 9 月随访，已恢复正常。

【按语】腰椎间盘突出症中医治疗突出综合治疗特长。魏氏伤科治疗以内服、外用中药及手法治疗为特色。本病例 CT 检查明确诊断后中药应用以理气活血为大法，主要根据患者临床体征腰椎无明显侧弯、直腿抬高 50°、下肢肌力正常及苔脉情况，属腰椎间盘突出症突出梗阻轻型。故以青皮、陈皮、枳壳、香附理气为先，为君药；四物活血，延胡索活血理气止痛，川牛膝为下肢引经药。方中地龙、土鳖虫为常用药对，前者性善走窜，后者功专破血逐瘀。二者合用以行血消肿、破瘀通络。五诊症状明显好转，考虑青皮破气，其性峻猛，当症状改善后，不宜久用，中病即止，故停用青皮、枳壳之类。后期在活血通络基础上配合健脾滋肾调治，以巩固疗效。

案 2　金某，男，41 岁。初诊时间：2000 年 8 月 18 日。

主诉：腰痛 1 天。

病史：患者今晨咳嗽时突然腰不能挺直，活动受限。10 年前有同样症状发生。

检查：腰椎侧突，屈伸活动明显受限。直腿抬高：右正常、左 40°，肌力正常，膝、跟腱反射存在。脉偏软，舌质偏红。

诊断：腰椎间盘突出症（急性发作期）。

辨证：气滞血瘀。

治则：行气活血，通络止痛。

治法：中药内服，配合腰椎手法治疗。

（1）内服方：生地黄 12g，白芍 12g，当归 9g，丹参 9g，牛膝 9g，延胡索 9g，茯苓 9g，生薏苡仁 12g，木香 4.5g，生甘草 3g，合欢皮 12g，鹿衔草 9g，丝瓜络 9g。7 剂，水煎服。

（2）腰椎手法治疗：患者取俯卧位。点揉足太阳膀胱经腧穴；点揉居髎穴及环跳穴疼痛点；按揉 L4 ～ L5 患侧突出疼痛部位；在牵引下抖法抖腰；平推、顺推足太阳膀胱经循行部位。

【按语】本例中的手法作为腰椎间盘突出症手法治疗的一节，连做三节为一次手法，每周1次。一般在手法治疗后腰部有疼痛反应，第二天反应消失，这是椎间盘突出位置转向正常改变。若手法后疼痛加剧，日轻夜重，防有其他病变，应及时进一步检查。魏氏伤科在中医、中西医结合临床实践中体会到：手法须辨证施法；手法要轻重适当，不可粗暴；手法须与内服、外用药物结合；必要时须用骨盆牵引、腰围固定等综合治疗。

案3　徐某，男，40岁。初诊时间：1995年5月30日。

主诉：左侧腰腿痛半年，加重1周。

病史：患者左侧腰腿痛半年，无明显诱因突然加重1周，外院行中西药物治疗无好转。

检查：腰椎轻度侧弯，腰椎后伸活动受限，双侧直腿抬高均在60°～70°。双侧伸肌力及屈胯肌力均为Ⅴ级，跟、膝反射存在。舌质偏红、干燥，苔薄白，脉沉细。CT检查示L4、L5偏左髓核突出；L3、L4椎间盘膨出。

诊断：腰椎间盘突出症。

辨证：血滞瘀阻，经络阻遏。

治法：活血通络。

治法：中药内服、外敷，手法治疗。

（1）内服方：生地黄12g，赤芍9g，牡丹皮4.5g，丹参9g，虎杖根9g，川牛膝9g，土鳖虫4.5g，延胡索9g，落得打9g，合欢皮12g，甘草3g。7剂。头、二煎内服，药渣水煎外敷。

（2）手法治疗：八步手法，隔天1次。

二诊：1995年6月6日。患者腰痛略缓，但多行走后左下肢麻木，夜寐差，脉沉，舌质偏红。再宗前法出入，理气活血通络，佐以安神，上方加青皮4.5g、枳壳4.5g、丝瓜络9g、首乌藤12g，7剂。手法治疗同前。

三诊：1995年6月13日。患者服药后睡眠好转，下肢麻木好转，舌偏红，脉细沉。上方见效，继进为治。原方去合欢皮、首乌藤，加路路通

12g、川木瓜 9g、白芍 12g，7 剂。手法治疗同前。

四诊：1995 年 6 月 20 日。患者左下肢麻木已愈，舌质红，苔干燥。继以原方酌加养阴通络之玉竹 9g，7 剂。嘱导引锻炼，继续手法治疗。

五诊：1995 年 6 月 27 日。患者腰腿痛麻症状已消失，左直腿抬高可达 80°～85°，舌质偏干，脉偏细。症状已愈，继宜理气活血、调补肝肾巩固之。

处方：青皮 4.5g，枳壳 4.5g，生地黄 12g，川芎 9g，炒白术 9g，丹参 9g，川牛膝 9g，虎杖根 9g，路路通 12g，络石藤 12g，鸡血藤 12g，川地龙 9g，千年健 15g，杜仲 9g，川续断 9g，川木瓜 9g，白芍 9g，大枣 7 枚，甘草 3g。14 剂，水煎服。

1996 年 7 月随访，已完全恢复工作，无腰腿痛主诉。

【按语】魏氏伤科称腰椎间盘为"腰骨垫膜筋"，又名"腰脆骨筋"，大多为扭跌震动，肝肾亏虚，垫膜筋退变，使腰骨垫膜筋撕裂移位，腰骨两侧失去平衡，腰腿气血瘀凝，经络壅阻，或经络气血衰退，筋脉拘挛疼痛。因此，本病内治用药，急性期以活血化瘀、利水消肿、解痉止痛为主。一般腰椎间盘突出症治疗也多用理气活血、化瘀止痛之法。本病例首诊以活血化瘀为治，因患者舌红，投以凉性活血化瘀、通络止痛之品，如生地黄、赤芍、牡丹皮、虎杖等。二诊即配合理气活血为治，理气则善用青皮、枳壳，以增强行气之力。症状缓解则以补肾巩固，如川续断、杜仲用之。同时配合手法贯穿治疗始终。手法治疗以俯卧位点揉腰背，提拉腰部，点揉按居髎穴，提腿点揉，按抖腰部，叩推腰背及仰卧位屈伸下肢，压膝压髋八步手法为基本手法。但临证根据症状不同，操作适当加减。急性期如伴有马尾神经损伤，或短时期内下肢肌力减退明显者，不宜手法治疗。

案 4　蒋某，男，42 岁。初诊时间：2000 年 8 月 23 日。

主诉：腰部、右臀及腿部疼痛 2 周。

病史：患者腰部、右臀及腿部疼痛 2 周，无明显外伤史。7 年前有腰痛发作，6个月前亦有腰痛发作。有高血压病史。

检查：腰部有强直感，L4～L5右侧压痛，右直腿抬高45°，下肢肌力正常，踝、膝反射正常。脉弦，苔薄腻。

诊断：腰椎间盘突出症。

辨证：腰腿经络气血阻滞，兼肝火偏盛。

治则：理气活血，平肝通络止痛。

处方：青皮、陈皮各4.5g，炒丹参9g，珍珠母12g（先煎），江枳壳4.5g，川牛膝9g，野菊花9g，全当归9g，川地龙9g，延胡索9g，杭白芍12g，土鳖虫6g，炒薏苡仁12g，汉防己9g，云茯苓9g，生甘草3g，落得打9g，合欢皮12g，焦山楂、焦神曲各9g，7剂，水煎服，药渣蒸敷腰臀部。

二诊：2000年9月1日。服用上方后，症状显著好转。直腿抬高已达70°，脉弦，舌质偏红，苔薄腻。前方有效，继进为治，上方加制玉竹9g，14剂，水煎服。

三诊：2000年9月19日。腰痛已消失，腿部偶尔有放射痛，晨起尤甚，直腿抬高80°，舌质偏红，苔薄腻。再宜理气活血、通络止痛。

处方：炒陈皮6g，枳壳6g，当归9g，白芍9g，丹参9g，牛膝9g，地龙9g，延胡索9g，焦山楂、焦神曲各9g，薏苡仁12g，杜仲9g，防己12g，川续断9g，合欢皮12g，甘草3g。12剂，水煎服。

四诊：2000年10月10日。腰腿痛已轻微，仍感腰部僵硬，腰部活动轻度受限，直腿抬高80°，舌质偏红，苔薄腻。拟活血通络、调补肝肾之方药，并配合手法治疗。

处方：当归9g，白芍12g，地龙9g，白术12g，牛膝9g，合欢皮9g，杜仲9g，川续断9g，桑寄生9g，落得打9g，木香6g，络石藤12g，丹参9g，川芎6g，甘草3g。7剂，水煎服。

【按语】平肝的治法，在李国衡先生的医案中很常见，这与多数骨伤科的辨证论治有所区别。肝属木，藏血、主疏泄、主筋，而腰椎间盘突出症从根本来说还是属于筋的问题。从魏氏伤科的治疗特色来说，既注重治血，又注重情志因素的作用，这也是从肝论治的一个重要原因。诊疗过程中，则以调补肝肾收功，以肝肾同源，先攻后补乃进退之常发也。

案5　宋某，男，26岁。初诊时间：2001年2月15日。

病史：患者1995年有腰部外伤史，近日出现腰痛、右下肢发麻，曾用扶他林及止痛药无效。

检查：腰椎无明显侧后突，右L4～L5旁有压痛，两直腿抬高试验正常，右下肢有牵拉感，膝、跟腱反射正常，肌力正常，右臀部有放射性压痛。舌质红，口干，脉偏细。

诊断：L4～L5椎间盘膨出待查。

辨证：气阴两虚。

治则：益气养阴。

处方：太子参15g，制何首乌9g，枸杞子12g，全当归9g，杭白芍9g，川牛膝9g，延胡索9g，制玉竹9g，土鳖虫6g，茯苓9g，生甘草3g，女贞子9g，楮实子9g，桑寄生9g，大枣6枚。7剂，水煎服。

建议另做MRI检查。

二诊：2001年2月22日。MRI检查：L5～S1椎间盘后突偏右，大便时有肛裂出血，夜寐不安，脉细，舌质偏红。再宜活血凉血、消肿止痛。

处方：生地黄12g，赤芍9g，土鳖虫4.5g，川芎9g，牛膝9g，延胡索9g，枸杞子9g，柏子仁9g，炒酸枣仁9g，首乌藤12g，生甘草3g，川地龙9g，杭白芍9g，合欢皮12g。7剂，水煎服。

三诊：2001年3月31日。腰痛明显减轻，血压132/86mmHg，今日偏头痛，大便干结，舌偏红，脉弦速。治宜平肝息风。

处方：川芎6g，钩藤9g（后下），野菊花9g，白蒺藜9g，珍珠母12g（先煎），青龙齿9g，柏子仁9g，甘草3g，丹参9g，合欢皮9g，首乌藤12g，熟大黄6g，桑枝9g，玄参9g，芦根9g。7剂，水煎服。

【按语】腰椎间盘突出症急性发作一般是对神经根明显卡压造成神经

根急性充血水肿。此期血瘀阻滞，局部水湿滞留，治疗主要是理气活血、消肿止痛，以去实为主。但是临床并不能刻舟求剑，用药还是应该根据实际情况。本例患者虽然年轻，又处于急性发作期，但是疼痛并不剧烈，没有典型的血瘀阻滞之征，而是以麻木为主，且舌质红、口干、脉偏细，属于气阴两虚，故治疗以益气养阴为主，兼顾通络止痛。后二诊有肛裂出血、夜寐不安；三诊头痛、便干，皆属于阴虚有热，故二诊治以活血凉血、消肿止痛；三诊更加用平肝息风的中药。如发作初期即用辛燥之药行气活血，更易出现化热伤阴之弊。

二、突出梗阻期

案1 谈某，男，50岁。初诊时间：2005年7月12日。

主诉：腰痛伴小腿外侧疼痛一个半月。

病史：患者一个半月前搬重物后出现腰痛，活动不便，伴小腿外侧疼痛，在当地行MRI检查示L3～L4椎间盘脱出，曾服止痛药无效。

检查：右侧L3～L4旁压痛明显，直腿抬高左侧70°、右侧30°，时有疼痛感，膝反射佳，肌力佳，膝以下小腿外侧疼痛明显。脉平，苔腻。

诊断：腰椎间盘突出症。

辨证：血瘀湿阻，经络不通。

治则：化湿活血，通络止痛。

治法：中药内服、外敷，导引锻炼，手法治疗。

（1）内服药：广陈皮6g，藿香9g，佩兰9g，生白术12g，云茯苓9g，怀山药12g，生薏苡仁15g，焦山楂、焦神曲各9g，全当归9g，白芍12g，川芎6g，牛膝9g，延胡索9g，鹿衔草12g，厚杜仲9g，桑寄生9g，甘草3g，虎杖9g。共7剂，水煎服，药渣外敷。

（2）导引锻炼：五点式锻炼，每日3次，每次10次。

（3）手法治疗：轻手法配合斜扳，手法治疗后右侧直腿抬高已达70°。

二诊：2005年7月20日。X线摄片示腰椎退变；MRI检查示L3～L4椎间盘突出重症，生理弧度变直。上次治疗后，自觉症状有改善（排便较前有改善），晨起右下肢仍有麻木，腰部仍有疼痛；心电图示心率慢、心律不齐；两肺下叶呈浸润性变化；今日按压右侧 L3～L4、L4～L5 仍有压痛，直腿抬高 70°以下无牵制感，70°以上仍有疼痛；舌苔根部薄腻。再给予轻手法斜扳。拟化湿、通络、润肺之剂。

处方：藿香梗、佩兰梗各 9g，生白术 12g，茯苓 9g，陈皮 6g，山药 9g，光杏仁 6g，生薏苡仁 12g，焦山楂、焦神曲各 9g，当归 9g，丹参 9g，川芎 6g，牛膝 9g，延胡索 9g，鹿衔草 12g，杜仲 9g，桑寄生 9g，干芦根 9g，甘草 3g，谷芽、麦芽各 9g，五味子 6g，麦冬 9g。14 剂，水煎服。

三诊：2005 年 7 月 26 日。两次治疗后自觉症状明显改善。嘱加强右股四头肌锻炼，每日 2～3 次，中药继服上方。

四诊：2005 年 8 月 17 日。腰部疼痛近来较稳定，平静时右腿麻木感，腰部感觉异常，睡眠好，大小便正常；疼痛点不明显，直腿抬高正常，L4～L5 棘间韧带有摩擦音；有早搏；脉结代，苔薄腻。继续锻炼，每日 3 次，每次不超过 10 遍，同时配合中药内服、外用以活血通络养心。

内服方：生地黄 12g，紫丹参 9g，南川芎 9g，杭白芍 12g，全当归 9g，厚杜仲 9g，桑寄生 9g，延胡索 9g，首乌藤 12g，合欢皮 12g，怀牛膝 9g，柏子仁 9g，炒酸枣仁 9g，远志肉 9g，五味子 4.5g，太子参 15g，大麦冬 9g，生甘草 3g，广陈皮 6g。14 剂，水煎服。

外用方：伸筋草 15g，透骨草 12g，全当归 12g，羌活、独活各 12g，老紫草 9g，乳香、没药各 12g，海桐皮 12g，老鹳草 12g，五加皮 12g，路路通 9g，络石藤 9g，左秦艽 9g，威灵仙 9g，徐长卿 9g。1 剂，加白酒 3 斤浸药外搽。

【按语】现代诸多研究认为，腰椎间盘突出对于神经的压迫除了直接的机械效应之外，还通过损害神经血供而产生间接效应。神经根对压迫十分敏感，在一定临界压力下，引起神经营养或功能障碍，其病理生理机制是神经根静脉瘀血，即压迫造成微静脉和毛细血管的瘀滞，炎性代谢产物在神经组织内聚集，神经根局部水肿，而这些炎性代谢产物本身即为致痛物。从中医的角度来看，微循环瘀滞属于血瘀，神经根局部水肿属于痰湿，都会导致经络不通，不通则痛。因此，中药理气活血、化瘀通络消肿，在一定程度上可能通过有选择性加快受压神经微静脉及毛细血管的血流，纠正血液局部瘀滞，促进代谢产物的清除，减轻神经根水肿而起到治疗作用。所以，李国衡先生认为，化湿活血、通络止痛是治疗腰椎间盘突出症的一个基本的治疗方法。至于药酒外搽，相对于来说，中药蒸敷可以与手法按摩结合使用，如果有条件进行家庭按摩，是一种更方便的外治方法。

案2 黄某，男，37岁。初诊时间：2000年8月2日。

主诉：右侧腰腿酸痛麻木3个月。

病史：患者3个月前无明显诱因出现右侧腰腿酸痛麻木，近来症状减轻，曾做CT检查示腰椎间盘后突。

检查：L4～L5两侧均有压痛，右居髎穴压痛，直腿抬高右60°、左65°，拉式试验阴性，肌力佳，跟、膝反射存在，右小腿外侧皮肤感觉稍差。脉苔佳，舌质偏红。

诊断：L4～L5椎间盘突出症（缓解期）。

辨证：腰腿经络气血失畅。

治则：活血化瘀，消肿通络。

治法：中药内服，腰部骶棘肌锻炼。

（1）内服方：当归9g，土鳖虫4.5g，生薏苡仁12g，丹参9g，汉防己9g，制何首乌12g，川芎9g，落得打9g，炒山楂、炒神曲各9g，合欢皮12g，生甘草3g，玉竹9g。20剂，水煎服。

（2）腰部骶棘肌锻炼：三点支撑法。

二诊：2000年8月20日。服用上药后症状显著减轻，右直腿抬高已达70°，L4～L5仍有明显压痛。治宜活血通络、消肿止痛，酌以补肾。

处方：落得打9g，土鳖虫4.5g，汉防己9g，当归9g，熟地黄9g，茯苓9g，白芍12g，牛膝9g，生薏苡仁12g，六神曲6g，川芎6g，延胡索9g，甘草9g，合欢皮12g，鹿衔草12g。20剂，水煎服。

【按语】魏氏伤科对于伤科疾病的病机认识主要从气血入手，从大的方面来看，气血不外虚实。实者，气滞血瘀也。本病例辨证主要是血瘀，症状主要是疼痛，故治疗重在活血化瘀、通络止痛。值得注意的是生薏苡仁、汉防己的使用，从其功效来看是利湿，并不符合活血化瘀的治则，但是从西医学的角度出发，腰椎间盘突出症引起症状的直接原因往往是椎管内的炎性水肿，而从传统中医学津血同源的角度理解用这两种药的意义，会更全面。

案3 高某，男，40岁。初诊时间：2000年7月6日。

主诉：腰痛并向左侧下肢放射2个月。

病史：患者2个月前无明显诱因出现腰痛，向左侧下肢放射，足背有麻木感，曾经CT检查示L4～L5膨出，L5～S1椎间盘后突。既往曾有胃出血病史，胃镜检查示十二指肠球部溃疡。时有胃脘胀闷不舒。

查体：直腿抬高左60°、右80°，肌力佳，跟腱反射存在，左侧臀部肌肉轻度萎缩。脉细，苔薄腻，舌质偏红。

诊断：L5～S1椎间盘突出症。

辨证：胃脘积滞，经络气血不和。

治则：理气和胃，和血止痛。

处方：广陈皮6g，炒白术9g，云茯苓9g，怀山药9g，炒神曲9g，杭白芍9g，延胡索9g，炒丹参9g，生甘草3g，合欢皮12g，制何首乌12g，仙鹤草12g，佛手片4.5g，谷芽、麦芽各9g，大枣6枚。7剂，水煎服。

【按语】本例患者脾胃气机不畅，胃脘胀闷不舒，故治当理气和胃为先。白术、茯苓、大枣、甘草、怀山药益气健脾，广陈皮、神曲、佛手片、谷芽、麦芽理气消食，二组药相配合，标本兼顾。杭白芍、延胡索、丹参、合欢皮、何首乌、仙鹤草行气活血止痛。

三、基本恢复期

案1 余某，男，56岁。

病史：患者腰部扭伤6个月，现感腰部及左腿疼痛。

检查：脊柱平直，腰部前屈明显受限，左腰部骶棘肌明显痉挛，腰骶部棘突有压痛，重按后可引起左腿放射痛，左腿抬高试验40°、拉氏征阳性，右直腿抬高70°可引起腰下部疼痛，左足背及小腿前外侧感觉减退，大腿前外侧及小腿后侧感觉也有减退，左跟腱反射明显迟钝。

诊断：腰椎间盘突出症，腰椎肥大性关节炎。

治疗：入院后应用热敷治疗床加轻手法治疗，使用2次热敷治疗床后患者自感患处轻松、舒适。在手法操作时，腰部疼痛较比治疗前减轻，经检查左腰部肌肉痉挛现象有改善，腰部前屈指尖尖端与地面距离36cm。1个月后，患者的腰腿酸痛较治疗前有很大改善，腰部前屈指尖尖端与地面距离仅11cm，腰肌痉挛已不明显。

【按语】中药熏洗，一般可由患者自己实施。但是在冬季，如药汤不能保持一定的温度，或对于某些部位（如腰背部）施行不够广泛深透时，就会影响治疗效果。李国衡先生自主设计、制作的热敷治疗床，从1963年开始应用于腰酸背痛的治疗，多年的临床实践证明，热敷治疗床有良好的治疗作用，深受广大患者的欢迎。热敷治疗床所用药物组成：全当归24g，羌活、独活各30g，金银花藤30g，川红花18g，川桂枝24g，伸筋草30g，老紫草18g，海桐皮30g，透骨草24g，扦扦活60g，络石藤30g，川牛膝18g。熏蒸所用的中药具有舒筋活血、温经散寒、祛风通络、消炎止痛、化瘀消肿的作用，可缓解皮肤、肌肉、肌腱及韧带的紧张或强直，使关节及肢体活动灵活，功能恢复。对感受风、寒、湿邪，致局部疼痛、肌肤麻木不仁的痹证，也可使气血调和，症状减轻或消失。该方法既可单独使用，直接达到治疗目的，又可以为手法治疗创造肌肉松弛的有利条件。腰椎间盘突出症在经过热敷治疗床的蒸熏后，缓解了紧张的肌肉，配合手法治疗又能促使粘连松解，起到了"趁热打铁"的作用，可以缩短治愈的时间。

现在有很多厂家都设计了自动加热的热敷治疗床，对于腰椎间盘突出症缓解期，所用的中药可以采用李国衡先生的热敷治疗床方。

案 2 吴某，男，61 岁。初诊时间：2004 年 3 月 31 日。

主诉：腰痛数年。

病史：患者腰痛数年，无外伤史，最近几天外感发热。

检查：腰椎侧弯活动受限，直腿抬高佳，肌力佳，膝反射亢进，右臀部有肌萎缩。CT 检查示 L3～L4 椎间盘膨隆向后外侧突出，L4～L5 椎间盘向后方中央偏右轻度突出，椎间孔狭窄，腰椎退变。舌苔腻，脉偏速。

诊断：腰椎间盘突出症。

辨证：血瘀阻络。

治则：活血化瘀，清热通络。

处方：生地黄 12g，紫丹参 9g，粉牡丹皮 9g，全当归 9g，土鳖虫 6g，生甘草 3g，延胡索 9g，云茯苓 12g，生薏苡仁 15g，广陈皮 6g，怀牛膝 9g，枸杞子 9g，山茱萸 9g，合欢皮 12g，落得打 12g，生白术 12g。共 7 剂，水煎服。

二诊：2004 年 4 月 12 日。疼痛显著减轻，脉较前改善，腰椎仍有侧弯，舌淡红，苔薄腻。上方加鹿衔草 12g，焦山楂、焦神曲各 9g，以活血化瘀、通络健脾。7 剂，水煎服。

三诊：2004 年 4 月 23 日。近日突然左臀环跳穴疼痛加剧，向下肢放射伴麻木，行走不便，近日天气时冷时热，湿热偏重。手法治疗以提腿点揉、提腿按揉为主，再配以活血消肿镇痛之剂。

处方：落得打 12g，当归 9g，丹参 9g，白芍 12g，延胡索 9g，土鳖虫 6g，地龙 9g，牛膝 9g，秦艽 9g，鹿衔草 9g，合欢皮 12g，茯苓 12g，生薏苡仁 15g，焦山楂、焦神曲各 9g，谷芽、麦芽各 9g，甘草 3g。7 剂，水煎服。

四诊：2004 年 5 月 12 日。症状有改善，小腿酸胀，舌淡红，苔薄腻。上方加木瓜 9g，14 剂，水煎服。

五诊：2004 年 6 月 3 日。腰椎侧弯明显改善，脉平，苔腻。手法治疗，继以上方去秦艽，加枳壳 6g，14 剂，水煎服。

六诊：2004年8月25日。腰椎仍有侧弯，活动稍受限，向左侧屈能力差，下肢仍有放射痛，脉平，苔薄腻。再宜活血通络、镇痛健脾。

处方：落得打12g，全当归9g，杭白芍12g，南川芎6g，川地龙9g，延胡索9g，土鳖虫6g，怀牛膝9g，鹿衔草9g，焦山楂、焦神曲各9g，炒薏苡仁15g，川续断9g，厚杜仲9g，络石藤12g，左秦艽9g，合欢皮12g，生甘草3g。14剂，水煎服。

七诊：2004年9月17日。左侧腰腿似感疼痛，轻度侧弯，脉平，苔薄腻。最近做肠镜检查正常。宜活血健脾通络。

处方：当归9g，川芎6g，丹参9g，白芍12g，地龙9g，土鳖虫6g，牛膝9g，鹿衔草9g，焦山楂、焦神曲各9g，炒薏苡仁15g，络石藤12g，桑寄生9g，陈皮6g，延胡索9g，路路通12g，谷芽、麦芽各9g，甘草3g，大枣6枚。14剂，水煎服。

【按语】腰椎间盘突出症慢性期多以虚证为多，治疗以补法为主，但不可一概而论。本例患者李国衡先生认为是血瘀阻络所致，治宜活血化瘀、清热通络，处方基本以魏氏伤科秘方伸筋活血汤和李国衡先生验方理气二地汤为基础加减。李国衡先生对本病的手法治疗同样强调辨证施法。三诊时，因近日突然左臀环跳穴疼痛加剧，向下肢放射伴麻木，手法治疗以提腿点揉、提腿按揉为主。因本例有湿热蕴里，蒸敷方药性偏热，且用热敷，故不用，以免以热助热。

案3 王某，男，42岁。初诊时间：1994年12月16日。

主诉：劳累后腰部不适3年。

病史：患者于1991年因腰椎间盘突出症急性发作，于我院住院。经手法、牵引及内服、外用中药治疗2个月，症状好转出院。以后手法及中药调理治疗半年余，腰腿痛症状从未发作。患者一直坚持导引锻炼中，除劳累后偶有腰不适以外，余无明显不适。

检查：腰椎无侧弯，腰椎活动无限制，直腿抬高双侧均在0°，夜寐、二便、胃纳均可。脉偏软，苔薄腻，舌淡红。

诊断：腰椎间盘突出症后期（慢性期）。

辨证：脾肾不足，筋脉失养。

治则：先健脾醒胃，化湿开路；继则健脾益肾，强壮筋骨。

处方1：陈皮6g，焦山楂、焦神曲各9g，云茯苓9g，佛手藤4.5g，春砂壳3g，白术9g，谷芽、麦芽各9g，鸡内金炭4.5g，生甘草3g。5剂，水煎服。

上药服后，继以下方。

处方2：生黄芪15g，云茯苓9g，杜仲9g，补骨脂9g，菟丝子9g，生晒参6g（另煎），怀山药9g，川续断9g，巴戟天9g，楮实子9g，生白术9g，砂仁12g（后下），桑寄生9g，枸杞子9g，川牛膝9g，远志肉4.5g，生地黄、熟地黄各12g，杭白芍9g，全当归9g，南川芎6g，生甘草3g，合欢皮12g，千年健12g，首乌藤15g，制黄精9g，广陈皮6g，淡苁蓉9g。10剂。上药共煎两汁，混合，加红枣肉750g、胡桃肉250g、桂圆肉250g、阿胶500g（冲），熬成膏状。每日3次，每次2匙，加温水送服。

【按语】膏滋是中医治疗的一大特点，"冬令进补"针对患者体质对症用药，自冬至起服用，是一种常规用法。膏滋方针对患者腰椎间盘突出症慢性期脾肾不足之特点，有针对性地给予纠正。

本例患者苔薄腻，故先以健脾化湿之剂作为先路药，先行清理肠胃、化食消积，这与传统膏滋药应用先清后补、补中寓清一致。膏滋方重在健脾益肾，先天与后天兼顾，以强壮筋骨、固腰。针对患者脉软、舌淡红肾亏不足之征象，应用菟丝子、巴戟天、淡苁蓉、补骨脂。菟丝子甘辛、微温，禀气中和，既可补阳，又可益阴，温而不燥，补而不滞；巴戟天性味同菟丝子，其特点为补而兼散，专入下焦；淡苁蓉补阳而不燥，滋润而不腻，"补而不峻，其力和缓"，故以此三味滋肾。补骨脂有加强滋补肾阳之功效。

案4　李某，女，48岁。初诊时间：2001年4月15日。

主诉：腰及左下臀、大腿疼痛半年。

病史：患者以前有腿酸痛病史。1999年11月突发腰及左下臀、大腿疼痛，CT检查示脊柱骨质疏松，L5～S1椎间盘膨出。1993年行子宫切除术、双侧卵巢切除术。

检查：腰椎稍有侧弯，直腿抬高左60°、右75°，左拉氏征（±），膝反射存在，肌力佳，脊柱骨质疏松，双膝、左髌骨无摩擦音，左膝上侧间隙压痛。脉偏细，舌偏红，苔净。

诊断：L5～S1椎间盘突出症，双膝退行性骨关节炎（左膝较重），脊柱轻度骨质疏松症。

治则：补肾阳，活血消肿。

治法：手法治疗，每周1次；外用蒸敷方；中药内服。

内服方：枸杞子9g，山茱萸9g，女贞子9g，楮实子9g，厚杜仲9g，川续断9g，牛膝9g，当归9g，白芍12g，仙灵脾9g，生甘草3g，制何首乌12g，太子参15g，大枣6枚。7剂，水煎服。

二诊：2001年4月22日。症状明显好转，直腿抬高70°，舌质较淡，脉较前有力。再宜手法治疗及中药内服。

处方：太子参15g，当归9g，白芍9g，南川芎6g，枸杞子12g，女贞子9g，楮实子9g，山茱萸9g，厚杜仲9g，川续断9g，制何首乌9g，牛膝9g，仙灵脾9g，合欢皮9g，生甘草3g，大枣6枚。14剂，水煎服。

三诊：2001年6月2日。近日因劳累腰腿疼痛加剧，直腿抬高40°左右，小腿外侧皮肤感觉减退，脉平，苔薄白，舌质红。宜活血益气、消肿通络。

处方：太子参15g，山药9g，制何首乌12g，当归9g，川芎9g，白芍12g，牛膝9g，大枣6枚，延胡索9g，鹿衔草9g，鸡血藤9g，合欢皮12g，茯苓9g，生甘草3g。7剂，水煎服。

四诊：2001年6月10日。直腿抬高已达60°，舌淡，苔薄，脉软。宜益气活血、通络止痛。

处方：太子参15g，制何首乌9g，生黄芪9g，山药9g，川芎6g，牛膝9g，延胡索9g，鹿衔草12g，汉防己12g，茯苓9g，白芍9g，合欢皮

9g，鸡血藤 12g，厚杜仲 9g，柏子仁 9g，炒酸枣仁 9g，首乌藤 12g，生甘草 3g。14 剂，水煎服。

五诊：2001 年 7 月 15 日。直腿抬举正常，肌力佳，脉细，苔薄腻。治宜益气活血通络。

处方：生黄芪 9g，太子参 15g，当归 9g，白芍 9g，炒丹参 9g，炙甘草 3g，糯稻根 9g，牛膝 9g，延胡索 9g，厚杜仲 9g，柏子仁 9g，炒酸枣仁 9g，合欢皮 9g，川续断 9g，仙灵脾 9g，稽豆衣 12g。14 剂，水煎服。

六诊：2001 年 7 月 29 日。左下肢仍有酸楚不舒，出汗少，神疲乏力，脉偏细，苔净。宜益气活血、滋补肝肾。

处方：陈皮 6g，黄芪 30g，太子参 15g，当归 9g，白芍 12g，延胡索 9g，巴戟天 9g，楮实子 18g，仙灵脾 9g，川续断 9g，牛膝 9g，首乌藤 12g，稽豆衣 12g，合欢皮 12g，炒酸枣仁 9g，柏子仁 9g，炙甘草 3g。14 剂，水煎服。

七诊：2001 年 8 月 7 日。少有疲劳感，睡寐、饮食较佳，脉平，苔净。

处方：生黄芪 9g，太子参 15g，当归 9g，白芍 9g，巴戟天 9g，仙灵脾 9g，楮实子 9g，女贞子 9g，川续断 9g，杜仲 9g，牛膝 9g，合欢皮 9g，首乌藤 15g，黑稽豆 12g，炙甘草 3g，炒酸枣仁 9g，柏子仁 9g，绿梅花 6g，芡实 9g。14 剂，水煎服。

八诊：2001 年 10 月 29 日。腰突症症状已不明显，久坐后左骶髂关节疼痛，左"4"字试验（±），局部有压痛，脉平，苔薄白。嘱加强腰背导引锻炼。

【按语】腰椎间盘突出、骨质疏松、骨质增生总体来说还是以慢性多见，一般都需要较长时间的调养。上例用膏滋方是长期中药调理的一种方式，临床更多的则是中药汤剂调理。中药调理是以辨证施治为主，但是"病来如山倒，病去如抽丝"，尤其是慢性疾病，需要较长时间的用药，这就要有相对稳定的辨证思路，根据治疗效果，可以随症加减、微调，不宜朝三暮四，随意东西。本案每次中药处方都有变化，辨证侧重点也有不同，但是一直围绕补肾和活血两方面。

案 5 陈某，男，33 岁。初诊时间：2000 年 9 月 4 日。

病史：患者有腰椎间盘突出症病史。2 周前因急性发作在广州行手术治疗，现腰痛难忍，双下肢胀痛。

检查：腰部后正中 L4～L5 部位有手术瘢痕，腰部活动受限。直腿抬高右 40°左右、左 10°左右，左膝反射迟钝。苔薄腻，脉平。

诊断：腰椎间盘突出症术后。

辨证：气血不足，脾虚。

治则：健脾益气，活血通络止痛。

处方：陈皮 6g，白术 9g，茯苓 9g，山药 9g，当归 9g，白芍 9g，丹参 9g，甘草 3g，山楂、神曲各 9g，延胡索 9g，土鳖虫 6g，合欢皮 9g，落得打 9g，薏苡仁 12g，大枣 5 枚。7 剂，水煎服。

二诊：2000 年 9 月 11 日。腰部疼痛已减，苔腻，舌略暗，脉略细。再拟和血止痛之剂。

处方：当归 9g，丹参 9g，白芍 12g，土鳖虫 6g，延胡索 9g，西红花 3g，鹿衔草 12g，牛膝 9g，六神曲 6g，薏苡仁 15g，茯苓 9g，甘草 3g，陈皮 6g，杜仲 9g，落得打 9g，大枣 5 枚。5 剂，水煎服。

三诊：2000 年 9 月 16 日。腰痛已明显减轻，夜寐不实，苔腻，舌偏暗，脉平。再活血化瘀、通络止痛。

处方：当归 9g，炒丹参 9g，杭白芍 12g，土鳖虫 6g，西红花 3g，延胡索 9g，牛膝 9g，合欢皮 9g，落得打 9g，六神曲 6g，茯苓 9g，鹿衔草 12g，陈皮 6g，甘草 3g，炒酸枣仁 9g，柏子仁 9g。7 剂，水煎服。

四诊：2000 年 9 月 22 日。腰部时有板滞，直腿抬高如前，脉稍弦，苔薄腻。脾失健运，腰背气血运行失畅，再宜健脾活血止痛。

处方：陈皮 6g，怀山药 9g，牛膝 9g，焦山楂、焦神曲各 9g，白术 12g，生地黄 12g，虎杖根 9g，延胡索 9g，茯苓 9g，紫丹参 9g，土鳖虫 4.5g，甘草 3g，合欢皮 9g，川地龙 9g，落得打 9g，焦谷芽、麦芽各 9g。7 剂，水煎服。

五诊：2000 年 9 月 29 日。腰痛明显减轻，时有板滞，直腿抬高 50°，苔脉同前。手法松解左腰骶棘肌及臀肌，内服中药前方加减出入。

处方：陈皮 6g，生白术 12g，茯苓 9g，山药 9g，当归 9g，炒白芍 12g，甘草 3g，丹参 9g，土鳖虫 6g，川红花 9g，焦山楂、焦神曲各 9g，炒薏苡仁 15g，落得打 9g，川牛膝 9g，炒杜仲 9g，川断炭 9g，大枣 5 枚。7 剂，水煎服。

六诊：2000 年 10 月 13 日。仍有腰部僵硬。直腿抬高左侧 40°～45°、右侧 60°～70°，大便干燥，胃纳一般，脉偏弦，舌质红，苔薄白。再拟理气活血止痛之剂。

处方：青皮、陈皮各 6g，江枳壳 4.5g，茯苓 9g，当归 9g，赤芍 9g，牡丹皮 9g，丹参 9g，土鳖虫 6g，川大黄 9g，延胡索 9g，牛膝 9g，汉防己 9g，甘草 3g。7 剂，水煎服。

另蒸敷方 8 包热敷，每日 2 次，每包用 3 天。

七诊：2001 年 1 月 28 日。腰痛已有明显好转，检查腰椎仍有侧弯，左直腿抬高已达 70°，肌力正常，大便次数仍 4～5 次，梦多，脉速，苔薄。宜活血健脾、养心安神。

处方：党参 15g，杭白芍 9g，丹参 9g，合欢皮 9g，茯苓 9g，山药 9g，柏子仁 4.5g，甘草 3g，酸枣仁 9g，首乌藤 12g，煨木香 9g，炒白术 12g，杜仲 9g，川续断 9g，桑寄生 9g，谷芽、麦芽各 9g，香扁豆 6g，煨葛根 9g。14 剂，水煎服。

【按语】腰椎间盘突出症手术治疗越来越普遍，不免有疗效不佳者。如何治疗术后后遗症状也是临床面临的问题。本例患者术后 2 周疼痛剧烈，李国衡先生辨证为气血不足，脾虚，但是治疗原则是健脾益气、活血通络止痛，可以认为患者本是气血不足，脾虚，但是手术是一种创伤，多有瘀血，故治以活血通络止痛，用药与腰椎间盘突出症急性期相似。相反的，健脾益气药只占较小的比例。

蒸敷方在本例初期并未使用，直至六诊，腰痛已经明显好转才开始应用；也未进行手法治疗。这些都与急性期的处理原则相似，但并不是绝对，可以根据实际情况使用。

第五节　腰椎椎管狭窄症医案

案 1　姬某，女，58 岁。初诊时间：2005 年 5 月 22 日。

主诉：腰痛 10 余年，加重 3 个月。

病史：患者 1994 年行 CT 检查示 L3 ～ L5 椎间盘膨出，当时轻微疼痛，活动时腿痛，曾经针灸治疗。2004 年 9 月，患者下车时又感腰痛，活动受限，经推拿治疗，症状好转，又服用中药 20 余剂后，恢复工作。2004 年 11 月，患者出现右大腿后侧麻痛，未系统治疗。2005 年 2 月，出现麻痛至右足跟；同年 3 月进行 X 线摄片及 MRI 检查，后经理疗及中药内服治疗，服药后有腿抽搐感（共服用 14 剂）；3 月 29 日，X 线检查：L1 ～ L2、L3 ～ L4 排序不齐，腰椎轻度侧弯伴增生及骨小梁疏松。MRI 检查：L1 ～ L2 椎间盘后突，L3 ～ L4 相应水平椎管狭窄，L5 ～ S1 右侧间隙突出。

检查：腰椎侧弯不明显，前屈 90°，后伸 20°，左右侧屈均为 20°，腰椎旋转正常；直腿抬高双侧均为 90°，"4" 字试验阴性；双侧股四头肌，伸、屈踇肌力 5 级；右小腿外侧皮肤感觉减退；双膝反射引出，右跟腱反射迟钝，左跟腱反射引出；L4 棘突压痛，右臀上居髎穴压痛，骶髂关节压痛不明显；霍夫曼征阴性。口干，脉平，苔净，舌质偏红。

诊断：腰椎椎管狭窄症，腰椎间盘退变伴突出，腰椎不稳定，骨质疏松。

辨证：肾阴虚。

治法：以轻手法治疗 2 周，行腰椎动力位片 + 骨密度检查、腰椎 MRI 检查。蒸敷方腰部热敷；中药内服，以滋肾活血、通络止痛；定做腰围；腰背肌锻炼。

内服方：生地黄 12g，山茱萸 9g，怀山药 9g，建泽泻 6g，牡丹皮 6g，京赤芍 9g，厚杜仲 9g，川续断 9g，桑寄生 9g，怀牛膝 9g，延胡索 9g，合欢皮 9g，土鳖虫 6g，鹿衔草 12g，甘草 3g，大枣 5 枚。共 7 剂，水煎服。

二诊：2005 年 5 月 29 日。右下肢疼痛好转，稍有麻木，夜寐安，大便正常，舌质偏红，口干，脉平。查体：右侧略较左侧受限，右髂骨有压痛，右骶骨边缘压痛。内服中药以上方加减。

内服方：生地黄 12g，山茱萸 9g，泽泻 6g，牡丹皮 9g，京赤芍 9g，怀牛膝 9g，延胡索 9g，鹿衔草 12g，合欢皮 9g，络石藤 9g，全当归 9g，甘草 3g，路路通 9g，巴戟天 9g，土鳖虫 6g，厚杜仲 9g。7 剂，水煎服。

手法治疗加用侧卧右髂胫束平推。

三诊：2005 年 6 月 5 日。右下肢麻木减轻。

手法治疗：加强 L5 ～ S1 旁点揉及右委中穴、右膝后侧、腓肠肌外侧头及足太阳经、足少阳经处压痛点点揉。

内服方：生地黄 12g，山茱萸 9g，泽泻 6g，京赤芍 9g，怀山药 9g，延胡索 9g，鹿衔草 12g，当归 9g，紫丹参 9g，杜仲 9g，泽泻 6g，土鳖虫 6g，川地龙 9g，焦山楂、焦神曲各 9g，薏苡仁 12g，路路通 9g，络石藤 12g，珍珠母 12g，甘草 3g。7 剂，水煎服。

四诊：2005 年 6 月 11 日。右下肢阵发性麻木，但沉重感及肿胀、疼痛等症状已不明显。查直腿抬高双侧 90°，右拉腿牵制感明显好转，"4"字试验阴性，右臀上肌略平坦，L1 ～ L2 棘上压痛。夜寐可，舌红好转，苔薄稍腻，脉平。再拟健脾滋肾、通络强筋之剂。

内服方：广陈皮 6g，山药 9g，云茯苓 9g，焦山楂、焦神曲各 9g，炒薏苡仁 12g，厚杜仲 9g，川续断 9g，补骨脂 9g，延胡索 9g，怀牛膝 9g，全当归 9g，炒丹参 9g，杭白芍 12g，千年健 15g，谷芽、麦芽各 9g，生甘草 3g，炒酸枣仁 9g。28 剂，水煎服。

腰背肌锻炼，隔日手法治疗，共 1 周。

【按语】腰椎椎管狭窄、腰椎不稳定、骨质疏松，很多学者都认为不适宜手法治疗，其实手法有很多种，不可一概而论。李国衡先生强调手法治疗宜辨证施法。本病就是因为足太阳经、少阳经经气不利，除了腰部的放松和斜扳手法以外，需要加用侧卧右髂胫束平推，加强 L5 ~ S1 旁点揉及右委中穴、右膝后侧、腓肠肌外侧头压痛点的点揉，以疏通足太阳、少阳经经气。滋肾活血法是李国衡先生常用于各种慢性筋骨病的中药内服法，现代很多学者都认为肾虚和血瘀有着很强的相关性，肾虚血瘀是衰老和多种老年性疾病的共同病机。

案2 谢某，女，62岁。初诊时间：1993年3月16日。

主诉：腰痛伴右下肢痛、间歇性跛行5月余。

病史：患者去年10月腰部扭伤，之后逐渐出现腰痛伴右下肢痛，间歇性跛行。经当地医院治疗无明显好转。

检查：腰椎轻度前凸，腰部活动轻度受限，右侧臀部坐骨神经出口处压痛明显，跟腱及膝反射引出，直腿抬高右80°、左90°，右伸蹬肌力减退约为4级。舌淡，苔薄腻，脉平。

诊断：腰腿痛待查，腰痛连膝。

辨证：肝肾亏损，脾运失健，气血不足，腰督失固。

治法：建议拍摄腰椎正侧位片，内服理气活血、滋肾通络止痛中药。

处方：陈皮6g，枳壳4.5g，白芍9g，茯苓9g，川续断9g，杜仲9g，桑寄生9g，当归9g，桂枝6g，延胡索9g，络石藤9g，甘草3g，狗脊9g。7剂，水煎服。

二诊：1993年3月26日。腰痛好转，检查见腰椎活动较前改善，腰椎摄片示腰椎退变。舌偏红，苔中部光剥，脉弦。属肝肾阴亏，拟滋养肾阴、活血止痛。

处方：生地黄12g，山茱萸9g，泽泻6g，牡丹皮4.5g，茯苓9g，怀山药12g，玉竹9g，女贞子9g，枸杞子9g，牡蛎12g（先下），珍珠母12g（先下），野菊花9g，生甘草3g。14剂，水煎服。

三诊：1993年4月9日。腰痛程度减轻，便溏，便次增多，尿频，苔光剥改善，脉细弦。此为脾肾亏损，宜补肾健脾、活血止痛。

处方：川续断9g，桑寄生9g，杜仲9g，枸杞子9g，菟丝子9g，川牛膝 9g，杭白芍 9g，陈皮 6g，白术 9g，茯苓 9g，谷芽、麦芽各 9g，合欢皮 9g，千年健 15g，炒酸枣仁 9g，首乌藤 12g。14 剂，水煎服。

2 个月后随访，患者劳累后感腰痛，平时腰痛已不明显。

【按语】本病李国衡先生诊断为腰痛连膝，只是症状诊断，从主诉来看符合腰椎椎管狭窄症的表现，只是当时 MRI 和 CT 还未普及，影像学未得以证实。中医学认为，肾主骨，肝主筋。老年患者肝肾衰弱，腰督失固，易致气血阻滞、腰部作痛，当标本同治。本病首诊以理气活血止痛为主，治以滋肾固腰，方中狗脊一味，善补肝肾、强筋骨、止痹痛，多与杜仲合用。服药后症状好转，则重在益肾调治。患者肾阴虚为主，二诊以六味地黄汤为主调治；三诊便溏，脾肾亏虚，则健脾与补肾并重。总之，老年腰痛治当标本兼顾，重视补肝肾、健脾胃。

案 3　黄某，女，52 岁。初诊时间：2000 年 8 月 16 日。

主诉：颈腰疼痛数年。

病史：患者颈腰疼痛已有数年，伴下肢疼痛，间歇性跛行右侧偏重，夜寐不安。曾在当地治疗，未见明显好转。

检查：腰椎无明显侧突，活动轻度受限，胸椎及下肢压痛明显，直腿抬高左 80°、右 65°，拉氏试验右侧阳性，膝反射右侧减退、左侧正常，霍夫曼征阴性，握力佳。脉偏细，苔薄腻。CT 检查示 L4～L5、L5～S1 椎管狭窄，椎间盘轻度向后突，L4～L5 椎间盘膨出，黄韧带肥厚。X 线片示脊柱骨质增生，伴轻度骨质疏松。

诊断：腰椎椎管狭窄症，脊柱退变，颈椎早期退变。

辨证：瘀血阻络。

治则：活血化瘀，舒筋通络。

治法：中药外洗、内服。

（1）外洗方：羌活 9g，独活 9g，当归 9g，泽泻 6g，伸筋草 15g，透骨草 12g，五加皮 12g，川红花 9g，川桂枝 9g，乳香 12g，没药 12g，厚朴 9g。14 剂，水煎外洗，每日 2 次，每剂 2 天。

（2）内服方：落得打 9g，全当归 9g，厚朴 6g，炒丹参 9g，杭白芍 12g，川地龙 9g，土鳖虫 6g，川牛膝 9g，生丹参 9g，茯苓 9g，汉防己 12g，炒酸枣仁 9g，路路通 9g，甘草 3g，大枣 6 枚。28 剂，水煎服。

二诊：2000 年 10 月 16 日。症状明显改善，直腿抬高右 70°、左 80°，左侧 L4～L5 压痛，脉平，苔薄腻。最近 X 线摄片显示尾椎轻度增生。治宜健脾益肾、活血通络止痛。

内服方：当归 9g，丹参 9g，白芍 12g，地龙 9g，土鳖虫 4.5g，川芎 6g，太子参 9g，牛膝 9g，汉防己 12g，仙灵脾 9g，川续断 9g，杜仲 9g，枸杞子 9g，陈皮 6g，路路通 9g，谷芽、麦芽各 9g，白术 12g，大枣 6 枚，甘草 3g。28 剂，水煎服。

外洗方：上外洗方加莪术、三棱各 12g。14 剂，水煎外洗。

【按语】魏氏伤科非常重视中药煎汤熏洗的外治法，实践证明这一疗法对于各种损伤确有良好的治疗作用。腰椎椎管狭窄症一般的治疗药效很难到达患处。腰背疼痛是骨伤科最为常见的症状，内因多为肾虚劳损，外因多为风寒湿痹阻。本病外治很少用补法，以祛邪为主，重在温经散寒、祛风通络，又治风先治血，故兼活血止痛之功。本例针对夹杂风寒阻络，外洗方中用羌活、独活、桂枝祛风散寒，同时配以伸筋草、透骨草、五加皮等温经通络；羌活、独活又兼具祛风、止痛之功；以红花、乳香、没药、当归等活血化瘀，血行风自灭也；后方又加莪术、三棱以破血化瘀、活血止痛。

案 4 王某，男，61 岁。初诊时间：2005 年 5 月 29 日。

主诉：颈背、右侧腰臀腿麻木疼痛 2 个月。

病史：患者 2 个月前出现颈背、右侧腰臀腿麻木疼痛，大便不畅，依靠药物通便，睡眠时好时坏，口干。MRI 检查示 L3～L4、L4～L5、L5～S1 椎间盘后突，C3～C7 椎间盘后突，骨质增生，椎管变窄。X 线片示颈椎生理弧度变直，C5～C6 椎体前缘增生明显，C3～C4 椎间孔变窄；腰椎椎体广泛增生，右侧椎间孔崩裂可能。

检查：两手霍夫曼征阳性，肌力可，无明显萎缩，肱二头肌、肱三头肌肌力可，肩关节活动可，颈椎后伸明显限制，侧向活动亦受限；直腿抬高两侧80°，肌力可，膝反射亢进，"4"字试验阴性，跟腱反射阴性，L5～S1压痛明显；血压134/101mmHg。脉弦，苔薄腻。

诊断：腰椎椎管狭窄症，颈腰椎间盘突出症，骨质增生。

辨证：肝肾亏虚，瘀血阻络。

治则：平肝滋肾，活血通络镇痛。

处方：枸杞子9g，野菊花9g，生地黄12g，山茱萸9g，怀山药9g，京赤芍9g，牡丹皮6g，云茯苓9g，紫丹参9g，南川芎9g，怀牛膝9g，延胡索9g，鹿衔草10g，合欢皮9g，火麻仁9g，熟大黄6g，生甘草3g，首乌藤12g。7剂，水煎服。

二诊：2005年6月5日。颈背疼痛，右腰臀腿麻木疼痛，大便较畅。

处方：枸杞子9g，怀牛膝9g，白芍12g，当归9g，麻仁9g，陈皮6g，野菊花9g，山茱萸9g，延胡索9g，土鳖虫6g，熟大黄6g，谷芽、麦芽各12g，厚杜仲9g，茯苓9g，鹿衔草9g，首乌藤15g，酸枣仁9g，桑寄生9g，丹参9g，合欢皮9g，甘草3g，远志6g。7剂，水煎服。

三诊：2005年6月12日。颈背疼痛未见好转，腰腿疼减轻，大便、睡眠均改善；血压高，需服用西药，胆囊炎有10余年，近日有时作痛。

处方：粉葛根9g，丹参9g，杜仲9g，火麻仁9g，鹿衔草12g，桑枝9g，土鳖虫6g，桑寄生9g，枳壳4.5g，合欢皮9g，秦艽4.5g，焦山楂、焦神曲各9g，川芎9g，地龙9g，络石藤9g，陈皮6g，首乌藤12g。7剂，水煎服。

案5 蒋某，男，68岁。初诊时间：1998年6月3日。

主诉：左腰腿痛伴间歇性跛行2年。

病史：患者1996年起左侧臀部及左下肢疼痛，卧床休息后疼痛减轻。1997年12月起左下肢疼痛加重，不能多走。今年起症状更加严重，稍行走后左腰臀部即疼痛难以支持，须坐下休息，于4月份在某医院做CT检查，提示腰椎椎体广泛增生，L4～L5椎管、L5～S1左侧侧隐窝狭窄。曾进行多种治疗，效果不显著，行走须靠手杖支持。面色少华，纳呆反酸，记忆力减退。有糖尿病、浅表性胃炎病史。

检查：腰椎轻度侧弯，活动受限，后伸活动时腰腿有疼痛感，直腿抬高两侧均为45°，跟腱及膝反射稍迟钝。左小腿胫前下侧有压迫感，肌肉轻度萎缩，腰椎两侧广泛压痛，左腰部较重，腰部骶棘肌僵硬。舌质偏红，苔薄腻，脉细。

诊断：退行性腰椎椎管狭窄症。

辨证：脾肾两虚，湿阻瘀滞。

治则：健脾益肾，化湿消肿，活血通络。

处方：广陈皮6g，潞党参9g，川牛膝9g，生白术9g，制黄精9g，杭白芍15g，云茯苓9g，肥知母6g，六神曲6g，怀山药9g，玉米须15g，煅瓦楞9g，生薏苡仁9g，谷芽、麦芽各9g，延胡索9g。14剂，水煎服。另外，药渣捣烂装入小布袋内隔水蒸热，临睡前热敷腰部，约30分钟即可。

二诊：1998年6月18日。患者服上方后，自觉疼痛减轻，左腰部肌肉较前放松，腰部活动较前灵活，但腰及下肢多站后仍感疼痛，直腿抬高如前。纳呆与反酸有明显改善，肢体乏力，脉细，苔腻渐化。前方加减，以加强壮筋骨之力。

处方：潞党参9g，广陈皮6g，桑寄生9g，生白术12g，杭白芍12g，川牛膝9g，云茯苓9g，紫丹参9g，延胡索9g，合欢皮9g，川续断9g，炙甘草35g，六神曲6g，厚杜仲9g，制黄精9g，怀山药9g，煅瓦楞9g，谷芽、麦芽各9g。14剂，水煎服。

三诊：1998年7月22日。左臀及下肢痛减轻，左侧腰部骶棘肌压痛已不明显，腰椎仍侧弯，活动受限，脾胃不健已好转，脉尚平，苔薄。此时仍有瘀滞，经络不通。再拟活血祛瘀、通络止痛之剂，同时进行手法正骨理筋。

处方：落得打9g，川地龙9g，路路通9g，紫丹参9g，川牛膝9g，合欢皮9g，全当归9g，延胡索9g，生薏苡仁12g，杭白芍12g，左秦艽

4.5g，赤小豆9g，土鳖虫4.5g，嫩桑枝9g，生甘草3g，鹿衔草9g，川木瓜9g，焦神曲9g。14剂，水煎服。

手法治疗：选用改良魏氏督脉手法。第一步，患者俯卧位，医者用双手拇指点揉背腰部足太阳膀胱经夹脊穴，肾俞、环跳穴、委中穴、承山穴重力点揉。第二步，医者用双手拇指弹拨脊柱两侧骶棘肌，然后医者双手叠掌，掌根揉上述骶棘肌。第三步，医者一手放于施术部位，一手握拳频击其手背，沿脊柱中线督脉循经路线自上而下不断叩击，力量适中。第四步，医者用手掌从脊柱两侧自上而下按推，推到腰部3次，第4次可沿足太阳膀胱经循行路线推至足跟，两侧相同。上述四步作为一节，一般每次做3节，每周2～3次。第1次手法治疗后，直腿抬高从原来45°抬高至60°。

四诊：1998年8月20日。患者经过几次手法治疗后，直腿抬高已达65°，腰椎侧弯已不明显，在腰围固定下，可不用拐杖行走，腰腿力量加强。苔脉同前。继续中药内服并配合手法治疗。内服魏氏伤科秘方扶气丹，每日3次，每次5片。外用活血化瘀、温经通络洗方。

外洗方：当归12g，泽兰叶12g，莪术12g，川红花9g，苏木9g，川桂枝9g，紫草9g，三棱9g，羌活、独活各12g，威灵仙9g，五加皮12g，路路通9g，川牛膝9g，海桐皮12g，络石藤9g。14剂，水煎热敷腰部，早晚2次。

2个月后复诊，症状仍有反复，不能多行，左下肢疼痛程度减轻。

【按语】本病中药内治除结合全身辨证以外，一般同时配合活血化瘀、疏经通络之品。当腰腿疼痛较重、症状较明显者，重用活血化瘀、消肿止痛药；症状较轻，兼有虚证表现者，多合以活血生新、通络止痛药。本例首诊、二诊脾肾亏虚、湿阻症状明显，首当调整；三诊则以活血祛瘀通络为主治疗。本病手法治疗，以放松腰部软组织为主，其目的在于减少椎管内压力，使症状得到缓解。本病疗程长，易反复发作，故治疗期间各种治疗手段配合，有一定疗效。停药后2个月复查，仍有反复。

第六节 腰椎滑脱症医案

案1 朱某，女，67 岁。初诊时间：1994 年 4 月 2 日。

主诉：右下肢痛，行走不便半年。

病史：患者 2 年前跌跤致腰部疼痛，经治疗好转。半年前无明显诱因突发右下肢痛，行走不便。外院 CT 检查示 L3、L5 椎间盘膨出，椎管狭窄。

检查：腰椎前凸增大，腰椎活动受限，直腿抬高双侧均 0°，L4～L5、L5～S1 棘突间压痛，右臀部压痛。脉软，苔薄白。X 线片示 L4 滑脱 I 度。

诊断：腰椎滑脱症伴椎管狭窄。

辨证：肝肾不足，气血不和，腰脊失养。

治则：理气活血，通络止痛。

处方：生地黄 12g，白术 9g，当归 9g，川芎 6g，川牛膝 9g，延胡索 9g，土鳖虫 3g，络石藤 9g，落得打 9g，乳香、没药各 9g，大枣 7 枚。7 剂，水煎服。

二诊：1994 年 4 月 9 日。腰痛好转，苔薄，脉细。以原方出入，拟活血滋肾、通络止痛。

处方：落得打 9g，生地黄 9g，白芍 9g，当归 9g，川芎 6g，土鳖虫 4.5g，川牛膝 9g，丹参 9g，川续断 9g，络石藤 9g，虎杖根 9g，甘草 3g。14 剂，水煎服。

三诊：1994 年 4 月 23 日。右下肢痛好转，已行腰围固定，苔薄白，脉细弦。加强腰背肌锻炼，再内服滋补肝肾、活血止痛之剂。

处方：川续断 9g，桑寄生 9g，杜仲 9g，枸杞子 9g，生地黄 12g，白芍 9g，川芎 6g，丹参 9g，延胡索 9g，牛膝 9g，落得打 9g，大枣 7 枚。4 剂，水煎服。

3 个月后随访，腰围应用中。腰痛不明显，右下肢痛已缓解。

【按语】针对腰椎滑脱症疼痛之标象，先以活血化瘀通络为治，方取四物汤为底，喜用落得打加强活血止痛。针对本病本虚之因，临证用药又往往注意配合滋补肝肾之品，如临证多选用杜仲、桑寄生、川续断等。同时本病治疗强调腰围的固定作用与腰背肌锻炼的结合，这是独特治疗之处。

案2　沈某，女，51岁。初诊时间：1995年11月25日。

主诉：左侧腰臀部及小腿外侧疼痛半年。

病史：患者半年前无明显诱因出现左侧腰部、臀部及左小腿外侧疼痛麻木，多行后症状明显，休息后好转，经针灸及内服药等治疗，无明显好转。后X线摄片示腰椎滑脱Ⅰ度，曾内服芬必得等药物治疗。

检查：腰椎无畸形，腰椎活动无限制，双腿直腿抬高试验均在85°。跟腱及膝反射均引出，双下肢肌力正常。脉平，舌质偏红，苔薄。腰椎X线正位片示L4Ⅰ度滑脱，斜位片未见椎弓根崩裂现象。

诊断：腰椎滑脱症。

辨证：气血瘀阻，经络失畅。

治法：拟活血通络佐以壮腰处方内服，腰围固定，腰部骶棘肌锻炼。

（1）内服方：生地黄12g，白芍12g，当归9g，川芎9g，土鳖虫4.5g，川牛膝9g，延胡索9g，千年健12g，路路通9g，络石藤9g，川续断9g，杜仲9g，桑寄生9g，大枣7枚，甘草3g。14剂，水煎服。

（2）腰部定制腰围固定。

（3）腰部骶棘肌锻炼：①仰卧位，双膝屈曲。足跟平置床上，双肘屈曲，肘后部抵于床上。②头部、双肘足跟五点用力，将臀部向上抬起。上述二步作为1节，每日2次，每次20节。

二诊：1995年12月14日。用药后腰部疼痛症状好转，双下肢仍感麻木，腰围定制中，苔薄，脉偏细。此属肝肾不足，腰部经络失畅，治宜益气、壮腰、通络。

处方：黄芪20g，党参12g，生地黄、熟地黄各9g，陈皮6g，白芍12g，当归9g，川芎6g，川续断9g，杜仲9g，桑寄生9g，川牛膝9g，千年健 12g，延胡索 9g，土鳖虫 4.5g，楮实子 9g，大枣 7 枚，甘草 3g。14 剂，水煎服。

三诊：1996 年 1 月 5 日。腰围已佩戴应用，自感腰部较前有力。下肢麻木有好转，但不能多行，苔脉同前。原方有效，再守原方 14 剂治之。嘱症状稳定可暂缓内服中药；继续应用腰围。

1996 年 5 月 5 日随访，患者述一直服原方中药数十剂，自感症状尚稳定，唯劳累后左腰痛、臀痛明显，休息后症状好转。嘱注意休息，继续腰背肌锻炼，随访观察。

【按语】腰椎滑脱症临床多见退变性腰椎滑脱。依滑脱程度不同通常分 4 度。中医治疗本病，以中药内服、外用、导引（自我锻炼）、腰围应用为主，一般对 I 度及 II 度患者经过中医为主的治疗，可取得一定疗效。本例治疗突出内服中药及导引和外固定。内服中药虽以活血通络为主，但通中寓补，常配合滋肾补骨强筋之品，以壮肾气、强筋骨。一般腰椎滑脱症建议定制加强型腰围，可较有效地加强腰椎外源性稳定。导引可选用腰背部骶棘肌锻炼，以提高脊柱稳定性。

案 3　张某，男，55 岁。初诊时间：1981 年 1 月 14 日。

病史：1973 年起患者出现腰痛时轻时重，无外伤史。1980 年 5 月症状加重，向右侧臀部和小腿外侧放射，疲劳后症状加重，右腿跛行无力，晨起疼痛最重，持续 3～4 小时才能缓解，严重时痛得流泪。口干，肢体无力，健忘，耳鸣。

检查：腰椎部无畸形，后伸活动轻度限制，直腿抬高正常，跟腱及膝反射存在，肌力佳，小腿外侧感觉减退，L4～L5 及 L5～S1 棘间压痛。脉弦，舌质偏红。X 线摄片示腰椎增生，L4、L5 腰椎前滑脱，椎弓狭部正常。

诊断：腰椎滑脱症。

辨证：肾阴虚。

治法：外治与内治并重。局部外敷蒸敷药、伤膏加丁桂散交替使用。

亦做腰背肌肉锻炼，同时使用牛皮宽腰带固定腰部。内服滋肾强腰方药，以六味地黄汤加枸杞子、制何首乌、制玉竹、制黄精、川牛膝、川续断、杜仲等。

二诊：1981年3月20日。已服中药35剂，腰痛减轻，行走步态平稳，无跛行，继续前法治疗。

三诊：1981年4月8日。晨起右臀部有轻度疼痛，半小时即消失，起坐已无疼痛，小腿外侧感觉正常，行走正常。

1982年1月随访，患者一直坚持工作，未见反复。

案4 高某，男，57岁。初诊时间：1999年12月24日。

主诉：右侧腰腿痛5月余。

病史：患者右侧腰腿痛5月余，在外地诊断为腰椎间盘突出症、腰椎滑脱症，行针灸、骨盆牵引、局部封闭及腰部旋转手法治疗，症状加重，不能多立，行走时右腰腿酸痛、麻木。时有耳鸣，近期记忆力减退。曾有高处坠落腰部受伤史。

检查：腰椎明显侧弯，前屈受限，仅为30°，后伸明显限制，约为50°，伴下肢麻木加重，左右侧屈约10°；直腿抬高左侧70°、右侧30°，右侧拉氏试验阳性。L3～S1右侧广泛压痛。X线摄片：L5向前滑脱，约为I度，伴双侧椎弓根崩裂；腰椎MRI检查：L5～S1椎间盘后突，硬膜囊受压。舌质偏红。

诊断：L5滑脱症；L5～S1椎间盘突出症。

辨证：肝肾偏虚，血瘀阻滞，经络不畅。

治则：滋补肝肾，活血止痛。

内服方：生地黄12g，牡丹皮4.5g，杭白芍12g，山茱萸9g，云茯苓9g，土鳖虫6g，怀山药9g，川断炭9g，延胡索9g，建泽泻6g，炒杜仲9g，川牛膝9g，落得打9g，首乌藤12g，生甘草3g。14剂，水煎服。

同时外用蒸敷方腰部热敷，每日2次，每次30～40分钟；配合督脉经手法（提拉法除外）加强活血通络，隔日治疗1次。

二诊：2000年1月6日。患者腰痛减轻，活动改善，但述近来口干、大便干燥、面部少量痤疮。舌质偏红，苔薄腻，脉偏数。拟原方加减，酌加清热通便之品。手法与蒸敷方外用照常。

内服方：六味地黄汤加枸杞子9g、杭白芍12g、土鳖虫4.5g、桃仁泥9g、干芦根9g、川大黄4.5g、火麻仁9g、金银花9g、生甘草3g。21剂，水煎服。

三诊：2000年2月1日。患者腰腿疼痛、麻木显著减轻，已能下地活动，但时间不持续，胃纳、二便均正常。检查：双侧直腿抬高均在70°以上，足背加强试验阴性，右侧臀部筋膜、腰椎及两侧均有压痛。腰椎间盘突出症状已有缓解，手法适当调整，加用压髋、压膝手法，同时用按、摩、推手法疏通足太阳、足少阳经络。内服中药治以活血通络、壮腰通腑。蒸敷方外用照常。

内服方：全当归9g，生地黄12g，杭白芍15g，南川芎9g，广陈皮4.5g，紫丹参9g，川牛膝9g，桑寄生9g，厚杜仲9g，川大黄4.5g，西红花3g，火麻仁12g，延胡索9g，生白术9g，生甘草3g。14剂，水煎服。

四诊：2000年2月13日。患者腰腿痛明显好转，能散步近2小时，但自感多走后下肢有麻木不适，夜寐尚可，大便正常，舌红转淡，苔薄黄，脉细带弦。治拟和血生新、强壮筋骨。并建议休息，继续用硬腰围固定，手法治疗照常，外用药暂停。

内服方：全当归9g，杭白芍15g，紫丹参9g，参三七3g，落得打9g，西红花31g，骨碎补9g，自然铜9g，厚杜仲9g，川续断9g，千年健9g，川牛膝9g，广陈皮6g，川大黄4.5g，生甘草3g。14剂，水煎服。

五诊：2000年3月8日。患者多坐及多行（2～3小时）后右下肢有酸楚感，但休息后症状可消失。面部痤疮时有复发，血糖略偏高。舌质偏红，苔薄腻。予上方去千年健、自然铜，加玉米须15g、冬瓜皮9g、生薏苡仁9g，以加强渗湿消肿之功。嘱内服中药1个月，并停止手法治疗，继续腰围固定。腰椎定期X线摄片复查，以便了解滑脱情况。

半年后随访复查，患者已恢复工作，仅劳累后腰痛。嘱继续随访观察。

【按语】本例患者为外伤引起的腰椎椎弓峡部骨裂，L5 I度滑脱伴腰椎间盘突出，经治疗腰椎间盘压迫症状迅速缓解，而滑脱治疗则需较长时间。在内外用药的基础上，配合手法治疗、导引及腰围固定，可防止滑脱进一步加重，缓解症状。本例应用手法治疗为魏氏伤科治疗特色。一般认为腰椎滑脱不宜手法，但魏氏伤科认为滑脱程度较轻者（一般 I 度患者），疼痛明显、背腰臀部肌肉僵硬压痛者，可采用手法治疗。该手法为魏氏伤科督脉经手法经改良而成：第一步：患者俯卧位，医者双手拇指自上而下点揉背、腰、臀、腿部足太阳、足少阳经络穴位，重点点揉肾俞、大肠俞、环跳、承扶、殷门、委中、承山等穴位，使患者有酸胀或酸痛得气感，以疏通经穴。第二步：重在弹拨和按揉腰背肌肉使之放松。第三步：医者手推脊柱两侧阳经循行路线以活血通络。第四步：患者仰卧位，屈髋、屈膝，医者按压髋、膝，以正骨理筋。

案5　陈某，女，72 岁。初诊时间：2004 年 7 月 20 日。

主诉：两下肢麻木半年。

病史：患者半年前出现两下肢麻木，以左侧为甚，无外伤史。大便干燥，双下肢浮肿。X 线摄片：L4 向前滑脱 I 度，腰椎侧弯；L1 下缘有弧形压迹，提示髓核突出。

检查：面色差，形体消瘦。腰椎两侧压痛，轻度圆背，直腿抬高试验佳，左侧臀肌居髎穴压痛明显，两膝反射左侧下降，肌力下降，跟腱反射未引出。双下肢浮肿。脉平，苔腻。

诊断：腰椎滑脱症。

辨证：气血亏虚，脾失运化。

治则：益气养血，调和脾胃。

处方：生黄芪 30g，太子参 12g，怀山药 12g，茯苓 12g，陈皮 6g，全当归 9g，丹参 9g，牛膝 9g，火麻仁 9g，山茱萸 12g，生甘草 3g，生薏苡仁 15g，白芍 12g，丝瓜络 12g。7 剂，水煎服。

药渣外用。建议腰围固定。

二诊：2004 年 7 月 28 日。诸症如前，大便已通畅，睡寐易醒，脉缓，苔薄腻。上方去火麻仁、枸杞子、丝瓜络，加女贞子 12g，焦山楂、焦神曲各 9g，大枣 6 枚。同时进行五点式锻炼。

三诊：2004 年 8 月 4 日。双下肢木感减轻，麻感依然，大便已畅，浮肿已退，脉缓，苔薄腻。上方加巴戟天 9g、川续断 9g。14 剂，水煎服。

四诊：2004 年 8 月 19 日。右腿无不适，左腿足底部麻木，其他无异常。再拟活血舒筋通络、益气活血之剂。

处方：黄芪 30g，太子参 15g，当归身 9g，白芍 12g，牛膝 9g，楮实子 9g，女贞子 9g，合欢皮 12g，制何首乌 12g，丹参 9g，紫草 3g，大枣 4枚，徐长卿 9g，枸杞子 9g，陈皮 6g。14 剂，水煎服。

五诊：2004 年 9 月 15 日。右腿已无疼痛，左腿足底仍有麻木感，停药后大便仍干结。

处方：当归 9g，白芍 12g，枸杞子 9g，女贞子 9g，楮实子 9g，牛膝9g，陈皮 6g，火麻仁 9g，徐长卿 9g，丹参 9g，太子参 12g，大枣 6 枚，甘草 3g，杜仲 9g。14 剂，水煎服。

六诊：2004 年 11 月 25 日。左腿仍有麻木感。治宜活血通络。上方去徐长卿、丹参，加党参 9g，谷芽、麦芽各 9g。14 剂，水煎服。

【按语】气虚则麻，血虚则木。本例患者以麻木为主症，检查见膝反射下降，肌力下降，跟腱反射未引出；且面色差，形体消瘦，一派气血亏虚的指征，兼见苔腻、双下肢浮肿，是脾虚湿阻。以生黄芪、太子参补气，当归、丹参、白芍养血，怀山药、茯苓、陈皮、薏苡仁健脾化湿，再加牛膝引药下行，丝瓜络通络，为辅助；后期逐渐加女贞子、巴戟天、川续断、楮实子、杜仲等补肾强腰壮骨之品，针对腰椎滑脱，是治病求本，以求巩固疗效。

案 6 瞿某，女，64 岁。初诊时间：2003 年 2 月 15 日。

主诉：颈腰膝酸痛数年。

病史：患者颈腰膝酸痛数年，曾在外院行 MRI 示 L4 轻度滑脱，L5～L1、L4～L5 椎间盘突出，腰椎退化，膝关节退变；C5～C7 突出，C3～C5 椎间盘膨隆，伴退变。便溏，有高血压病史。

检查：双下肢直腿抬高试验正常，膝反射正常，肌力正常，跟腱反射正常，两膝关节活动时有响声，内外侧关节间隙有压痛。

诊断：L4 轻度滑脱，L4～L5、L5～S1 椎间盘突出，腰椎退化，膝关节退变。

辨证：脾肾两虚。

治则：健脾益肾。

处方：太子参 12g，炒白术 12g，怀山药 12g，广陈皮 6g，云茯苓 12g，炒杜仲 9g，川续断 9g，枸杞子 9g，山茱萸 12g，全当归 9g，杭白芍 12g，炒丹参 9g，甘草 3g，大枣 6 枚。14 剂，水煎服。

二诊：2003 年 3 月 30 日。脉缓有改善，舌苔薄，服用上药后有胀气，便溏，每日 2 次，握力佳，肌力佳，霍夫曼征阴性。拟健脾益肾、调和脾胃。上方加丹参 9g，焦山楂、焦神曲各 9g，香扁豆 9g，14 剂，水煎服。

三诊：2003 年 5 月 17 日。右股四头肌稍有松弛，颈、腰、膝关节酸痛。拟中药外搽。

处方：伸筋草 12g，透骨草 12g，五加皮 12g，川续断 9g，千年健 12g，当归 9g，红花 9g，川桂枝 12g，紫草 9g，威灵仙 12g，羌活、独活各 9g，乳香、没药各 12g。1 剂，白酒 3 斤同药浸，外搽患处。

【按语】本例诊断较多，有 L4 轻度滑脱、腰椎间盘突出、腰椎退化、膝关节退变，其实在临床中多半如此。简单来说，本例是老化、退化所致，属于虚证。李国衡先生认为这类虚证不外肝、脾、肾三脏。肝藏血，肝虚则血虚；肾藏精，肾亏则精亏；脾为气血生化之源，脾虚则气虚。肝肾亏虚即精血不足，以阴虚为主；脾肾两虚则精气亏虚，以阳虚为主。本例内服健脾益肾、补精气以治本，同时外用药酒舒筋通络、活血止痛治其标。

第七节　脊柱侧弯医案

案1　郭某，女，20岁。初诊时间：2004年8月6日。

病史：2004年1月，患者进行膀胱手术，X线摄片发现脊柱侧弯。无外伤史。月经不定期。

检查：脊柱轻度呈S形，活动正常，无明显压痛点，两直腿抬高试验正常，肌力正常，膝及跟腱反射均正常引出，两下肢有轻度浮肿，右侧骶棘肌有轻度压痛，轻度痉挛。脉平，舌质红，苔薄腻。

诊断：脊柱侧弯。

辩证：湿热阻络。

治则：化湿清热。

治法：五点式锻炼，中药内服。

处方：陈皮6g，白术12g，茯苓12g，薏苡仁15g，冬瓜皮9g，干芦根9g，太子参12g，当归9g，川芎6g，生甘草3g，神曲9g，谷芽、麦芽各9g，合欢皮12g，大枣6枚。14剂，水煎服。

【按语】对于青年人的脊椎侧弯，早发现、早治疗是关键，可以防止畸形发展严重。脊柱侧弯早期表现：双肩高低不平，脊柱偏离中线，肩胛骨一高一低，一侧胸部出现皱褶皮纹，前弯时双侧背部不对称。脊柱侧弯的治疗可分为两大类，即非手术治疗和手术治疗。对于西医来说，常见的非手术治疗方法包括理疗、体操疗法、石膏、支具等，支具治疗最为可靠，但治疗较为痛苦，一般20°以内的特发性脊柱侧弯，可先不予治疗。在此情况下，中医伤科治疗更有优势。魏氏伤科对于脊柱侧弯有手法松解，导引锻炼、中药内服、外用几种方法。中药内服主要的目的是缓解疼痛和肌肉的痉挛，用药还是以辨证为主。李国衡先生认为，本病在青少年多半以风寒湿邪为主，其病机与中医学的"痹证"相似。本例属于湿热阻络，故以清热化湿为治。

案2　盛某，女，81岁。初诊时间：2004年4月2日。

主诉：腰痛反复发作数年。

病史：患者腰痛数年，反复发作，曾X线摄片示脊柱明显侧弯、增生，骨质疏松明显。口干，大便不通畅，夜寐不佳。

检查：脊柱明显侧弯，活动明显受限，按压酸痛广泛。脉速，舌质红，苔薄腻。

诊断：脊柱侧弯。

辨证：脾肾不足，筋骨失养。

治则：补脾肾，强筋骨，养心安神。

处方：党参12g，生白术12g，云茯苓12g，广陈皮6g，怀山药12g，厚杜仲9g，川续断9g，山茱萸9g，枸杞子9g，制狗脊9g，酸枣仁12g，柏子仁4.5g，远志肉9g，丹参9g，杭白芍12g，甘草3g。7剂，水煎服。

同时予以支架固定。

二诊：2004年4月12日。支架已做，仍须修改。睡眠不佳，腰酸痛改善，脉偏速，苔腻。原方加减。

处方：党参12g，云茯苓12g，川续断9g，酸枣仁9g，首乌藤12g，丹参9g，生白术12g，山药12g，狗脊9g，柏子仁4.5g，当归身9g，甘草3g，广陈皮6g，杜仲9g，巴戟天9g，抱茯神9g，白芍12g，合欢皮12g。14剂，水煎服。

三诊：2004年5月8日。用支架后，动作有影响，继续修改。睡寐较前改善，脉苔佳。再宜前方加仙灵脾9g、大枣6枚，14剂，水煎服。

四诊：2004年6月8日。疼痛逐渐改善，睡寐尚佳，苔腻已减，脉偏速。前方加远志9g，以滋补肝肾、养心安神。14剂，水煎服。

【按语】老年人的脊柱侧弯多半是继发于各种脊柱的退变、骨质疏松、陈旧性骨折等疾病，其治疗既要兼顾原发疾病，也要注意改善脊柱侧弯引起的疼痛、神经压迫等症状。支架固定有助于减轻症状、减缓侧弯加重的趋势，但是支具需要进行定制，不断修改才能佩戴舒适，现在可以采取3D打印技术，支架的制作可能会比以前容易得多。中药治疗原则与青年人有较大差别，肾主骨、肝主筋、脾主肌肉，李国衡先生常以补肝脾肾、强筋壮骨为主要治疗原则，兼顾舒筋通络或者活血止痛，这些也是中医伤科的常用方法。值得注意的是，李国衡先生常加养心安神的药物，因为这些患者因长期疼痛，多数人伴有情绪抑郁、烦躁。

第十章　关节病

第一节　关节病概述

骨与骨之间连接的地方称为关节，其主要结构包括关节面、关节腔和关节囊三部分，但是关节周围的韧带、肌腱、滑膜、半月板等，也是关节功能的重要组成部分。《素问·痿论》云："宗筋主束骨而利机关也。"这里的机关可理解为关节。人体的筋附着于骨上，其主要功能是连接关节、络缀形体、主司关节运动等。所以，关节是筋和骨的综合体。关节病泛指发生在人体关节及其周围组织的疾病，因多伴有炎症发生，常常也称为关节炎。从中医伤科的角度讲，关节病既是筋病也是骨病。关节病可分为数十种，临床表现为关节的红、肿、热、痛、功能障碍及关节畸形，严重者导致关节残疾，影响患者生活质量。

关节病多半可以归属于中医学"痹证"范畴，痹，即痹阻不通。痹证是指人体肌表、经络因感受风、寒、湿、热等引起的以肢体关节及肌肉酸痛、麻木、重着、屈伸不利，甚或关节肿大灼热等为主症的一类病症，临床上有渐进性或反复发作性的特点。其主要病机是气血痹阻不通，筋脉关节失于濡养。本病与外感风寒湿热之邪和人体正气不足有关。风寒湿等邪气，在人体卫气虚弱时容易侵入人体而致病。汗出当风、坐卧湿地、涉水冒雨等，均可使风寒湿等邪气侵入机体经络，留于关节，导致经脉气血闭阻不通，不通则痛。正如《素问·痹论》所说："风寒湿三气杂至，合而为痹。"但是李国衡先生认为，风寒湿邪只是致病的外因，内因多由于肝肾气血亏虚，"两虚相得"，风寒湿邪才能与筋骨关节相合，痹阻关节肌肉筋络，导致气血闭阻不通，筋脉关节失于濡养而发为痹证。所以，从病机来看，本病肝肾气血亏虚为本，风寒湿邪侵袭为标。

关节病的概念比较广泛，本节主要讨论几种临床常见的疾病，包括西医学的退行性骨关节病、风湿性关节炎、类风湿关节炎、痛风性关节炎等。

第二节　退行性骨关节病医案

案1　邹某，女，48岁。初诊时间：2004年11月22日。

病史：患者双手指疼痛、腰膝疼痛2年，与天气无关。夜寐不佳，二便正常。

检查：两手指末节增生，关节活动尚可，左手食指中节（单侧）微肿，下肢有轻度浮肿，伴轻度高血压，两膝关节活动时有摩擦音，腰部活动旋转时有牵拉感，右上肢有麻木感，颈部活动尚可，霍夫曼征阴性，有疼痛感。脉偏细，苔薄腻，舌质胖。

诊断：双手、腰、膝骨质增生，更年期早期。

辨证：脾肾两亏，心神失养。

治则：健脾益肾，养心安神。

治法：中药内服、外搽。

（1）内服方：生黄芪30g，太子参15g，怀山药9g，云茯苓9g，炒白术9g，枸杞子9g，女贞子9g，巴戟天9g，山茱萸9g，当归身9g，珍珠母12g，野菊花9g，合欢皮12g，首乌藤12g，炒酸枣仁9g，远志肉9g，徐长卿9g，生甘草3g，陈皮6g，谷芽、麦芽各9g。7剂，水煎服。

（2）外用方：伸筋草12g，透骨草12g，羌活、独活各9g，乳香、没药各12g，桑枝12g，路路通12g，络石藤12g，紫草9g，老鹳草12g，威灵仙12g，五加皮12g，红花9g，全当归9g。1剂，白酒3斤同药浸，外搽患处。

【按语】退行性骨关节病是最为常见的关节病，李国衡先生认为本病是本虚标实之证，肝脾肾虚为本，寒湿、瘀血、痰饮等邪气痹阻络脉为标，风寒湿邪为因，治疗时既要重视补肝脾肾，又要通经活络。可用中药内服补益肝脾肾以治本，中药外用通经活络以治标，标本兼顾，且避免攻邪药伤正之弊。

案2　吴某，女，68岁。初诊时间：2005年1月10日。

病史：患者两膝关节酸痛数年，无外伤史，腰椎 MRI 检查无异常。在美国治疗无效。最近服西药后检查肝功能有损伤，暂停服用西药。心律不规律，偶有早搏，大便正常，小便每晚2～3次。有高血压及头晕病史。

检查：两膝关节活动时有摩擦音，活动尚可，双腿"4"字试验均受限，肌力尚可，直腿抬高正常。脉弱少力，舌净少润。

诊断：双膝骨质增生。

辨证：肝旺肾虚。

治则：滋肝补肾。

治法：中药内服、外洗。

（1）内服方：枸杞子9g，杭甘菊6g，山钩藤9g，远志肉9g，石菖蒲9g，山茱萸12g，怀山药12g，建泽泻9g，粉牡丹皮9g，京赤芍9g，云茯苓12g，怀牛膝9g，合欢皮12g，珍珠母12g，徐长卿9g，炒酸枣仁12g，首乌藤12g，谷芽、麦芽各9g，生甘草3g。14剂，水煎服。

（2）外用方：伸筋草12g，透骨草12g，紫草9g，海桐皮12g，五加皮12g，羌活、独活各9g，扦扦活12g，威灵仙12g，刘寄奴12g，川木瓜9g，路路通12g，乳香、没药各12g。7剂，水煎外洗。

【按语】 案1、案2两例患者虽然患病的部位不同，但是很有代表性。外用药一个是浸酒外搽，一个是煎水外洗，但是处方的原则和用药还是相似的。中药内服李国衡先生则较为注重三脏——肝、脾、肾。脾肾两虚和肝肾不足是最为常见的，有时也会有肝脾不和的情况。

案3　卢某，女，65岁。初诊时间：2004年11月29日。

病史：患者两膝关节肿痛半年，活动稍受限，下肢轻度浮肿。

检查：双膝内侧关节间隙压痛，活动稍受限，下肢轻度浮肿。脉偏细，舌质红，口干。

诊断：两膝关节退变。

辨证：脾虚肝旺。

治则：益气化湿，调和肝脾。

治法：中药内服，蒸敷方外用；并以鞋跟纠正。

内服方：生晒参9g，生黄芪15g，当归身9g，杭白芍9g，怀牛膝9g，徐长卿9g，枸杞子9g，女贞子9g，山茱萸9g，建泽泻9g，生薏苡仁15g，生甘草3g，云茯苓9g，合欢皮12g，炒酸枣仁9g，芡实9g，谷芽、麦芽各9g。7剂，水煎服。

【按语】案2、案3可对照参考，案2患者辨证为肝旺肾虚，即肾阴虚肝火旺，肾阴虚为本，故以地黄丸加减以补肾阴，配枸杞子、菊花平肝，肝旺往往出现情志病变，故又以合欢皮、珍珠母、炒酸枣仁、首乌藤安神。而案3患者则脾虚肝旺，治宜益气化湿、调和肝脾，与前方明显不同。两者的辨证要点主要在于案2患者两膝关节活动时有摩擦音，而无明显肿胀，舌少润，此为津液亏损之征，往往是肾阴亏虚的局部表现。而案3患者则关节肿痛，下肢轻度浮肿，为局部津液阻滞，乃脾虚湿阻之故。所以，在外用药的选择上，案2用外洗，而案3用蒸敷方。

案4 屈某，女，83岁。初诊时间：2005年1月2日。

主诉：两膝疼痛、行走不稳10年。

病史：患者两膝关节疼痛、行走不稳10年，需扶拐杖行走，曾经推拿治疗无效。大便干结，2～3天1次。原有高血压、心脏病史。

检查：双下肢行走不便，两膝关节屈曲不能伸直，伸35°，屈90°。髋关节活动尚可，股四头肌萎缩。脉结代，苔薄腻。

诊断：两膝退行性骨关节炎。

辨证：心脾两虚，瘀血阻络。

治则：外用活血化瘀止痛，内服调和脾胃、养心安神。

治法：两膝关节正侧位 X 线摄片；中药内服、外洗。

（1）内服方：陈皮 6g，枳壳 6g，焦山楂、焦神曲各 9g，火麻仁 9g，熟大黄 6g，生白术 12g，山药 12g，珍珠母 12g，甘菊 6g，远志 9g，太子参 12g，五味子 6g，大麦冬 9g，甘草 3g。7 剂，水煎服。

（2）外用方：当归 9g，泽兰 9g，五加皮 12g，三棱 12g，莪术 12g，路路通 12g，苏木 9g，羌活、独活各 9g，桂枝 12g，扦扦活 12g，红花 9g，没药 12g。5 剂，水煎外洗。

二诊：2005 年 1 月 9 日。两膝疼痛明显减轻，行走渐利，苔腻，脉结代。前方出入。

处方：陈皮 6g，枳壳 6g，焦山楂、焦神曲各 9g，山药 12g，抱茯神 12g，薏苡仁 15g，白术 12g，珍珠母 12g，野菊花 6g，太子参 12g，大麦冬 9g，五味子 6g，火麻仁 9g，熟大黄 6g，谷芽、麦芽各 9g，炒白芍 12g，甘草 3g。7 剂，水煎服。

外用方继用外洗，5 剂。

三诊：2005 年 1 月 19 日。两膝疼痛明显减轻，最近活动较多，自感乏力，苔腻，脉结代。治宜益气健脾、养心安神。

处方：太子参 12g，制黄精 12g，陈皮 6g，生白术 12g，山药 12g，远志肉 9g，五味子 6g，大麦冬 9g，焦山楂、焦神曲各 9g，黄芪 15g，甘草 3g，炒酸枣仁 9g，火麻仁 9g，谷芽、麦芽各 9g。14 剂，水煎服。

【按语】与上两例不同，本例内治是从心脾两脏入手，外治注重活血化瘀止痛。同是膝关节骨质增生，治疗同是内服、外用，但巧妙各不相同，重点是辨证。既要看局部的情况，也需要关注整体状态。

案5　林某，女，66 岁。初诊时间：2003 年 9 月 24 日。

病史：右膝关节疼痛、跛行 5 年，近 1 个月疼痛肿胀加重，无外伤史。X 线摄片：膝关节增生，关节间隙变窄，伴游离体。

检查：形体肥胖，右膝关节轻度内翻，局部微肿，按压关节缝压痛。皮温偏高。舌质偏红，口干，脉平。

诊断：右膝骨质增生。

辨证：脾虚湿重。

治则：活血消肿，化湿清热镇痛。

治法：中药内服、外洗。

（1）内服方：生地黄 12g，丹参 9g，赤芍 9g，牡丹皮 9g，紫草根 9g，牛膝 9g，徐长卿 9g，平地木 12g，生薏苡仁 12g，赤小豆 9g，土茯苓 12g，延胡索 9g，嫩桑枝 9g，左秦艽 4.5g，生白术 12g，生甘草 6g。14 剂，水煎服。

（2）外洗方：当归 9g，红花 9g，紫草 9g，丹参 12g，三棱 12g，莪术 12g，苏木 12g，泽兰 9g，羌活、独活各 9g，乳香、没药各 12g，五加皮 12g，紫荆皮 12g。7 剂，水煎服。

二诊：2003 年 10 月 8 日。右膝内侧间隙压痛减轻，两下肢仍有肿胀，舌质偏红，口干，脉平，苔净。外洗方原方加威灵仙 9g，10 剂，水煎外洗。内服方原方加减，以活血消肿、清热止痛。

内服方：生地黄 12g，紫丹参 9g，赤芍、白芍各 9g，粉牡丹皮 6g，怀牛膝 9g，紫草根 9g，生甘草 3g，玉米须 12g，制黄精 12g，土鳖虫 6g，炒延胡索 9g，平地木 9g，云茯苓 9g，川石斛 9g，太子参 15g，制何首乌 12g，首乌藤 12g。14 剂，水煎服。

三诊：2003 年 11 月 5 日。上次处方服用 4 周，右膝关节肿胀消退，下楼时双足不能轮流行走，右膝少力，右膝关节伸屈仍受限，关节肿胀减退，下肢仍有浮肿，口干，脉平，舌质偏红。拟调和肝脾、化湿消肿、活血。

（1）内服方：太子参 15g，紫丹参 12g，杭白芍 12g，川牛膝 9g，焦山楂、焦神曲各 9g，土鳖虫 6g，广地龙 9g，汉防己 9g，土茯苓 9g，紫草根 9g，功劳叶 12g。14 剂，水煎服。

（2）外用方：上方去老鹳草，加山慈菇 9g，10 剂，水煎外洗。

【按语】膝关节骨质增生往往有湿郁化热证，表现为局部的疼痛、肿胀、发热，以及舌质偏红、口干等。本例患者形体肥胖，乃脾虚湿盛之体，但急则治其标，初诊以活血消肿、化湿清热镇痛为治，并未用健脾化湿之法。直到1个多月后，右膝关节肿胀消退，感觉右膝少力，湿热已退，虚相渐现，才以调和肝脾为治，兼化湿消肿活血。可见用药如用兵，应缓急有别，进退有序。最后因右膝关节伸屈仍受限，外洗药加山慈菇，《本草正义》云："（山慈菇）能散坚消结，化痰解毒，其力颇峻。"李国衡先生喜用此药以改善关节粘连。

第三节　风湿性关节炎医案

案1　薛某，女，52岁。初诊时间：2000年9月7日。

病史：患者四肢关节酸痛已有数年，无外伤史，晨起手指发胀，伴有胸闷，形体消瘦，有嗳气，胃部不舒，脉细，苔薄白。外院检查诊断为风湿性关节炎。10年前曾做子宫切除术。

诊断：风湿性关节炎。

辨证：气血偏虚，风湿互阻。

治则：活血祛风和中。

处方：全当归9g，杭白芍9g，南川芎9g，防风9g，秦艽4.5g，太子参9g，豨莶草12g，金雀根12g，威灵仙9g，嫩桑枝9g，络石藤9g，广陈皮6g，八月札9g，绿梅花4.5g，甘草3g，鹿衔草12g，谷芽、麦芽各9g，大枣4枚。30剂，水煎服。

【按语】风湿性关节炎是一种常见的急性或慢性结缔组织炎症，临床以关节和肌肉游走性酸楚、重着、疼痛为特征。李国衡先生认为本病是感受风寒湿邪而致，疼痛为四肢关节游走疼痛，属于中医学"行痹"范畴。治风先治血，血行风自灭，治疗应以活血祛风为主，以四物汤去生地黄，用祛风药防风、秦艽、豨莶草、金雀根，配合通络药威灵仙、嫩桑枝、络石藤以祛风通络。但本例患者病程较长，形体消瘦，脉细，属于素体气血亏虚，故需要兼顾补益气血；且有嗳气，胃部不舒，为胃气不和，故又加广陈皮、八月札、绿梅花、谷麦芽、大枣理气和胃。

案2 李某，女，50岁。初诊时间：2000年10月29日。

病史：双膝关节疼痛、上下楼困难已有数年，手指晨起活动僵硬，下冷水后双手疼痛明显，双手指关节形状正常，右眼不适，视力无影响，偶有头痛、潮热。外院查血黏度升高，血沉、抗"O"、类风湿因子正常，血常规正常。

检查：双手多节指间关节压痛、轻度肿胀，双膝关节伸屈活动佳，髋腰关节有明显摩擦音。舌质偏红，质干，脉平。

诊断：轻型风湿性关节炎，双膝髋关节骨性关节病。

辨证：气阴偏虚。

治法：益气养阴，活血祛风。

处方：太子参15g，制何首乌12g，制玉竹9g，生白术9g，云茯苓9g，全当归9g，南川芎9g，杭白芍12g，炒丹参9g，金雀根12g，鹿衔草12g，合欢皮9g，川牛膝9g，左秦艽4.5g，炒防风9g，糯稻根15g，淮小麦12g，甘草3g，大枣6枚。14剂，水煎服。

二诊：2000年11月25日。服药后右眼不适消失，但仍有双膝关节酸痛。

处方：太子参15g，制何首乌12g，制玉竹9g，全当归9g，南川芎9g，杭白芍12g，炒丹参9g，金雀根12g，嫩桑枝9g，左秦艽4.5g，鹿衔草12g，合欢皮9g，炒防风9g，糯稻根15g，淮小麦12g，稽豆衣12g，甘草3g，大枣7枚。14剂，水煎服。

【按语】同为风湿性关节炎，与上病例不同，此例患者素体气阴两虚。两例共同的治疗原则是活血祛风，用药也基本相同，即全当归、川芎、白芍、丹参、金雀根、鹿衔草、秦艽、防风。气阴两虚主要表现为头痛、潮热、舌偏红、质干，结合患者年龄（50岁），属于更年期综合征，故用太子参、何首乌、玉竹、稽豆衣等益气养阴，用甘麦大枣汤加合欢皮、糯稻根养心安神、和中缓急敛汗。虽然中医骨伤科属于外科，但是李国衡先生一直强调要有内科医生的基本功。

案3　程某，女，79岁。初诊时间：2005年6月4日。

主诉：四肢关节疼痛3年。

病史：患者自述2002年秋季发现关节不适，以右下膝关节明显，大腿曾经稍有肿胀，经当地医院检查诊断为类风湿关节炎。以后发展到四肢关节疼痛，与气候变化关系不大。自觉乏力，近日咳嗽，干咳无痰。自带X线片示颈椎广泛增生，排列不齐；两腕关节密度减退，关节间隙模糊，骨质疏松明显；膝关节无特殊异常；两骶髂关节下段模糊。X线片均为几年前所摄。

检查：面色不华，稍有浮肿。两手指末节增生变性，大鱼际、小鱼际肌肉萎缩，左侧尤显，两手握力减退，上臂肱二、三头肌肌力均减退，肩关节活动尚可，右侧反后摸脊差3节。膝关节过伸受限，两下肢直腿抬高尚可，"4"字试验均阳性，骶髂关节无叩击痛，右膝关节屈曲受限，左膝尚可。颈椎后伸明显受限，旋转活动尚可，上胸段后突，两肩胛部明显压痛。

诊断：风湿性关节炎。

治则：益气养血，祛风化湿。

处方：生黄芪30g，太子参15g，制何首乌12g，怀山药12g，当归身9g，熟地黄12g，白芍12g，川芎6g，牛膝9g，豨莶草9g，威灵仙9g，秦艽9g，防己12g，嫩桑枝9g，络石藤12g，柏子仁9g，炒酸枣仁9g，首乌藤15g，焦山楂、焦神曲各9g，炙紫草9g，生甘草9g，抱茯神9g，谷芽、麦芽各9g，广陈皮6g。30剂，水煎服。

【按语】风湿性关节炎许多学者以治疗风寒湿邪为主，但是李国衡先生更重视肝肾气血亏虚在本病中的作用，把风寒湿邪作为一个次要的因素。所以，他主要的治疗原则就是益气养血，同时兼顾祛风化湿。这也是李国衡先生自拟扶正逐痹汤的基本原则。其实对于大多数的风湿免疫系统疾病，这个原则基本都是适用的。李国衡先生还喜欢用大量的安神药，如本例中柏子仁、酸枣仁、首乌藤、茯神都是常用的安神药。相比较来说，在跌打损伤等急性疼痛为主的病例中，安神药的选择也不同，多用合欢皮、郁金、龙骨、牡蛎等。前者以养为主，后者以镇静为主。

第四节　类风湿关节炎医案

本病的病因，目前国内外学者意见尚未一致，有的认为是自身免疫引起，有的认为是感染引起。李国衡先生主要以中医学理论为基础，参照古代文献记载的临床表现与治疗原则，并结合临床经验，认为本病属于中医学"湿热痹""骨痹"范畴。《素问·痹论》曰："风寒湿三气杂至，合而为痹也。"因此，凡风寒湿邪侵袭人体肌表、经络、骨节，易致气血循行不利，引起肢体筋骨、肌肉、关节等组织出现肿胀、疼痛、酸麻、重着、屈伸不利等症状。痹证的发生与气候、生活环境、个人抗病能力等因素有关。在人体气血亏损，阳气不振，腠理空虚，卫阳不固的情况下而受病，这与自身免疫与感染引起的含义基本相同。体表组织内联于脏腑，痹证延久不愈，引起脏腑病变，可出现心悸、气短、水肿、消瘦、乏力、纳差、多汗、面色苍白等全身症状，还易感风寒，出现热证，多是风湿寒邪郁而化热所致。在临床中，李国衡先生将本病分为寒型、热性和中间型3种。

寒型：形寒恶冷，面色㿠白，怕风自汗，肢体关节拘急肿痛，脉弦紧，苔薄白。阳气亏损，风寒湿邪侵袭肌表，故形寒恶冷、怕风自汗；寒湿之邪流注关节经络，故肢体关节拘急痛剧；脉苔均为阴寒之邪内盛之象。治当以祛风散寒、扶正固表，拟方乌头汤合八珍汤加减。

热型：关节红肿热痛，活动不利，午后潮热，自汗盗汗，肌肉萎缩，口渴欲饮，脉细数，舌质红少苔。体虚复感风湿，郁而化热，热盛伤阳，阴虚则内热，故午后潮热、口渴欲饮；风湿热邪搏结关节，络脉阻滞不通，故关节红肿热痛，活动不利；内热炽盛，阴液亏损，肌肉失于濡养而萎缩；苔脉也为阴虚内热之象。此型多见于中、晚期患者，治宜滋阴清热、通络化湿，方取增液汤合蠲痹汤加减。

中间型：关节掣痛，日轻夜重，寒热之征象不明显，舌苔薄白，脉弦。此型风寒湿邪侵袭关节，白天活动增加，瘀阻症状随活动稍减；夜间活动减少，风寒湿邪遇阴，瘀阻症状明显加剧。由于寒热之象不明显，称中间型。治当舒筋活血、理气止痛。经验方：金雀根30g，徐长卿15g，虎杖15g，文蛤6g，茯苓皮15g，毛冬青15g，乌梢蛇20g，青皮、陈皮各10g，木贼草15g，制川乌、制草乌各10g，雷公藤15g，豨莶草15g，丹参10g，川芎10g。

以上各型应辨证施治与辨病相结合，适当运用热敷、外洗方（魏氏四肢洗方），但急性期少用或慎用。亦可用舒筋活络药水外擦（魏氏验方），同时结合手法（魏氏相应各部位手法），但必须注意手法要轻柔。因大部分患者骨质疏松，由于滑膜、肌肉、韧带相应受累，故手法具有一定效果。也可辅以理疗。

案1　患者，女，47岁。

病史：患者1年前出现右踝关节肿痛，逐渐发展至两手指及腕关节，肿胀、晨僵明显，手指伸屈受限、压痛，肤温不高，面色无华，消瘦，乏力，气促，自汗怕冷，不能行走，苔薄质淡，脉细弦。X线摄片示双手腕骨质疏松，右食指、中指指间关节骨质不平，间隙变窄，腕骨存在囊腔样变化。踝关节普遍骨质疏松。血沉53mm/h，抗"O"625U，乳蛋白100mg/L，乳胶凝集试验阳性。

诊断：类风湿关节炎。

辨证：寒型。病久体虚，卫阳不固，阳虚则自汗；阳气不能外达，则形寒；寒邪凝滞，则关节屈伸不利。

治则：温经散寒，助阳益气。

处方：乌头汤合八珍汤加减。

治疗1个月后诸症均减，关节肿退，行走自便，面色转华，舌质红，苔薄，脉细数。寒邪经温化转热，治疗改六味地黄汤合八珍汤加减。另嘱服雷公藤片、昆明山海棠片。

2个月后复查：乳胶凝集试验阴性；血沉22mm/h；抗"O"500U，乳蛋白 60mg/L。继用昆明山海棠片、六味地黄丸、雷公藤片等，患者已无痛苦。

案 2　患者，女，35 岁。

病史：患者 2 年前出现双手关节肿痛，晨起关节僵硬，腕关节活动伸屈受限，伴肿胀，曾服用激素 3 个月未效，转我科改服中药。查血沉 26mm/h，抗"O"500U，乳蛋白 228mg/L，乳胶凝集试验阳性。X 线摄片示双腕腕骨有囊腔样改变，间隙变窄，骨质疏松。关节肿痛，口渴，大便不畅，舌苔黄腻，脉弦细数。

诊断：类风湿关节炎。

辨证：热型。阳有余，阴不足，内有蕴热，郁阻络脉，气血失畅，则关节肿痛。内热灼烁，耗伤津液，则口干便秘。

治则：清热养阴，祛风通络。

处方：增液汤加蠲痹汤。

治疗 2 个月后，诸症悉减，复查乳胶凝集试验阴性，血沉 3mm/h，抗"O"500U，乳蛋白 84mg/L。关节肿痛基本消失，唯关节屈伸不利，再用昆明山海棠片、雷公藤片、六味地黄丸内服，辅以手法治疗，获效。

【按语】类风湿关节炎往往采用激素药物，长期服用出现面部水肿、阴虚内热等不良反应，或并发股骨头无菌性坏死等，尤其激素停服以后症状又趋严重。而中药可长期服用，无明显不良反应和并发症，疗效持久。本病在病情严重或急性发作期间，可以服用激素，但只是暂时措施，一旦症状缓解即减量或停服。原则是对于在接受中医药治疗前已长期服用激素者，不能立即中止，应在服用中药后，根据药物发挥作用情况再逐渐减少药量或停服，否则易致症状加重，增加患者的痛苦。

本病的观察除检验血液等以外，晨僵是重要指标。晨起僵硬的改善或消失，表明病情的好转与稳定，否则病情仍未得到控制。在临床上必须辨证与辨病相结合，除内服药以外，可用各种辅助疗法以促进病情稳定和功能的改善。"初病在气，久病在血"，"初病在经，久病在络"。以上两型

（寒型和热型）加虫类、蛇类药物，是根据痹证日久不愈，气血滞于经络，故用虫类药物搜剔络道，取得一定效果。

第五节　强直性脊柱炎医案

强直性脊柱炎属中医学"痹证"范畴。1997年《中医病证治法术语》将其归属于"脊痹"，也有人认为本病属"痹"。

本病病机主要为肾精不足、气血两虚，经脉失养，复为外邪侵袭，导致督脉空虚，内外合邪而发病。对外邪的认识，隋代《诸病源候论》在腰背病中论述"凡腰痛病有五"，其中二曰风痹，五曰寝卧湿地，把风寒与湿分别论述。本病患者大都居住在气候潮湿地区，或长期居住阴湿的卧室，体质较弱，工作劳累，故除遗传因素以外，环境寒湿可能为本病发病的重要因素。鉴于本病虚实夹杂的特点，用药需扶正与祛邪并重。扶正以益气健脾为主；祛邪则重在活血祛风、散寒化湿。处方非重剂大方则不足以取效。肝肾不足者，临床多以补益肝肾方药配合应用。治风先治血，血行风自灭，活血药除选用四物汤以外，尚可酌用红花、丹参、三棱、莪术、苏木、泽兰等。

李国衡先生喜用手法治疗本病。他认为手法的作用在于松弛脊柱两侧肌肉、棘间韧带、钙化的骨节间韧带等，增加脊柱及肋椎间关节的灵活性，改善脊柱强直程度，减轻疼痛，同时对改善脏腑气血功能亦有裨益，尤以早、中期应用效果较佳。手法应用时应观察血沉指标，常在血沉下降期应用。

基本手法：患者取俯卧位，应用点、拨、揉、推等整脊手法。第一步：双手拇指置于患者脊柱两侧，自第1胸椎两侧沿足太阳经腧穴（脊柱棘突两侧）自上而下点、揉，一般需点揉至八髎穴以下。然后分别点揉环跳穴，以疏通经络。第二步：双手拇指并列点揉脊柱两旁足太阳经循行路线经穴，以通诸阳之气，阳气通达则可养筋。第三步：按揉脊柱正中，双手重叠用掌根与小鱼际、豌豆骨对棘上与棘间自上而下逐节按揉至骶尾部，当按揉至大椎、神道、脊中、悬枢、命门、腰阳关、腰俞等穴位时应加强力度，使壅滞闭塞、气血不和之督脉得以通调，疼痛缓解。第四步：按推腰背部，用手掌从脊柱两侧自上而下按推，推到腰骶部，连续3次，第4次从肩后沿足太阳膀胱经循行路线推至足跟，两侧相同。推时手掌踏实有力，不可轻浮，以贯通背部经气。以上四步手法作为1节，连续2～3节为一次手法的总量，每周2～3次。

中药熏蒸等外治法治疗本病具有较好疗效，如中药外洗方可促进腰脊部位皮下毛细血管扩张，改善局部血液循环，促进局部小关节韧带部位炎性致痛物质消散，并在一定程度上改善关节活动。

为减缓病情发展、降低后期脊柱畸形，确诊为本病后，应即选用硬床，多仰卧，使用薄扁平枕头。居室最好向南，阳光充足。被褥与衣服经常晾晒，冬季时应注意防寒保暖，保持环境干燥。患病期间要注意劳逸结合，不能过劳。

案1 洪某，男，29岁。初诊时间：1993年9月30日。

主诉：腰背疼痛，晨起症状明显1年。

病史：患者1年前出现腰背疼痛，以后又感到颈部疼痛，转动不利，晨起症状明显，曾在印度尼西亚治疗，症状未见好转，并有加重趋势。咳嗽痰多，胃纳较差。

检查：腰背部、颈部活动有强直感，腰部前屈30°、后伸约20°、左右侧屈0°、左右旋转45°，颈椎至胸、腰椎两侧与正中部广泛压痛，腰骶部有叩击痛，骶髂关节活动轻度限制。脉洪数，舌质偏红，苔薄腻。

诊断：强直性脊柱炎待查。

辨证：邪犯腰脊，气血痹阻，兼夹痰湿内蕴。

治则：活血祛风，通络止痛，兼祛痰和胃。

处方：生地黄12g，川牛膝9g，金雀根12g，紫丹参9g，豨莶草15g，京玄参9g，生白芍9g，左秦艽4.5g，云茯苓9g，威灵仙9g，海风藤9g，生白术9g，玉桔梗4.5g，清炙草4.5g，怀山药9g，川贝母9g，延胡索

9g，谷芽、麦芽各9g。7剂，水煎服。

手法治疗，每周3次。另进行X线摄片与血液检查。

二诊：1993年10月7日。X线摄片示两骶髂关节有模糊改变，腰椎、胸椎及颈椎韧带有骨化表现，椎体边缘骨质增生。血沉97mm/h，HLA～B27阳性，类风湿因子、黏蛋白正常，确诊为强直性脊柱炎。患者述腰背、颈部疼痛，伴体倦，咳痰已稀，胃纳不香，脉数，舌苔如前。再拟益气健脾、活血祛风通络之剂。

处方：太子参15g，全当归9g，紫丹参9g，生白术9g，杭白芍9g，左秦艽4.5g，云茯苓9g，南川芎9g，鹿衔草12g，怀山药9g，土鳖虫4.5g，寻骨风9g，建神曲6g，川桂枝3g，海风藤9g，白扁豆6g，金雀根12g，仙灵脾9g，威灵仙9g，豨莶草15g，广陈皮6g，生甘草3g，谷芽、麦芽各9g，大枣7枚。14剂，水煎服。

手法同前，连续治疗10天。因患者近日返回印尼，嘱坚持用药，随访观察，卧硬床、低枕。

三诊：1994年10月26日。患者工作繁忙，但能坚持工作。坚持服药1年，自觉腰背、颈部疼痛减轻，时有耳鸣现象，舌偏红，脉偏数。继续脊柱正中及两侧理筋手法治疗，使软组织进一步柔和。内服中药继以活血祛风、通络止痛为主，佐以祛风养阴之品。

处方：太子参15g，海风藤9g，川木瓜9g，生地黄12g，左秦艽4.5g，嫩桑枝9g，杭白芍9g，络石藤9g，寻骨风9g，豨莶草15g，鹿衔草12g，金雀根12g，川牛膝9g，功劳叶15g，制玉竹12g，云茯苓9g，紫丹参9g，生甘草3g。30剂，水煎服。

四诊：1995年6月5日。患者自觉腰背、颈部疼痛已不明显，脊柱后伸与侧屈活动仍受限，气候变化时无不适反应，工作后仍有疲劳感。复查血沉42mm/h。再拟益气活血、祛风化湿之剂。

处方：生黄芪20g，南川芎9g，寻骨风9g，吉林参6g，全当归9g，豨莶草15g，生白术9g，杭白芍9g，川牛膝9g，怀山药9g，生地黄12g，海风藤9g，云茯苓9g，威灵仙9g，金雀根12g，广陈皮6g，左秦艽4.5g，川桂枝 3g，芡实 9g，制玉竹 12g，生薏苡仁 12g，鹿衔草 12g，大枣 5 枚。30 剂，水煎服。

医嘱无特殊不适，可连服 12 个月，暂停 1～2 周继续服用。

五诊：1995 年 12 月 15 日。血沉已下降至 27mm/h。腰背、颈部无疼痛，活动较前更感轻松，但睡眠较差，苔根部薄腻，脉偏细。再宜益气活血、祛风化湿、养心安神。

处方：生黄芪 20g，杭白芍 9g，仙灵脾 9g，吉林参 6g，南川芎 9g，青防风 9g，云茯苓 9g，豨莶草 12g，川牛膝 9g，生白术 9g，左秦艽 4.5g，千年健 12g，生地黄、熟地黄各 12g，金雀根 12g，柏子仁 4.5g，当归身 9g，远志肉 6g，青龙齿 12g（先煎），合欢皮 9g，炒酸枣仁 12g，芡实 9g，制黄精 12g，生甘草 3g，广陈皮 6g。30 剂，水煎服。

患者服药 4 个月，症状基本消失而停药。1996 年 12 月随访，迄今病情稳定，未见反复。

【按语】强直性脊柱炎是一种慢性、进行性的炎性疾病，治疗周期较长。本例患者服中药前后达 3 年以上，基本上没有间断过，血沉由 97mm/h 下降至 27mm/h，病情得到控制。本病应早期诊断、早期治疗，长期坚持服药十分重要。从本例疗程来看，由于患者身居国外，往返不便，故只能开长方。本病病因为风寒湿外邪侵袭，流注经脉，凝结骨节，气血受阻，或肝肾气血不足，寝卧湿地，复感外邪，筋骨失养而发病。用药非重剂大方难以奏效。处方主要掌握两个要点：一是益气健脾、补益肝肾，常用太子参、黄芪、白术、茯苓、山药、仙灵脾、千年健、功劳叶、芡实等；二是活血祛风，取血行风自灭之意，活血多以当归、丹参、生地黄等任之，祛风则善用金雀根、豨莶草、寻骨风、鹿衔草为主药。手法是治疗本病的重要手段，通常以魏氏督脉经手法施用，重在放松僵硬的腰椎小关节及韧带等。

在一些中医文献中，将风痹中的风寒湿着与寝卧湿地分开，这是很有意义的。两者病因不同，侵害人体组织亦不同。治疗上两者都应注意祛风除湿，生活环境要保持干燥，勿再受潮湿侵袭。

本病应与类风湿关节炎相鉴别：本病血沉快，HLA～B27阳性，类风湿因子、黏蛋白正常；类风湿关节炎血沉亦可增快，但类风湿因子多数为阳性，黏蛋白增高，且HLA～B27阴性。一旦患本病后，尽量卧木板床，推荐使用较薄的扁平枕，能使脊柱生理曲度保持在良好的位置上，减轻或避免脊柱后凸畸形。

案2　焦某，男，29岁。初诊时间：2001年11月18日。

病史：患者3年前出现腰背僵硬疼痛，腰部直屈、侧屈、旋转活动均受限，颈椎活动亦受限，左髋关节"4"字试验阳性。面色暗黄，夜寐易醒。脉弦速，苔薄腻。有早搏。

诊断：强直性脊柱炎。

治则：健脾活血，祛风镇痛。

处方：陈皮6g，白术12g，茯苓12g，怀山药12g，焦山楂、焦神曲各9g，当归9g，丹参9g，川芎6g，落得打9g，威灵仙12g，防风9g，豨莶草9g，海风藤12g，金雀根12g，合欢皮12g，鹿衔草9g，谷芽、麦芽各9g，甘草3g，大枣5枚。28剂，水煎服。

建议进行心电图、血沉、骨盆正位X线摄片检查。

二诊：2001年12月15日。疼痛稍见减轻，脉有结代，苔薄腻，再宜健脾活血、祛风镇痛安神。

处方：苍术9g，炒薏苡仁12g，防风9g，金雀根12g，茯苓12g，当归9g，豨莶草12g，鹿衔草12g，茯神12g，丹参9g，秦艽9g，威灵仙12g，白芍12g，桑寄生12g，伸筋草12g，怀山药12g，川芎6g，海风藤12g，广陈皮6g，炒酸枣仁12g，首乌藤12g，大枣6枚。28剂，水煎服。

【按语】李国衡先生认为，风寒湿（以湿邪为主）邪侵袭，流注经脉，凝结骨节，气血受阻，筋骨失养，邪痹经络为本病病机关键。临床病程较长者，湿困脾胃，脾失健运，虚实互错，病情缠绵。治疗则扶正祛邪并重，益气活血健脾，祛风散寒化湿。据此病机，李国衡先生拟定扶正逐痹汤，常以此方为基础方内服治疗。处方组成：党参15g，怀山药9g，紫丹参9g，制何首乌12g，白扁豆9g，川芎9g，苍术、白术各9g，制狗脊9g，土鳖虫9g，云茯苓9g，全当归9g，豨莶草15g，左秦艽4.5g，桂枝3g，制草乌4.5g，寻骨风9g，金雀根12g，鹿衔草12g，威灵仙9g，炙甘草3g，大枣6枚。本例即以此方加减。寒湿较重者，桂枝改用肉桂，酌加炒薏苡仁、藿香、厚朴、蚕沙、汉防己、胆南星等；风寒邪盛者，酌加海风藤、白花蛇、乌梢蛇、木瓜、千年健等；筋络牵掣疼痛者，酌加伸筋草、透骨草、炒桑枝等。

案3　申某，男，43岁。初诊时间：2003年8月29日。

病史：患者颈部自觉疼痛历时已久，曾在当地中医院X线摄片示颈椎生理弧度变直，C4～C5椎体边缘变尖，C4棘突后纵韧带钙化，C4～C5椎体间隙狭窄。

检查：颈、胸、腰椎生理弧度变直，活动明显限制，两髋关节"4"字试验（±）。

诊断：强直性脊柱炎待查。

治法

（1）检查血沉、类风湿因子、HLA-B27。

（2）颈、胸、腰椎及骨盆X线摄片。

（3）暂处方：当归9g，丹参9g，白芍12g，土鳖虫9g，白术9g，茯苓9g，防风9g，秦艽4.5g，生甘草6g，大枣6枚，豨莶草15g，威灵仙9g，络石藤12g，鹿衔草12g，合欢皮12g，牛膝9g，玉米须15g。7剂。水煎服。

二诊：2003年9月8日。血沉50mm/h，类风湿因子＜9.5IU/mL，HLA-B27阴性。颈、胸、腰椎X线片示颈、胸、腰椎广泛性增生，生理弧度稍变直；骨盆X线片示两侧骶髂关节模糊。检查：颈、胸椎活动明显限制，两髋活动右侧较差，以右侧为显。脉速，苔薄白。

处方：独活寄生汤加太子参15g、鹿衔草12g、牛膝9g、桂枝9g、大枣6枚、生甘草6g。共7剂，水煎服。

药渣热敷患处。建议复查血沉。

三诊：2003 年 9 月 20 日。血沉 55mm/h，用药后症状稍有改善，脉平，苔薄白。仍以独活寄生汤加减。

处方：大独活 12g，桑寄生 12g，防己 9g，秦艽 4.5g，细辛 3g，当归 9g，川芎 6g，白芍 12g，熟地黄 9g，防风 9g，桂枝 9g，茯苓 9g，杜仲 9g，炒白术 9g，党参 15g，甘草 6g，牛膝 9g，鹿衔草 12g，陈皮 6g，合欢皮 12g，谷芽、麦芽各 9g，大枣 6 枚。14 剂，水煎服。

四诊：2003 年 10 月 13 日。腰背酸痛症状稍有改善，脊柱活动强直。血沉 55mm/h。脉平，舌腻。拟进行五点式导引锻炼。另嘱患者家属按摩患者背部竖脊肌，或患者自行左右拍肩背部。继续中药内服的同时，进行中药蒸敷。

内服方：独活 12g，防己 9g，秦艽 4.5g，当归 9g，川芎 6g，丹参 9g，白芍 12g，土鳖虫 9g，杜仲 9g，牛膝 9g，党参 15g，生白术 12g，鹿衔草 12g，山药 9g，谷芽、麦芽各 9g，陈皮 6g，茯苓 9g，大枣 6 枚。14 剂，水煎服。

蒸敷方 4 贴，每贴用 5 天。

五诊：2003 年 10 月 27 日。复查血沉 34mm/h，久坐不能立即站起，下午工作后劳累，尤其是换体位不灵活。苔薄腻。坚持导引锻炼，继续蒸敷方外用。内服方以上方加寻骨风 9g、络石藤 12g，14 剂，水煎服。

六诊：2003 年 11 月 2 日。今日出现早搏，血压 146/98mmHg。近日因工作关系夜寐差。再宜祛风活血、养心安神。

处方：独寄生汤合生脉饮加珍珠母 12g、野菊花 9g、鹿衔草 12g，水煎服。

继续外用蒸敷方。另建议心电图检查。嘱注意保暖。

七诊：2004 年 2 月 24 日。最近颈部活动尚佳，腰部又感酸痛，"4"字试验明显受限，右侧较重，脉未见早搏，苔薄腻。以独活寄生汤加味。

处方：独活 12g，桑寄生 12g，秦艽 9g，防风 9g，桂枝 9g，茯苓 9g，当归 9g，白芍 12g，川芎 6g，熟地黄 9g，杜仲 9g，牛膝 9g，党参 15g，鹿衔草 9g，生甘草 6g，珍珠母 12g，合欢皮 12g，野菊花 9g，首乌藤 15g，谷芽、麦芽各 9g，陈皮 6g。14 剂，水煎服。

药渣外敷。

八诊：2004 年 3 月 30 日。T11～T12 两侧酸痛；血沉 16mm/h，血糖 10.4mmol/L。脉平，苔薄腻。

内服方：独活 12g，桑寄生 12g，羌活 9g，防风 9g，桂枝 9g，茯苓 9g，熟地黄 9g，白芍 12g，当归 9g，川芎 6g，杜仲 9g，怀牛膝 9g，太子参 15g，甘草 6g，玉米须 12g，陈皮 6g。14 剂，水煎服。

外用贴膏药 21 张。

九诊：2004 年 5 月 19 日。5 月初在韩国检查诊断为强直性脊柱炎。按压腰肌有酸痛、活动受限，"4" 字试验阳性。检查有早搏。

内服方：独活 12g，桑寄生 12g，羌活 9g，防风 9g，桂枝 9g，茯苓 9g，熟地黄 9g，白芍 12g，丹参 9g，生晒参 9g，茯苓 9g，白术 9g，五味子 9g，麦冬 9g，玉米须 12g，合欢皮 12g，首乌藤 15g，陈皮 6g，甘草 6g，谷芽、麦芽各 12g。14 剂，水煎服。

建议复查心电图检查。

十诊：2004 年 6 月 20 日。服上药后疼痛显著减轻，血沉有波动，为 32mm/h，血糖 5.9mmol/L。苔薄腻，脉偏速。

内服方：独活 12g，桑寄生 12g，秦艽 9g，防己 9g，茯苓 9g，当归 9g，川芎 6g，丹参 9g，茯苓 9g，白术 9g，太子参 15g，五味子 9g，麦冬 9g，玉米须 12g，合欢皮 12g，首乌藤 15g，陈皮 6g，甘草 6g，谷芽、麦芽各 12g，焦山楂、焦神曲各 9g，黄精 9g，薏苡仁 12g。14 剂，水煎服。

十一诊：2004 年 12 月 7 日。昨日腰痛严重，活动受限，脉平，苔薄腻。以独活寄生汤加黄精 9g，薏苡仁 12g，焦山楂、焦神曲各 9g，首乌藤 12g，生晒参 6g。14 剂，水煎服。

十二诊：2005 年 5 月 12 日。腰部疼痛减轻，有时痛醒，前屈、侧弯强直，脉平，苔薄腻。再继续中药内服、外用。另外使用腰围固定。

【按语】强直性脊柱炎患者 HLA-B27 阴性并不能否定其诊断，有不少的阴性者无论从症状、影像学检查都是明显的强直性脊柱炎。本例疗程 2 年，采用手法、导引及中药外用、内服治疗，魏氏伤科的主要治疗方法都用上了。中药内服基本是以独活寄生汤加减为主，李国衡先生自拟的扶正逐痹汤与该方的基本结构相似，都是以补益肝肾气血为主，配伍祛风通络之品，只是用药的选择不同，二者可以相互参照。

案 4 陈某，女，39 岁。初诊时间：2005 年 7 月 1 日。

主诉：腰痛 2 年。

病史：患者于 2 年前（37 岁）剖腹产后出现腰痛，在某医院诊断为强直性脊柱炎。最近体检，MRI 示 L4 ～ L5 退行性改变，生理弧度变直。C4 ～ C6 轻度压迫。

检查：形体稍胖。脊柱未见明显畸形，腰骶部未见明显压痛，活动正常。脉平，苔根稍腻。

诊断：强直性脊柱炎。

治法

（1）导引：上肢上举、腰部五点式。

（2）外用浸酒方：伸筋草 12g，透骨草 12g，当归 9g，红花 9g，桂枝 9g，羌活、独活各 9g，乳香、没药各 12g，威灵仙 12g，五加皮 9g，络石藤 12g，老鹳草 12g，海桐皮 12g，路路通 12g，苏木 9g，泽兰 9g。

【按语】强直性脊柱炎有许多患者的病情并不是很典型，只有轻度的腰痛症状。随着对本病认识的深入、诊断水平的提高，大量以前认为单纯腰痛的患者确诊为强直性脊柱炎。对于症状较轻的患者，可以以外治法为主，早期配合导引锻炼，预防脊柱畸形和僵直。本例外用药物采取药酒外搽，导引采取上肢上举、腰部五点式两种导引方法。根据情况，外用药还可采用魏氏伤科秘方胸脊腔洗方或者洗浴方。导引也有另外两种方式：一是做腰背与颈部伸屈、侧屈和旋转活动，由轻而重，适可而止；二是面对墙壁站立，两足分开与肩同宽，两足距离墙根 10cm 左右，双臂伸直向上，手掌平贴墙面，然后患者使腰背过伸，腹部贴靠墙壁，一松一紧，连续 10

次左右，每日早晚各 1 次。导引应持之以恒，急性发作疼痛时暂停。

第六节　痛风性关节炎医案

案 1　江某，男，80 岁。初诊时间：2002 年 10 月 11 日。

主诉：右足踇趾肿痛 2 天。

病史：患者 2 天前出现右足第 1 跖趾关节肿痛，行走不便。

检查：右足第 1 跖趾关节红肿、压痛。舌根红，苔薄黄腻，脉微弦数。血尿酸 495mmol/L，明显偏高。

诊断：痛风性关节炎。

辨证：血瘀化热。

治则：化瘀清热，消肿止痛。

治法

（1）内服方：生地黄 12g，赤芍 9g，牡丹皮 9g，金银花 9g，连翘壳 6g，京玄参 9g，干芦根 9g，延胡索 9g，焦山楂 9g，丝瓜络 12g，牛膝 9g，茯苓 9g，生薏苡仁 12g，甘草 3g。4 剂，水煎服。

（2）外用方：消肿散 4 贴，外敷。

二诊：2002 年 10 月 15 日。局部肿痛均有减轻，舌脉如前。再消肿止痛治疗。

内服方：生地黄 12g，赤芍 9g，牡丹皮 6g，玄参 9g，金银花 9g，连翘壳 9g，蒲公英 9g，黑山栀 4.5g，干芦根 9g，生甘草 3g，杭甘菊 9g，焦山楂 9g，丝瓜络 9g，云茯苓 9g，六神曲 9g。4 剂，水煎服。

三诊：2002 年 10 月 18 日。右足第 1 跖趾关节仍有微肿。前方出入继进。

内服方：生地黄 12g，赤芍 9g，牡丹皮 9g，玄参 9g，金银花 9g，连翘壳 6g，蒲公英 9g，黑山栀 9g，焦山楂 9g，丝瓜络 12g，炒薏苡仁 12g，炒黄柏 9g，生甘草 3g，延胡索 9g，杭甘菊 9g，川牛膝 9g。5 剂，水煎服。

四诊：2002 年 11 月 2 日。右足第 1 跖趾关节灼热已退，舌红，苔根部仍腻。再清热解毒化湿为治。

内服方：带皮茯苓9g，生薏苡仁12g，连翘壳9g，冬瓜皮9g，川草薢9g，焦山楂9g，广陈皮6g，金银花9g，六神曲6g，炒黄柏6g，生甘草3g，焦谷芽、麦芽各9g。10剂，水煎服。

五诊：2003年3月21日。近日又发右足蹈趾肿痛，局部有热感，脉弦，苔腻。

内服方：黄柏9g，带皮茯苓9g，赤芍9g，金银花9g，生薏苡仁12g，冬瓜皮9g，焦山楂、焦神曲各9g，牛膝9g，生地黄12g，黑山栀9g，丝瓜络9g，野菊花9g，甘草3g。7剂，水煎服。

【按语】痛风性关节炎急性发作临床表现为突然发生的关节及其周围软组织红、肿、热、痛，第1跖趾关节尤其多见，占首次发作的60%～70%，部分患者伴有发热、头痛、周身不适、白细胞升高、血沉加快等全身表现；舌脉可见舌红、苔黄或黄腻、脉弦或滑数等。辨证多属湿热、瘀热，凝结津液，成痰瘀互结之势。方用生地黄、赤芍、牡丹皮、玄参、金银花、连翘壳、蒲公英、黑山栀、干芦根，是结合犀角地黄汤和银翘散的结构，以清热解毒，随诊用茯苓、生薏苡仁、冬瓜皮、陈皮之类以化湿。李国衡先生常用丝瓜络治疗痛风之类的热毒肿痛，《本草便读》云："丝瓜络，入经络，解邪热。热除则风去，络中津液不致结合而为痰，变成肿毒诸症，故云解毒耳。"与本病病机十分合拍。

案2 谢某，男，59岁。初诊时间：1996年5月29日。

主诉：双侧足跟肿胀疼痛5年，加重1周。

病史：患者5年前双侧足跟痛，影响行走及穿鞋，近1周无明显诱因症状突然加重。外院X线片示双侧跟骨跖面骨刺形成。曾给予局部封闭、内服中西药物、外敷药物等治疗无明显好转，症状反复。

检查：双侧足跟跟腱附着处轻度肿胀，伴压痛，以右侧肿胀疼痛明显，局部皮温增高。脉细，舌质红，苔薄腻。

诊断：双跟痛待查。

辨证：血热阻滞，湿毒互结。

治则：凉血消肿，利湿止痛。

治法

（1）消肿散外敷。

（2）尿酸检查。

（3）内服方：生地黄 12g，赤芍 9g，牡丹皮 4.5g，生薏苡仁 12g，赤小豆 9g，炒黄柏 6g，川牛膝 9g，延胡索 9g，丝瓜络 9g，甘草 3g。14 剂，水煎服。

二诊：1996 年 6 月 10 日。双侧足跟疼痛略好转，血尿酸 481mmol/L，明显偏高。苔薄腻，舌偏红。诊断为痛风（湿热毒阻于下焦，壅阻肿痛），治拟清热化湿、解毒消肿止痛。

处方：生地黄 12g，赤芍 9g，牡丹皮 4.5g，汉防己 9g，茯苓 9g，川草薢 9g，忍冬藤 9g，延胡索 9g，金银花 9g，连翘 9g，玄参 9g，甘草 3g。

三诊：1996 年 6 月 20 日。足跟痛症状缓解，行走疼痛减轻，苔薄腻，舌偏红，脉偏细。再前法出入，原方加带皮茯苓 9g，冬瓜子、皮各 9g，10 剂。

嘱饮食避免食用动物内脏，戒酒，多饮水。

2 个月后复查，没有症状反复。

【按语】痛风是嘌呤代谢紊乱及（或）尿酸排泄减少所引起的一组疾病。李国衡先生认为其基本病机为下焦湿热毒内蕴，治拟清热解毒除湿为大法。本案辨证用药充分体现了此特点。首诊先凉血消肿、利湿止痛；二诊血尿酸增高，苔薄腻、舌偏红，当辨属湿热毒内蕴，阻于下焦，大胆投以忍冬藤、金银花、连翘、土茯苓等清热解毒利湿药；三诊疼痛缓解，加强利湿消肿之功，取得较好治疗效果。为避免症状反复，饮食避免高嘌呤食物及戒酒。

案 3　郑某，男，72 岁。初诊时间：1992 年 3 月 11 日。

主诉：右小腿足踝肿痛 2 个月。

病史：患者于 1 月 10 日起无明显诱因出现两足背及踝部肿痛，1 月 25 日于外院治疗，诊断不详，给予青霉素肌内注射 4 天，后口服头孢氨苄，症状未愈。后又改用消炎痛类药物未见好转，症状反复，行走疼痛。

检查：右小腿及踝部肿胀，皮温升高。舌红，苔黄腻，脉细弦。X 线片示右小腿及踝关节未见异常；血常规正常。

诊断：右足及小腿肿痛待查。

辨证：热痹，乃下焦湿热内阻，经络痹阻所致。

治法：清热利湿消肿。

内服方：生地黄 12g，川牛膝 9g，赤小豆 9g，赤芍 9g，生薏苡仁 12g，延胡索 9g，豨莶草 15g，忍冬藤 9g。7 剂，水煎服。

另用消肿散外敷，2 日更换 1 次。

二诊：1992 年 3 月 18 日。血尿酸正常，疼痛仍无缓解。舌红，苔黄腻，脉细弦。宜清热利湿、消肿通络。上方加炒黄柏 9g、丝瓜络 9g、石斛 9g，7 剂。

三诊：1992 年 3 月 25 日。双足疼痛减轻，已能行走，下午足部微肿，灼热感好转。舌略红，苔薄腻，脉细。宜清热利湿、活血止痛。

处方：生白术 9g，炒黄柏 6g，川牛膝 9g，甘草 3g，生薏苡仁 12g，玄参 9g，赤小豆 9g，生地黄 12g，赤芍 9g，牡丹皮 4.5g，延胡索 9g。14 剂，水煎服。

四诊：1992 年 4 月 4 日。症状好转，苔薄白，脉弦细。原治有效，继以巩固为治，加强通络。上方加王不留行 9g，7 剂。

五诊：1992 年 4 月 11 日。局部仍有轻度肿胀，多行后明显，舌偏红，苔黄腻，脉细弦。拟化湿通络消肿。

处方：带皮茯苓 9g，冬瓜子、皮各 9g，生薏苡仁 9g，炒黄柏 9g，川牛膝 9g，炒牡蛎 12g，紫丹参 9g。14 剂，水煎服。

六诊：1992 年 8 月 15 日。局部皮色已恢复正常，足踝及小腿肿痛已止，舌偏红，苔腻。唯湿热未清，可继投化湿健脾调理。

处方：带皮茯苓 9g，冬瓜子、皮各 9g，丝瓜络 9g，生薏苡仁 9g，川牛膝 9g，丹参 9g，白芍 9g，玄参 9g，石斛 12g，王不留行 9g，六一散 9g（包）。7剂，水煎服。

【按语】本例下肢无名肿痛，局部灼热，苔黄腻，辨证属下焦湿热内蕴，热痹疼痛。治先清热利湿、消肿止痛，以黄柏、薏苡仁、川牛膝、玄参等清热利湿；同时生地黄、牡丹皮、赤芍凉血活血；方中赤小豆清热利水、养血消肿，为魏氏伤科治疗下焦湿热常用药味，取其通利下行之功；加用豨莶草，利用其苦寒之性，化湿热、止痹痛。二诊之后在清化湿热基础上，加强通络，如加用王不留行、丝瓜络。五诊方中选用炒牡蛎，因本品功效收敛固涩、软坚散结，现代药理研究其有一定的改善淋巴回流作用，本处用之主要依靠其现代药理作用。六诊局部症状已愈，因苔腻，再投健脾利湿进行全身调理。此症虽非痛风，但是病机相似，故治疗原则与用药和以上痛风医案相仿。这也是中医异病同治的范例。

附：李国衡医话

腰椎退行性病变的成因和辨证施治

老年慢性腰痛或腰腿疾患，常与腰椎退行性病变有关。一般认为年过四十即可出现退行性变化。因病变的部位不同、轻重各异，故不一定均能出现临床症状。但有这种内因存在，往往通过劳损、扭伤等诱因，关节与软组织功能活动发生紊乱，致气血凝滞或水肿，即形成腰痛或腰腿痛。中医伤科对本病治疗有一定疗效，现从文献和临床两方面进行初步整理，以期交流经验，做好老年病防治工作。

1. 中医学对本病的病因认识　《素问·五脏生成》云："肾之合骨也。"《素问·上古天真论》云："女子……三七，肾气平均，故真牙生而长极。"亦云："丈夫……三八，肾气平均，筋骨劲强，故真牙生而长极。"《素问·脉要精微论》云："腰者肾之府，转摇不能，肾将惫矣。"肾藏精，精生髓，髓充骨，肾气充沛，骨骼则坚强有力，尤其与负重的骨骼关节关系更为密切。"五八，肾气衰"，因而呈现退行性病变，动作开始迟钝，腰部损伤的机会逐渐增加，也会加速退行性病变的过程。脊柱关节的退变导致组织结构的平衡失调，出现腰酸背痛，并影响功能活动。

2. 腰椎结构及其生理病理的认识　腰椎是脊柱的组成部分，《灵枢·骨度》将其列入膂骨之内，并云："膂骨以下至尾骶二十一节，长三尺。"张志聪注云："膂骨，脊骨也。"从大椎向下至臀裂起始处，包括有胸椎十二节、腰椎五节、骶椎五节（尾椎在臀裂起始以下，故不在内），两者相差一节。至于长三尺，有的学者做过考证，其对 65 人（平均年龄 21岁，体重 45.3kg，身高 165.7cm）所测得的平均值是二尺八寸，并认为古代人可能比现代人要高一些，故《内经》所述的节数与长度和现代解剖学基本符合，说明了中医学对脊柱结构很早已有认识。《灵枢·骨度》指出了对每一骨节还要"先度其骨节之大小、广狭、长短"。这在临床上有一定的指导意义。大而广者承受应力较大，故在下；小而狭者承受应力较小，故在上；上面易扭，下面易损，为我们提供了病理依据。

脊柱有支撑人体、保护内脏的生理功用。《灵枢·经脉》云"骨为干，脉为营"，张志聪形容为"如藤蔓之营附于干也"。脊柱更属全身之干，在整体运动中，腰部强弱至关重要，强则体轻有力，弱则肢重乏力，不能久坐，故腰者，实为一身之要也。

《医宗金鉴·正骨心法要旨》云："腰骨，即脊骨之十四椎、十五椎、十六椎间骨也。"相当于腰椎二、三、四节，是构成生理弧度和活动范围最大的部位，在运动中所负担的力量较大，容易发生损伤和退行性病变。

3.腰椎退行性病变的分类　中医学对腰痛的分类，隋唐时期分为5类：一曰阳虚不足，少阴肾衰；二曰风痹风寒湿着腰痛；三曰劳役伤肾；四曰坠堕损伤；五曰寝卧湿地。明清时期的分类更为详细，《景岳全书》云："腰痛之虚证，十居八九……"随着西医学的发展，局部退行性病变主要有以下3种常见情况：腰椎增生性脊柱炎、腰椎骨质疏松症、腰椎假性滑脱。在这些疾病中，尚有轻重程度的不同，或伴有病理性骨折、侧突等畸形，或伴有椎体周围韧带增厚钙化而导致椎管狭窄等病变。

4.治疗和辨证

（1）局部辨证

①腰椎增生性脊柱炎：一般无明显畸形，严重者则腰椎正常前突弧度消失或增加；腹部活动有不同程度的限制；直腿抬举受限；臀部有牵拉感，下肢感觉无明显改变；腰部酸痛，可放射到臀部和下肢相应的部位；病史长而反复发作者，局部可发生水肿或粘连；压痛点广泛，常见部位是腰椎两侧的肾俞穴、居髎穴、环跳穴、骶椎两侧边缘、内收肌起点和髂胫束下部，还有膝关节的周围，小腿的比目鱼肌和腓肠肌等处；后期可能出现下肢肌肉萎缩、行走无力、左右摇摆。X线摄片示腰椎有广泛增生改变。

②腰椎骨质疏松症：骨质疏松症与中医学的"骨痿"颇为相似。《素问·痿论》云："肾气热，则腰脊不举，骨枯而髓减，发为骨痿。"腰脊不

举就是腰部不能挺直过伸，与骨质疏松症主要特征"圆背"畸形、腰脊不能挺直是一致的。其原因是肾气热，肾水不足，阳盛阴消，阴液内损所致。近代医学对本病的成因说法尚不一致，但有人认为与性腺分泌有关，用女性激素治疗有一定的作用。这与中医学理论甚为相近。本病以女性为多见，除"圆背"畸形以外，腰背疼痛可传至大腿部，或沿着坐骨神经向下扩散，疼痛与体位活动有关，卧床休息可减轻，行走劳累即加重，不能久坐久立；突然弯腰和颠簸震动能引起椎体压缩骨折，如有骨折，局部可有轻微后突，压痛明显，肢体沉重，不能平卧，喜欢侧卧，腰部伸屈及旋转活动受限。X线摄片示腰椎呈骨质疏松。

③腰椎假性滑脱：腰部疼痛向下肢两侧放射，两大腿外侧或后侧有麻木感；不能久立；腹部有前突畸形，前屈活动限制；直腿抬高限制；两下肢一侧或两侧肌肉萎缩，肌力减退；可能出现跛行；或在行走时有踩海绵之感；滑脱部位大多在 L5 和 S1 及 L4、L5 的节段间，局部压痛；椎体向前移位，腰后可呈凹陷。X线摄片示腰椎向前滑脱，椎弓峡部正常，椎体可有骨赘增生等改变。伴有椎弓峡部先天性崩裂或外伤性骨折的腰椎滑脱为真性滑脱，不属于本文讨论范围。

（2）全身辨证：腰椎退行性病变，且有各种不同情况，但病因基本一致，因而全身辨证也基本相同。其核心是以肾为主，兼顾其他脏器和气血的变化，一般分以下 5 种类型。

①肾阴虚：腰痛酸软，下肢无力，头晕耳鸣，体倦，小便短赤，口干唇燥，舌质偏红，脉细数。此型临床多见。

②肾阳虚：面色㿠白，手足不温，尿频，腰膝怕冷，舌质淡胖，脉沉弱。此型临床比较少见。

③脾肾两虚：腰膝酸软，胃纳不香，脘胀，大便坚溏不调，肢体沉重无力，舌淡苔薄腻，脉软。

④肝肾两虚：头晕目眩，视力减退，口苦易怒，健忘，舌红少津，脉弦。

⑤心肾两虚：腰酸，健忘，心悸不寐，多梦，汗出，脉细弱，舌质

淡红。

（3）治疗："急则治其标，缓则治其本"。局部症状严重则治标，以局部治疗为主；全身症状明显则治本，以整体治疗为主；局部和整体症状并重者则标本同治。治标以外治为主，治本以内治为主，标本同治则内外并重。实践证实，这是有效的治疗途径。

①外治法：可用督脉经手法，但有骨质疏松和腰椎假性滑脱者只能轻手法；局部蒸敷与外洗方，或热敷床及洗浴方、伤膏药等；并结合导引锻炼。

②内治法：肾阴虚者，知柏八味丸主之；肾阳虚者附桂八味丸主之；脾肾两虚者，六味地黄汤合香砂六君子汤加减；肝肾两虚者，补肾固腰汤加减；心肾两虚者，六味地黄汤合天王补心丹加减。

（4）病案举例

案 1：熊某，男，55 岁。

病情摘要：1974 年 4 月感到腰痛，伴两下肢无力，大腿酸痛，感觉减退，行走时两足不能踏平，左右摇摆，步态不稳，上下楼困难。收住入院。

检查诊断：1974 年 8 月伤科会诊。胸椎轻度后突，腰椎活动限制，直腿抬高在 60°左右；腰骶试验有疼痛感，腰部骶棘肌及臀部肌肉有压痛，两大腿前侧知觉减退，跟腱及膝反射活跃，行走时两下肢有牵拉感，左右摇摆；全身症状不明显；X 线片示胸腰椎广泛增生。诊断为胸腰椎增生性脊柱炎。

治疗经过：以局部治疗为主（因其肝功能不正常），先用"洗浴方"，9 月开始手法和导引锻炼，每周 3 次，6 周为 1 个疗程。11 月复查，双下肢牵拉感明显改善，全身感到轻松，但腰椎两侧、两下肢内外侧有广泛性压痛点。开始第 2 个疗程，至 12 月底与神经科共同复查，双下肢牵拉疼痛基本消失，其他压痛点也消失，步态已稳健，上下楼行动方便，结束治疗。1 年后随访，患者一直工作，未见反复。

案2：朱某，女，59岁。门诊号：75-133878。

病情摘要：1977年12月5日初诊。2年前感腰背痛，冬季症状加重，不能起坐和久坐久立，头晕，耳鸣，记忆力及视力减退。X线摄片示脊柱骨质疏松，胸椎轻度楔形改变。经过多种治疗效果不显。

检查诊断：口干，精神萎靡。舌质偏红，苔薄腻，脉细。胸腰椎轻度后突，T7、T8有压痛，腰背酸痛，活动限制。诊断为脊柱骨质疏松症，T7、T8病理性压缩骨折。证属肝肾两虚。

治疗经过：以整体治疗为主，结合腰部肌肉锻炼，内服滋补肝肾方药：生地黄12g，怀山药9g，川续断9g，巴戟天9g，枸杞子9g，肥知母6g，桑寄生9g，仙灵脾9g，女贞子9g，盐黄柏9g，补骨脂9g，生甘草3g。上方随证加减，连服42剂，腰背酸痛已明显改善。但仍口干、头痛、视力模糊，再以六味地黄汤加玉竹、珍珠母、桑椹、石决明、女贞子等清热平肝，继服42剂。至1978年4月，症状基本消失，结束治疗。在内服中药的同时将药渣捣烂，放在布袋内蒸热做局部热敷。1981年4月随访，冬季腰背仍有些酸痛，但影响不大，平时无明显症状，可单独行走半小时以上，原来屈背弯腰，现能挺直，腰部活动前屈90°、后伸25°、左右侧屈35°。

案3：张某，男，55岁。

病情摘要：1981年1月10日初诊。1973年起腰痛，无外伤史，时轻时重。1980年5月加重，向右侧臀部及小腿外侧放射，疲劳后症状加重，右腿跛行无力，晨起疼痛最重，持续3～4小时才能缓解，严重时痛得流泪。

检查诊断：腰部无畸形，后伸活动轻度限制，直腿抬高正常，跟腱及膝反射存在，肌力佳，小腿外侧感觉减退，L4、L5及L5与S1棘间压痛。脉弦，舌质偏红。口干，肢体无力，健忘，耳鸣。X线摄片为腰椎增生，L4、L5滑脱，椎弓狭部正常。证属肾阴虚。

治疗经过：外治与内治并重。局部外敷蒸敷药、伤膏加丁桂散交替使用，并做腰背肌肉锻炼，同时使用牛皮宽腰带固定腰部。内服滋肾强腰方药：以六味地黄汤加枸杞子、制何首乌、制玉竹、制黄精、川牛膝、川续断、杜仲等。1981年3月复诊，已服中药35剂，腰痛减轻，行走步态平稳，无跛行，继续前法治疗。1981年4月8日复诊，晨起右臀部有轻度疼痛，半小时即消失，起坐已无疼痛，小腿外侧感觉正常，行走正常。1982年1月随访，患者一直坚持工作，未见反复。

以上病例主要是临床症状改善或消失，X线片前后无明显变化。

附方如下：①洗浴方：落得打30g，伸筋草18g，生葛根30g，桑寄生30g，徐长卿30g，透骨草30g，制草乌12g，制川乌12g，川牛膝12g，老鹳草30g，羌独活各18g。大锅煎汤，煎二汁，将汤倒入浴缸内，再加水适量，浸泡腰部，每日1剂（热季节用）。②蒸敷方：桂枝30g，当归30g，红花30g，扦扦活30g，五加皮60g，路路通30g，虎杖30g。共研细末，装入小布袋内将口缝合，放在锅内隔水蒸热，热敷患处，每日1次，每剂药可用5～7天（寒季使用）。③补肾固腰汤：生地黄12g，熟地黄12g，黄芪10g，黄精10g，怀山药9g，枸杞子9g，厚杜仲10g，川续断9g，巴戟天9g，制何首乌9g，桑寄生9g，肥知母6g，盐黄柏8g，炙甘草3g。

腰椎间盘突出症的辨证内治

腰椎间盘突出症一般均采用手法、药物、牵引等综合治疗，大多数患者均可得到不同程度的恢复。如果经过3～6个月治疗，症状仍不见好转，则考虑手术治疗。不论非手术或手术治疗，应用中药辨证内治都是一个重要环节。本文试从这一方面将近年的临床实践进行初步小结。

腰者，一身之要也，其活动幅度较大，过度负重，下腰部椎间盘承受压力最大，容易引起腰椎间盘突出，或者由于年龄的增长，椎间盘弹性功能出现不同程度的减退，容易诱发各种退行性改变，当受到外伤时，腰部失去平衡而发生椎间盘突出。突出的部位多数为纤维环后部及后中线两侧比较薄弱处。当腰椎呈前屈位，后纤维环与后纵韧带极度绷紧，髓核由此突出，压迫邻近神经根，出现腰腿疼痛、麻木，脊柱侧突，直腿抬高限制等。由于邻近神经根受到压迫，在急性期局部出现充血水肿；在慢性期间形成瘀滞、粘连等各种病变。在治疗上除手法等解除神经根的压迫以外，还须应用中药辨证内治改善或消除水肿、瘀滞、粘连等病变，对症状迅速缓解和椎间盘周围组织修复均具有一定的作用。

1. 腰椎间盘突出症在临床分期分型

（1）急性发作期：在此期间有两种情况：一是急性腰椎间盘突出；二是陈旧性椎间盘突出，受到外伤、前屈用力、剧烈咳呛、打嚏等诱因引起急性发作，腰腿疼痛剧烈，肌肉痉挛，不能动弹。此属局部充血水肿、瘀肿充血型，治宜凉血化瘀、利水消肿。

（2）突出梗阻期：腰腿疼痛明显，脊柱侧突畸形，腰部活动受限，直腿抬高限制，拉氏试验阳性，肌力减退，影响生活和工作。此时病变部位可能有多种变化，有瘀结、肌纤维硬化的硬结瘀阻型；有气滞血凝，经络不得宣通的气血凝滞型；有风寒湿邪内侵的夹邪痹阻型。在治疗上当辨证施治，运用软坚法、理气化瘀法、驱痹法等治之。

（3）瘀滞化热期：因术后出血瘀积，出现瘀热交织，湿毒蕴结，为肿为痛。证属瘀结化热型，治以凉血解毒、化瘀利水。

（4）症状缓解期：主要症状明显缓解，对生活影响不大，但腰部仍然轻度牵掣疼痛。此为局部肌筋不舒，筋缩络道不畅，证属筋缩络阻型，以舒筋通络法治之。

（5）基本恢复期：主要症状基本消失，但感到腰腿乏力，多走、多立后疼痛明显。中年以上患者多有腰椎退行性改变，以致骨弱筋痿。证属肝肾不足型，以滋补肝肾、强壮筋骨治之。

以上是临床上的初步分期、分型，尚须实践中不断加以完善。

2. 临床内治基本参考量及其配位应用

（1）凉血饮：生地黄、赤芍、牡丹皮、丹参、苏木、土鳖虫等。

（2）利水饮：防己、车前子、泽泻、茯苓、赤小豆等。

（3）解毒饮：黄芩、黄连、黄柏、生大黄、生甘草、土茯苓等。

（4）理气饮：青皮、枳壳、木香、乌药、大茴香、香附等。

（5）化瘀饮：当归、丹参、桃仁、山甲、乳香、没药、生蒲黄等。

（6）通腑饮：生大黄、元明粉、枳实、厚朴、木通等。

（7）舒筋饮：伸筋草、白芍、木瓜、牛膝、桑寄生、秦艽等。

（8）驱痹饮：川乌、草乌、独活、防风、威灵仙、秦艽、海风藤等。

（9）通络饮：路路通、地龙、王不留行、络石藤、鸡血藤等。

（10）软坚饮：马钱子、三棱、莪术、水蛭、川草薢等。

（11）强壮筋骨饮：千年健、楮实子、五加皮、杜仲、补骨脂等。

（12）滋补肝肾饮：熟地黄、枸杞子、山茱萸、肉苁蓉、何首乌、菟丝子等。

在临床上是配伍使用的。例如，急性发作期常以凉血、化瘀、利水法；突出梗阻期常以理气、化瘀、软坚、通络法，或舒筋、驱痹法；在瘀滞化热期常以凉血解毒、化瘀利水法为主；症状缓解期运用理气舒筋通络法；基本恢复期以强壮筋骨、滋补肝肾法等。

3. 临床辨证施治处方举例

例1：腰突症急性发作，局部神经根水肿，咳呛腰腿疼痛加剧，治以凉血化瘀、利水消肿止痛。

处方：生地黄12g，牡丹皮9g，丹参9g，赤芍9g，土鳖虫4.5g，车前子9g（包），汉防己9g，茯苓9g，王不留行9g，赤小豆9g，路路通9g。

例2：手术后局部瘀血停积，为肿为痛，脘腹胀满，大小便不利，身热纳呆，稍有泛恶，苔薄黄腻，脉滑数。此为瘀湿交结，腑气不通，治以通腑化瘀、凉血解毒。

处方：生大黄6g（后下），元明粉9g（冲），枳实9g，厚朴6g，桃仁泥9g，延胡索9g，黄芩6g，黄连6g，木通9g，赤芍9g，生甘草4.5g。

例3：手术后腑气尚通，营热灼盛，瘀血阻滞，苔薄质红，脉滑数。慎防伤损感染。治以凉血解毒、利水消肿。

处方：生地黄15g，赤芍9g，牡丹皮9g，丹参9g，黄芩9g，黄连4.5g，黄柏9g，生甘草4.5g，生大黄6g（后下），土茯苓9g。

例4：患肢直腿抬举不利，臀部疼痛，下肢麻木感。此为气滞筋缩，治以理气舒筋、通络止痛。

处方：青皮 4g，枳壳 4.5g，木香 6g，乌药 9g，当归 6g，红花 4.5g，地龙 9g，山甲 9g，王不留行 9g，鸡血藤 9g。

例5：日久不愈，纤维环等瘀结硬化，或椎体后缘骨质增生，或椎管狭窄伴有间歇性跛行。治以软坚通络、活血止痛。

处方：当归 9g，狗脊 9g，制乳香 9g，制没药 9g，马钱子 1g，威灵仙 9g，乌梢蛇 9g，地龙 9g，川草薢 9g，生甘草 9g。

例6：经持续硬膜外麻醉下手法治疗，或做髓核摘除术后，主要症状均显著好转，拉氏试验阴性，但腰腿无力。此为肝肾不足，筋骨失养，治以滋补肝肾、强壮筋骨。

处方：当归 9g，狗脊 9g，杜仲 9g，千年健 9g，枳实 9g，熟地黄 9g，山茱萸 9g，怀山药 6g，肉苁蓉 9g，炙甘草 9g。

例7：伴有寒湿入络，痹阻作痛，阴雨天疼痛加重，或伴有全身关节游走疼痛。治以祛邪祛痹、通络止痛。

处方：当归 9g，狗脊 9g，五加皮 9g，制草乌 9g，威灵仙 9g，钻地风 9g，乌梢蛇 9g，炮山甲 9g，川牛膝 9g，路路通 9g。

例8：素体肝肾不足，阴虚阳亢，头晕目眩，夜寝不安，舌质红苔薄，脉细弦微数。治以滋水养肝、宁神息痛。

处方：石决明 3g（先煎），青龙齿 15g（先煎），钩藤 9g（后下），山羊角 15g，茯神 9g，生地黄 15g，熟地黄 15g，玄参 15g，天冬 9g，麦冬 9g，五味子 9g，首乌藤 15g。

上述辨证处方举例仅作临床参考。

4. 病例选录

案1：张某，男，46岁。住院号：288856。

病史摘要：患者左侧腰腿痛月余，以往有腰肌劳损史，经针灸、推拿治疗后腰痛缓解。近因打喷嚏而腰腿痛急性发作入院。

检查诊断：脊柱轻度后突，腰部活动前屈 25°、后伸 20°、左右侧屈 25°。直腿抬高试验右 70°、左 20°，拉氏试验阳性，左跗背伸肌力 4 级；

左小腿外侧及足背麻木感。肌电图提示左腓骨长肌患神经源性疾患，左 H 反射未引出。诊断为 L4、L5 椎间盘突出症。

治疗经过：先在持续硬膜外麻醉下手法治疗 1 次，以后无麻醉下手法治疗 1 次，自动控制牵引床牵引 3 次。始终结合辨证内治方药。麻醉下手法治疗后，局部有疼痛、神经根水肿加重反应，予以凉血化瘀、利水消肿之方药，连服 4 剂后，疼痛即见减轻。以后采用无麻醉下手法和牵引治疗时，再以理气舒筋、通络止痛方药连服半个月，症状基本消失。患者原有腰肌劳损，再予滋补肝肾、强壮筋骨处方，连服 1 周。经过 32 天在院治疗，两直腿抬高均达 90°，拉氏试验阴性，腰部活动已恢复正常而出院。

案 2：顾某，女，56 岁。住院号：275993。

病史摘要：2 年前腰部有压伤史，当时剧痛，难以直立，经药物治疗及卧床休息后症状好转。近日又腰部扭伤，腰痛发作严重，活动受限，前屈、后伸疼痛尤甚，右下肢外侧有放射痛，咳嗽及阴雨天症状加重。

检查诊断：脊柱向右侧突，腰部活动前屈 56°、后伸 30°、左右侧屈约 25°，直腿抬高试验右 45°、左 80°，拉氏试验阳性。右膝反射未引出，右小腿及足背外侧有麻木感。诊断为 L4、L5 椎间盘突出症。

治疗经过：患者来自农村，要求手术治疗。术后身热 1 周持续不退，脉数，苔腻，大便干燥难下，胃纳不佳，局部轻度肿痛。即以凉血通腑方药，连服 4 剂后，热退，大便通畅，肿痛减轻，胃纳仍差，自汗颇多。再益气敛汗调理，4 剂后，症状消失。

案 3：许某，女，37 岁。住院号：277434。

病情摘要：1983 年 3 月 8 日，患者因抱一位产妇时不慎扭伤腰部，当即腰部感到疼痛，而后出现右下肢放射痛，开始症状并不严重，未予治疗。4 月 6 日有腿部活动不利，穿裤子困难，当地医院诊断为腰椎间盘突出症。经推拿及局部封闭等治疗未见好转，近 1 个月来症状加剧，行动困难，来我院治疗。

检查诊断：腰椎向右侧突，腰部活动前屈 55°、后伸 10°、左侧屈 15°、右侧屈 110°，L4、L5 右侧压痛，叩击痛向右小腿后侧放射至足跟。右腰

附：李国衡医话

部骶棘肌轻度痉挛，直腿高抬试验左 85°、右 55°，拉氏试验阳性，右伸跗肌力减弱、右小腿外侧感觉减退。诊断为 L4、L5 椎间盘突出症。

治疗经过：6 月 16 日在持续硬膜外麻醉下手法治疗，6 月 17 日腰痛加重，系手法水肿或气滞血凝反应，予以利水消肿、理气化痰方剂，连服 4 剂，症状明显缓解，以后继续内服理气活血通络方药。7 月 4 日查房时，患者患侧直腿抬高 70°以上，拉氏试验阴性，其他症状基本消失而出院休养。

髋 关 节 脱 位 的 证 治

中医学文献记载"髋关节"时称"胯骨"，亦称"大腿根""臀盘""髀枢"，俗称"臀胯"及"大胯大骱"。历代对于这一类损伤极其重视，在伤科著作中亦均有记载。唐代著作《仙授理伤续断秘方》中说："凡胯骨从臀上出者，可用三两人挺定腿拔伸，乃用脚捺入。"元代《世医得效方》说："脚大腿根出臼，此处身上骨是臼，腿根是杵，或出前或出后，须用一人手把住患人身，一人拽脚用手尽力搦，归窠矣。或者锉开，又可用软绵绳从脚缚，倒吊起，用手整骨节，从上坠下自然归窠。"明代《疡医准绳》说："凡臀盘左右跌出骨者，右入左，左入右，用脚踏进，搏捺平正，用药，如跌入内，令患人盘脚，按其肩头，医用膝抵入，虽大痛，一时无妨，整顿平正，用药敷贴，只宜仰卧，不可翻卧，大动后，恐成损患。"其次又对辨证做了以下分析："凡辨腿胯骨出内外者，如不粘膝，便是出向内，以内捺入平正，如粘膝不能开，便是出外，外以外捺入平正，临机应变。"清代《伤科补要》说："胯骨即髋骨也，又名髁骨，其外向之凹，其形似臼，以纳髀骨上端如杵者也，若出之则难上，因其膀大肉厚，手捏不住故也。必得力大者三四人，使患者侧卧，一人抱住其身一捏膝上拔下，一手擎其髁头迭进，一手将大膀曲转，使膝近其腹，再令舒直，其髁有响声者已上，再将所翻之筋向前归之。"

由上述记载可见，中医学对于髋关节脱位的治疗掌握了以下几个环节：髋关节脱位有前脱（内脱）与后脱（外脱）的区别；髋关节复位手法是多式多样的，总之，须二三人以上方可进行；复位后须仔细检查，是否平正；复位后患者宜仰卧，不可翻身大动，否则可能有后遗症发生；复位后应注意筋络归顺；复位后应当用药物敷贴，帮助活血、定痛、舒筋活络。

根据先人的经验及历代民间相传的方法，再取各家之长，结合临床实践，方奠定目前中医学对髋关节复位治疗的形式。

1. 脱位的原因、种类、诊断和治疗

（1）原因：髋关节脱位往往是由于跌仆时，躯体猛烈倾倒，腿部不及支持，扭向一方所致，或系受重量压力，压于腰胯部，是脱位最常见的发生机制。

（2）种类：脱位有前脱（内脱）与后脱（外脱）两种，前者可再分为前上脱及前下脱，后脱亦可分为后上脱及后下脱。

（3）诊断检查：中医学对疾病的检查是非常科学的。首先置患者于仰卧位，采用望、闻、问、切四个步骤做检查。检查的阳性现象如下。

望诊：向前脱出时，患腿有屈曲畸形，下肢呈外旋状，患者往往用手托住患腿，关节活动消失；向后脱出时，患腿短缩，下肢呈内旋屈曲畸形，不能伸直。

闻诊：根据患者因疼痛而发生的呻吟，可察觉患者有烦躁情绪。

问诊：询问受伤情况、时间、疼痛的范围及程度。

切摸：前上脱臼时，可在耻骨上部摸到股骨头；前下脱臼时，可在坐骨部摸到股骨头；后上脱臼时，可在臀部摸到股骨头；后下脱臼时，可在坐骨后摸到股骨头。同时髋臼空虚，臀部呈凹陷状。前脱位时，下肢不能内旋；后脱位时，下肢不能外旋，肌肉呈紧张状态。

根据上述的4种检查方法，可以确定脱位的性质及其脱出方向。发病以后上脱位者较多。

（4）治疗

①前脱位：髋关节向前脱位者，可用望、比的方法观察脱出的方向、受伤的轻重；继用摸的方法，用两手轻轻检查上下骨位，测知两骨离开的

情况、股骨头离位的方向。如无骨折损伤，用单纯的手法复位即可。如年老体弱者，在手法治疗前应先服万应丹，使其筋络舒畅，再将患者平卧于低榻上。

施术人员包括施术者一人，助手四人。第一助手用两手拉紧患者两肩的腋窝，第二助手拉住健腿的足踝，第三助手用两手捺住髂前上棘稳定骨盆。第四助手用两手轻轻托住患腿的膝腘部，轻轻端正下肢的方位而上提，用腿夹住患者的足踝。

医者一手端住股骨，一手按推突出的股骨头。复位动作是施术者用端、推、按、接的手法操作，而第四助手则用晃、提、拔的手法，使股骨头由逆向顺的方向摇动，施术者和助手应同时按照上述的基本手法操作，待患髋向上弯曲而听到响声时，股骨头乃纳入髋臼。

股骨头入臼以后，应静息片刻。第一、二、三助手可离开。患者的健腿亦应弯曲，膝部上耸。第四助手轻轻将患腿放下，与健膝并齐观察有无高低。第四助手可离开，施术者乃用两手托住两膝的腘部，轻轻将两腿同时伸直，此较两下肢有否长短不齐。两足如无长短不齐，则髋关节已完全复位。施术者用两手按揉患侧臀部，使髋部的筋络舒畅，外贴伤膏，以坚强其筋骨。嘱患者休息。

在复位后2天内，若关节内部有酸痛，这是脱位后的正常现象。年老体弱者，应内服止痛安神补气汤，少壮者可内服止痛引血归经汤，2天以后再观察髋关节复原的状况。

复位后的评估：先使患者两足并齐站立；如无疼痛，再将两足分开站立，试观其平衡力，同时两腿下蹲，观察髋关节的摩擦力。如仍无疼痛，可令患者慢步行走。继之使患腿独立，健腿抬起，犹如"金鸡独立"，以观察髋关节的支持力，如患者仍不感觉疼痛或酸痛，可逐步恢复其劳动。

②后脱位：髋关节后脱位的复位治疗是先将患者仰卧于低榻上。施术者一人，助手四人。第一、二、三助手固定患者的方法与前脱位相同，第四助手在提起患腿时，手法动作须加注意。因股骨头已插入臀部的肌层内。若手法过轻，则股骨头不能拔离肉层；重则股骨头有折裂可能，故在

手法动作中，必须软硬力并施。

施术者一手端住股骨内侧，一手推住股骨头，用端、按、推、接的手法，第四助手则用提、拔、晃的动作。医者与助手同时进行，由逆向顺的方向向髋臼推动，若听到响声，即得知股骨头已纳入髋臼。

2. 中医治疗髋关节脱位机制的探讨 中医的手法复位有独到之处，胜过西医的手法。根据中医复位的方法与步骤，以及按照解剖学机制分析如下。

（1）躯干的固定：第一助手用两手握住仰卧患者的两腋。这一个步骤主要是固定躯干，使躯干在提拔时不摇动。

（2）牵引健侧踝部：这一个步骤亦是用以固定躯干健侧踝部的牵引，可使身体在复位时保持直线，不致向两侧摆动。这与第一步骤是极好的平衡牵引。

（3）骨盆的固定：其方法是用两手掌捺住患者两侧髂前上棘。其主要作用是防止骨盆动摇，因而稳定髋臼。这一步骤很重要，因为髋臼稳定后，股骨头才能有更好的复位杠杆作用。国外的相关书籍中亦着重提出这一步骤。

（4）膝屈成直角位：由第四助手之臀部顶住患者的足背，两手托住腘部，用力向上牵引。这一个步骤主要是使股骨头处在正中位，并且在向上牵引时，可借助手的臀部抵住患者的足背，起固定与杠杆作用，加强两手向上牵引的力量。在这个牵引手法中，提、拔、晃三种手法是合周的，使股骨头能脱离软组织，关节囊不至于嵌入股骨头与附近软组织之间。

（5）向外牵引及向后推入髋臼：施术者以两手托住大小转子，先向外拉，然后轻轻屈曲大腿至腹壁，并轻轻内收及加用牵引。最后用左手托住大转子将股骨头推入髋臼。这一手法的特点是很平稳的、根本不见任何突然的抖动，故意外的损伤如骨折等，就极少发生。

（6）复位后的检查：这一点很重要，因为可正确地了解复位是否完全。先屈曲两膝至90°左右，比较两膝之高低是否在一个平面上，此后再伸直两膝，比较足跟是否在一个平面上，同时测验足的旋转活动力是否受限制。

3. 病案报告 石某，男性，40岁。门诊号：167934；住院号：7145。因重物撞击臀部，足外旋、外展而引起脱位。当时右髋处于外旋90°、外展60°位，不能活动，肌肉痉挛。X线摄片诊断为髋关节前脱位。经中医施行复位后，很快就复原。复位后X线片复位良好。卧床休息14天而出院，18天患者已能行走4里路而没有不舒服的感觉，能做各种活动。2个月后X线摄片未见股骨头坏死现象，亦无骨化性肌炎。患者很早就恢复功能与工作。根据西医复位法治疗，必须在麻醉下复位，而中医复位治疗不需麻醉。同时西医必须用石膏固定至少2个月，故至少要4～5个月才能工作；而中医治疗后，仅在短短2个月内就完全恢复工作和正常生活。

4. 小结 髋关节脱位的治疗在中医学文献中，很早就有各种不同的方法，国外文献中的牵引法及目前常用的直位提升法，均在中医学文献内已有记载；而中医的悬吊法，根本未见于国外文献。这一点说明，中医早就有了很多从实际中获得的而且合乎科学的知识。这一部分知识亦包括髋关节损伤的机制、分类及脱位的情况，临床上描写患肢的畸形亦是非常生动真实。

本病的治疗应掌握3个基本问题。

①躯干的固定：中医特别强调这一步。躯干应有严格的固定，不仅是固定骨盆；同时亦应固定胸部与下肢。在这方面，国外文献所提者远不及中医固定的方法好。显然，严格的固定是复位成功的因素之一。

②牵引：这一步骤与西医的方法相同，但中医在实际工作中得到更好的体会，即助手的臀部抵住患者的足背，用两腿夹住患者的踝部，并用力向上牵引。如此则大大增加牵引的力量，并且不会向左右摇摆。这样复位是平稳的，不会引起骨折与其他软组织损伤。

③复位：中医利用两手托住大小转子而复位，如此可以大大缩短复位的杠杆作用。这种复位是直接的，可以减少股骨头的扭转，又可以减少软组织的损伤，是中医治疗髋关节脱位的独到之处。这是从几百年甚或几千年的实践经验中获得的良好方法，而且亦是最科学的方法。国外文献尚未

提出这种复位操作法，足以说明中医在这方面的科学水平是超越了西医的复位法。

中医复位后的检查亦是有很高的科学性，如屈膝检查两膝的高低来评定股骨头有无脱位，在国外文献中，仅用于先天性髋关节脱位（Allis 征）。但西医在损伤性脱位方面并未提出这种检查方法。又如利用两足跟的水平面来测定两侧下肢之长短，亦是非常科学的，比用尺测量准确得多。

在复位的机制上，中医的方法是先提升股骨，使股骨头离开闭孔（内脱或前脱），然后再用双手拉出股骨头而直接纳入髋臼。这种方法要比毕盖洛法好得多，因为它是直接复位，而毕盖洛法是要经过一个旋回后才复位，是间接的；同时用中医的方法复位，不论任何步骤都很少会引起手法损伤。

谈 谈 中 医 学 的 导 引 疗 法

导引疗法是中医学的一个组成部分，是由呼吸运动和躯体运动相结合的或者是各自运用的一种保健和治病的外治法，是我国劳动人民在生活实践中与疾病做斗争所积累起来的经验结晶。

导引疗法的起源是很早的，据历代文献记载，早在 4000 多年以前，我们的祖先就已懂得导引吐纳术。《吕氏春秋·古乐》说："昔陶唐氏之始，阴多滞伏而湛积，水道壅塞，不行其原，民气郁闷而滞着，筋骨瑟缩不达，故作为舞以宣导之。"这些舞蹈就逐渐发展成为医疗方法，称为导引。这就是导引疗法的起源。《庄子·刻意篇》的"熊经鸟伸，为寿而已矣"，是后世五禽之戏的最早记载。

导引疗法在医学领域，春秋战国时期就已经广泛应用。中医学最早的一部经典著作《黄帝内经》中就有关于导引疗法的记载。《灵枢·病传》云："或者导引行气、跷摩、灸熨、刺焫、饮药之一者……"《素问·异法方宜论》云："中央者，其地平以湿，天地所以生万物也众，其民食杂而不劳，故其病多痿厥寒热，其治宜导引按跷，故导引按跷者，亦从中央出也。"王冰注云："导引，谓摇筋骨，动支节。"张志聪注云："导引者，擎手而引欠。"指出了导引是一种躯体的运动。《素问·血气形志》云："形苦志乐，病生于筋，治之以熨引。"王冰注云："熨为药熨，引谓引导。"张志聪注云："劳苦其形则劳筋，志逸而乐，则血脉未尝受病，故治之以熨烙、导引，使血脉荣养于筋则就安矣。"以上记载表明了导引疗法是中医学独特的外治疗法，亦称之为却病延年法。

导引疗法包括的范围很广，大致可以归纳为活动肢体、动摇筋骨、自身按摩、擎手引气等形式，可以治疗多种疾病，如息积、反胃、腰背酸痛、痹证、痿证、肌肉劳损等。应用导引疗法还能够起到引其气血、祛邪通络、荣养筋脉等作用。长沙马王堆三号汉墓出土的帛书中就有一张绘有各种运动姿势的帛画导引图，共有图像 40 余幅。经过考古鉴定，这是公元前 168 年西汉早期的导引图。长沙地处古代中央，与《内经》所指出"亦从中央者出也"是完全符合的。自此以后，历代医家及民间医生对导引疗法都不断地有所创造和发展，使其成为一门专业技术。

汉代杰出医学家华佗非常重视导引疗法，在继承前人有关导引疗法的理论和实践基础上，创立了名曰"五禽戏"的锻炼方法。根据《后汉书·方术列传》记载，华佗曾对他的弟子吴普说："人体欲得劳动，但不当使极耳。动摇则谷气得销，血脉流通，病不得生，譬犹户枢，终不朽也。是以古之仙者，为导引之事，熊经鸱顾，引挽腰体，动诸关节，以求难老。吾有一术，名五禽之戏：一曰虎，二曰鹿，三曰熊，四曰猿，五曰鸟。亦以除疾，兼利蹄足，以当导引。体有不快，起作一禽之戏，怡而汗出，因以著粉，身体轻便而欲食。"既创立了导引的方法，又指出了导引的功用，对后世保健强身和治疗疾病都起了很好的推进作用。

西晋以后，导引的形式和名称更为繁多，葛洪在《抱朴子》一书中说："明吐纳之道者，则为行气，足以延寿矣；知屈伸之法者，则为导引，可以难老矣。"提出龙导、虎引、熊经、龟咽、燕飞、蛇屈、鸟伸、天绕、地俯、猿踞、兔惊等各种名称和动作，均属导引之类。这些方法可以增强体质，延年益寿，与现代的医疗体育相仿。其中有些方法仍在应用。

隋代巢元方等所著的《诸病源候论》辑录了养生方导引法 260 余条。

"一手向上极势，手掌四方转回，一手向下努之，合手掌努指，侧身欹形。转身向似看，手掌向上，心气向下散适。知气下缘上，始极势，左右上下四七亦然，去髀并肋腰脊疼闷"，治疗肾经虚损，风冷乘之的腰强痛。"左右拱手，两臂不息九通，治臂足痛，劳倦，风痹不随"，对导引疗法可以治疗风痹所致的手足肌肤疼痛、伸屈不利等有非常全面而又细致的论述。

唐代孙思邈在《千金要方》一书中，比较详细地描述了导引疗法的方法与作用问题，如"天竺国按摩法"（十八势）及"老子按摩法"等。应用导引疗法后能"百病除行，补益延年，眼明轻健，不复疲乏"，疗效良好。

宋代《圣济总录》也有导引的方法与作用的记述："炼阳消阴，以正遣邪，则气行而患平"；"斡旋气机，周流荣卫，宣摇百关，疏通凝滞，然后气运而神和，内外调畅，升降无碍，耳目聪明，身体轻强，老者复壮，壮者益治"；"安养神气，定固体形，使贼邪不得入，寒暑不能袭，此导引之三大要也"。这里我们可以清楚地看到导引疗法的作用。

元代危亦林在《世医得效方》中提到导引疗法可以治疗腰痛、息积、反胃等多种疾病，特别在"舒筋法"中提到："舒筋法治破伤后筋挛缩不能伸，他病筋缩亦可用。大竹管长尺余，钻一窍，系以绳，挂于腰间，一坐则举足搓滚之，勿计工程，久当有效。"可见导引疗法治疗关节筋缩有良好的疗效。

明代《普济方》治疗各种骨折除正复固定外还反复强调要进行导引才能利于功能的恢复，反映了在明代已将导引疗法在伤科领域中广泛应用。书中还详细描述了一个通过导引疗法而治愈骨折的实例。这是导引疗法的病案记载第一次在著书中出现，说明导引疗法在明代不但有理论根据，而且对于肢体损伤后期功能的恢复，确有较好的疗效。

清朝《寿世青编》对养生却病之道搜罗甚广，特别对导引疗法有详细的论述，并吸取各家所长，归纳为叩齿、咽津、浴面、鸣天鼓、运膏肓、托天、左右开弓、摩丹田、擦内肾穴、擦涌泉穴、摩夹脊穴、甩腿"十二段功"，并附有按语云："学者能日行一二遍，久久体健身轻，百邪皆除，走及奔马，不复疲之矣。"沈金鳌在《杂病源流犀烛》一书中，主张气功可以却病延年，是补方药治所不及，故每病方药治法后，必附导引运动之法，以养气理气。张映汉《尊生导养编》更是专门讲述了导引疗法的方法和作用。

鸦片战争后，中医学受到了严重的摧残，导引疗法也奄奄一息，不得开展。但其在民间有着很高的威信，故这一疗法在民间仍保存和发展着。

中华人民共和国成立后，在党和政府的大力支持下，中医学获得新生。导引疗法的形式越来越丰富，在古代导引疗法的基础上又陆续发展和创造了易筋经、八段锦、却病延年二十势、气功疗法、练功十八法等，已为广大人民群众所采用。

综上所述，导引疗法历史悠久。在历代医学文献中，除了阐述其作用以外，还从实践中创造了许多有效的导引动作，有刚、有柔，有局部、有全身，可以说姿势齐全，包罗万象，是中医学宝库中一份极为珍贵的遗产。从文献记载中我们还可以看出，导引疗法最早用于增强身体素质、防治内科等许多疾病。后来由于不断丰富和发展，从隋代开始，导引疗法直接用于伤科疾病，以后在元、明、清时期许多医学家的著作中，更进一步广泛用于治疗跌打损伤病症，成为治疗各种损伤、促使肢体功能恢复不可缺少的一环。

伤科名家魏指薪先生非常重视导引疗法的应用，对人体各部损伤的后期，有一整套各个部位的导引法。损伤后期，肿胀消退、骨已愈合、骱已整复、筋亦归原，但动作仍不灵活，此为内部瘀血未净，筋缩筋强，关节涩滞。针对损伤部位，魏氏伤科采用不同的导引法，如下颌关节的张口导引，颈部点头、摇头导引，肩部作揖横抬、反扯、摇膀导引，肘部的伸弹导引，腕部的挣弹导引，指部合掌、搓掌导引，腰部的旋转、和腰导引；髋骨起落导引，膝部滚足导引，踝部的挤压导引等。魏氏伤科导引法也是在继承前人的基础上，经过多年实践而形成的。这正是遵循古训，使导引疗法得到进一步的继承和发扬。

经络学说在急性损伤腰痛手法中的指导作用

经络学说在中医伤科临床上，不论对内伤还是外伤的诊断和治疗，都起着重要的指导作用。《灵枢·本脏》说："经脉者，所以行血气而营阴阳，濡筋骨，利关节者也。"伤科疾病主要是四肢和脊柱等运动器官的损伤，伤后常发生不同程度的经络气血紊乱，出现各种病理变化，治疗时要促使骨正筋柔，气血流通，从而使肢体功能得到恢复。

1. **经络学说在急性损伤腰痛表现的具体应用**　腰痛是常见的病症，发生的原因很多。急性损伤腰痛除疼痛症状以外，还有功能活动受限。根据腰部生理活动范围，患者可有前屈限制、后伸困难、侧向运动障碍和旋转运动受阻等各种不同的表现。这些病理表现是与损伤的部位、经络气血循行有关。损伤的部位和经络的不同，表现的症状也各异。我们知道，十二经脉的背俞穴都在足太阳膀胱经上，督脉循行于脊柱正中，而总督诸阳，如果足太阳膀胱经与督脉经损伤，气血阻滞，经络不通而发生腰痛，在临床上则表现为前屈活动受到影响。因此，《灵枢·经筋》说："故阳病者，腰反折不能俯。"足厥阴肝经发生病变时，所致的腰痛则为不能俯仰；阴维脉功能失调亦可发生腰痛，出现后伸活动困难。因此，《灵枢·经筋》亦说："阴病者，不能仰。"至于侧屈和旋转活动，大都与带脉的功能有密切关系，带脉约束诸脉使之不妄行，腰部损伤后带脉失去正常的约束调节作用，因而腰部侧屈和旋转活动均受到限制。

2. **急性损伤性腰痛常用的几种手法**　根据经络学说的理论指导，在临床上对于急性损伤性腰痛，采用魏氏伤科的几种手法治疗，起到了很好的疗效。

（1）督脉经手法：是腰痛的常规手法，既对督脉经有作用，同时对于足太阳膀胱经及足少阳胆经都有较好的治疗作用，既可用于急性腰部扭伤、挫伤，又可用于慢性损伤所致的腰痛。

操作步骤：①患者俯卧位，两腿伸直，肢体放松。助手两人，一人扶住患者两侧腋部，一人握住患者两足踝部，两人同时用力做对抗牵引。魏氏伤科称为牵拉十二经络。医者用两手拇指循患者脊柱两侧腧穴自上而下进行点揉，当点揉到肾俞穴时，必须停留做重点点揉，也就是要适当加强刺激，以后再向下点揉，经过环跳、殷门、委中，直至承山、昆仑等腧穴，须做停留点揉，加强刺激。②助手做对抗牵引，医者固定健侧，按照损伤部位，如伤在腰右侧，则左手按住患部，右手提拉其右足，如伤在腰左侧，则右手按住患部，左手提拉其左足，提拉时一手向前，一手向后，先做前后晃动几次，然后用力一拉，这时患者的腰部可出现"咔嗒"的响声，是手法成功的重要标志。③医者一手伸平，垫于下面，一手握拳频击手背，沿脊柱中线督脉的循行路线，自上而下、有节奏地频频敲击至腰阳关穴时，需停留做重点敲击。该法魏氏伤科称为震击开泄法，可使督脉经气血震荡流畅。④医者用手掌和小鱼际肌的力量从背部两侧、足太阳膀胱经循行路线、督脉循行路线自上而下推按，除推到骶部以外，还要沿大腿后侧、外侧推到足跟部。推按时，手掌要踏实有力，不能轻浮，否则将会影响效果。腰部扭挫伤，症状严重、有多方面的活动限制者，可采用上述手法治疗，症状均可缓解或消失。

作用分析：腰部急性损伤，患者俯卧时经常见腰背部凸起，通过第一步手法，使气血得到通畅，患者即刻俯平，为第二步手法创造有利条件。第二步手法是腰部扭挫伤组织紊乱复位的关键手法，可以正骨理筋，拨乱反正，去除影响经络气血运行的障碍，症状即可消失。第三步手法震击开泄，可以加速督脉的气血流动，起到总督诸阳、调节全身气血的作用。第四步的推法，可使阳经的气血上下贯通，有利于损伤迅速的恢复。督脉经手法过程中非常注意点、线、面相结合。点主要就是用于穴位，线主要是用于经络循行的路线，面主要是用于几条经络的交叉面。根据临床症状表现，如疼痛集中者，应侧重于点；放射性疼痛者，应侧重于线；疼痛范围广泛者，应侧重于面，临证时应灵活掌握。

（2）背法：背法在特殊情况下才能使用，如腰部扭伤或闪挫伤所引起的急性、慢性腰痛，后伸活动限制，或有些脊柱疾病需做过伸复位者，可采用背法。

操作步骤：医者背对背立于患者身后，两肘弯曲，由下而上挽住患者的两肘部；医者的背臀部紧贴患者的背臀部，而后身向前俯，膝关节微屈，缓缓将患者背起，嘱咐患者不要屏气，使全身肌肉放松。当患者被背起离开地面时，再将患者躯体从自己的背部逐渐下滑，当患者的腰部下滑到紧贴着医者的尾骶部时，开始以下动作：①医者左右晃动尾骶部，使患者的腰部和肢体能够得到左右摆动，此时患者有疼痛感。②医者必须掌握时机，迅速而有力地使自己原来屈曲的膝关节突然向后挺直。在挺直的同时应该注意医者的尾骶部向上对着患者的腰部做颠簸震坠动作，使患者腰部突然得到过伸，这时患者腰部可能有组织移动的感觉，骨节与软组织即可得到复位。这一步方法在魏氏伤科被称为挺颠坠震法。以上两步手法必须做到前后衔接和连贯操作。

作用分析：背法对脊柱所产生的有牵拉、过伸、左右晃动等动作，特别是过伸动作幅度较大，对损伤腰痛、后伸明显限制者，可以选用。背法可以对足少阴经筋、足厥阴肝经等起到疏经通络的作用，故症状可改善或消失。此外，在脊柱骨折复位中，背法的作用主要是在椎体的前侧即腹部的一侧，骨折压缩的部分可以通过背法得到复位。

（3）叠挤法

操作步骤：患者取下蹲位，两手置于膝前。医者站于其身后，两膝抵住患者腰部。医者一手推其右肩，一手拉起左膝，然后再推左肩，拉起右膝，两侧对称地晃动患者腰部，每侧晃动3～5次；然后两手按住患者的两肩井穴，使患者腰部向左右侧屈活动；最后突然加重用力，屈动3次，再嘱患者站立，手法完毕。

作用分析：叠挤法是前屈幅度较大的手法，除了前屈之外，尚有旋转侧屈的动作，对于"故阳病者，腰反折不能俯"可选用此法。不能前俯的腰痛主要是足太阳膀胱经、足少阳胆经及督脉等阳经受病，经络阻滞，因而腰部僵直，凡是此种前俯、侧屈限制的急慢性损伤腰痛，在临床上可采用叠挤法。

（4）转腰法

操作步骤：患者站立，两手叉腰，两足分开，与肩同宽。医者站于身后，一手托住其肩，一手推其腰部，并同时嘱患者两足站于原地不动，旋转身体向后，医者将患者肩部向后拉，腰部向前推，先活动 3～5 次，而后突然用力一拉一推，左右侧更换。推拉时，二手需密切配合，同时用力操作。

作用分析：腰痛患者旋转活动困难，或旋转时疼痛明显者，多因带脉受病，失去约束作用，影响旋转活动的功能。转腰法可以使带脉气血运行，恢复其正常的功能，可促使腰部的旋转功能恢复。对于损伤腰痛旋转活动限制者，运用此法效果明显。

经络学说在急性损伤腰痛手法中的指导作用是比较广泛的，不仅仅是以上 4 种手法，在实践中我们体会到，有了经络学说的理论指导，在临床上就可辨证施治，取得良好效果。

3．典型病例

案 1：张某，男，23 岁。住院号：65854。

13 天前，从三张桌子高处反下时，臀部着地，当时昏迷约 15 分钟，醒后感觉腰痛，不能站立，经外地治疗后症状有好转，可勉强行走，而来我院就诊。

检查：脊柱无畸形，腰部两侧骶棘肌有轻度紧张、痉挛、压痛明显；直腿抬高无明显限制；X 线摄片示腰椎未见明显异常。诊断为腰部扭挫伤，阳经气血不能正常循行。

经用督脉经手法治疗后（手法治疗前曾进行肌电图检查显示肌肉痉挛），痉挛消失。1 周后，患者恢复正常活动。

案 2：黄某，女，24 岁。门诊号：1582。

腰痛 3 周，系无意中闪挫，不能站立及行走，曾行局部封闭，症状稍有改善，但腰痛不止，行动不利，而来我科就诊。

检查：腰椎有轻度后凸畸形，活动限制，尤其是腰部后伸活动时限制明显，腰椎小关节处有局限性压痛；直腿抬高试验正常。诊断为腰部闪挫，骨节紊乱，阴经气血阻滞。

经用背法治疗后伸活动立即改善，疼痛减轻。3 天后复诊，腰痛明显改善，后伸活动基本正常。

案 3：梅某，男，34 岁。门诊号：70117161。

2 个月前腰部有扭伤史，腰痛但能行动，经过一般治疗后，症状稍有改善。昨日突然腰痛加重，坐、立、行动均困难，自觉近几天来工作疲劳，再加上扭伤未愈，因而痛剧，而来我院门诊。

检查：腰椎未见畸形，后伸活动尚可，前屈活动明显受限，向左侧屈活动有限制，左侧腰部压痛，肌肉有轻度痉挛。诊断为腰部陈旧性扭伤急性发作，为阳经受病，带脉功能受到影响。

采用叠挤法治疗后疼痛迅速缓解，腰部立即能做前屈活动，行走亦灵活，然后再用中药局部热敷而愈。

案 4：段某，男，63 岁。门诊号：485。

3 天前在推车时不慎扭伤，右侧腰部疼痛明显，而来就诊。

检查：脊柱无明显畸形，腰屈伸活动稍有限制，旋转活动明显受限，右侧腰部肌筋扩张有压痛。诊断为腰部扭伤，带脉失去调节功能。

经用转腰法治疗后患者自觉疼痛明显减轻，活动亦较前灵活；2 天后复查时腰痛消失，旋转活动正常。

颞下颌关节功能紊乱综合征的中医治疗

颞下颌关节功能紊乱综合征是一种伤科常见病。颞下颌关节为左右联动，具有相当的灵活性，包括开合、转动、伸缩、左右摆动等多种功能。颞下颌关节功能紊乱综合征的病因包括用力不当或咀嚼硬性、韧性食物，以致关节组织劳损；或风寒湿邪侵袭而致肌筋挛缩；或下颌关节髁状突与颞骨下窝之间发生微小的移动，中医学称为"错骨缝"，西医学称为"关节盘髁状突相对移位"。发病后患者开口幅度受限，两侧面颊不对称，或出现弹响摩擦音，或有绞锁，关节酸痛，臼齿不能咬紧，言语不够清晰流利。严重者开口困难，不能嚼物，只能进食流质或半流质食物，部分患者病史较长。诊断颞下颌关节功能紊乱综合征应排除其他疾病，如类风湿关节炎，其多伴有手指小关节疼痛、血沉增快、类风湿因子阳性等。老年病例可能有退行性骨关节炎，X线摄片可显示髁状突及关节结节面硬化。

本病患者以女性体质比较瘦弱者为多，多有面色少华、体倦乏力、脉细软、舌苔薄白等表现，辨证属气血偏虚；若伴有外邪者，魏氏伤科称其为"牙槽风"，文献中就有"颊与颊车如糊绷牢，触则痛"的生动描述。

1. 手法治疗 ①医者双手拇指伸进患者口腔内按住两侧第3磨牙处，做上下活动10次左右。②一手固定下颌骨，一手以拇指点揉患侧的下关穴和颊车穴，有酸胀得气感，但以患者能够承受为度，每个穴位点揉10～20次。③以拇指指腹自患侧下关穴开始沿着下颌骨前缘，自上向下按推3～5次，用力要踏实平均，不能轻浮。④用手部小鱼际肌按摩下颌关节周围，放松组织。上述4步手法作为1节，每次3～4节，每周2～3次，病情轻者需治疗2～3周，重者需治疗4～6周为1个疗程。

2. 导引疗法 运用张合口、错腮、舔颌等方法锻炼颞下颌关节，以恢复肌肉、韧带、关节之间的精细协调功能，使颞下颌关节功能稳定而灵活。

3. 自我按摩 ①用拇指指腹或豌豆骨按揉下关、颊车穴的痛点。②用拇指自下颌关节沿下颌骨前缘由上而下抹推。③用手部大、小鱼际肌轮流按摩下颌关节周围。④用手心紧贴关节做上下搓揉，以使患处产生温热舒适感为度。上述按摩每日2～3次，操作时可使用一些润滑油膏，以防皮肤受损。

4. 中药治疗

（1）内服中药：气血两虚者用《正体类要》之八珍汤方加味；有外邪者用《伤科补要》之疏风养血汤方加减。

（2）外用中药：魏氏经验方之下颌洗方：落得打12g，山慈菇9g，伸筋草12g，秦艽9g，络石藤18g，桂枝9g，透骨草12g，全当归9g，乳香9g，没药9g，川芎9g。

注意事项：在治疗期间，应注意局部保暖，避免吃硬性食物。（原刊

魏氏伤科 李国衡医案集

于《中国中西医结合学报》2003 年第 1 期）

漫 谈 足 痛 症

足痛症是临床上常见的一种伤病，以 50 岁左右最为多见，发生的原因很多，造成的病类不一，在国内外引起重视。美国有"足病科"专科，国内也有不少文献进行相关报道。这里对几种足痛症谈谈自己的临床经验。

1. 扁平足

（1）分类：扁平足是临床常见的疾病，可分为松弛型、僵硬型、痉挛型 3 种类型。

①松弛型扁平足：年轻人较多见，不仅足弓松弛，同时肌肉的弹力也消失，足部感到异常疲劳，足部可以向各个方向移动。足弓处有压痛，跟腱有时有短缩，行走时跟腱有牵拉感。由于外翻畸形，外踝有时与跟骨相连，跟腱也移向外侧。不负重时可以用硬纸板测试以知道足弓塌陷的轻重。足底部涂上墨水，站在白纸即可看清足弓塌陷程度。

②僵硬型扁平足：多见于 40 岁以上的成年人，足弓不论负重或不负重均消失，足的活动度很小，保持外翻，内翻不可能（仅仅踝部有活动）。除纵向足弓塌陷外，还可见舟骨内侧隆起。X 线摄片有骨关节炎表现，多见于长时间站立工作者。

③痉挛型扁平足：多见于青壮年，起因多由于踝部韧带劳损引起，距骨下关节粘连或有骨关节炎腓骨肌痉挛。被动内翻时有疼痛，活动受限。也可以因为跟骨骨折后，距骨下关节发生创伤性关节炎而引起，或者是由于先天性跟距骨桥所引起。

（2）治法

①松弛型扁平足：主要矫正外翻畸形，过去一般采用平足鞋、托，现在不主张使用，以免压迫肌肉，使肌肉萎缩，加重扁平程度。本人主张将鞋子足跟内侧垫高 0.3 ～ 0.6mm，后跟前内缘延伸至距舟关节，底内侧需平整，腰部较窄，鞋后跟要宽，鞋子要合足。距跟舟关节、足背、足底部

如有疼痛，可以做下列手法：点揉足背、足底疼痛点；推按跖筋膜，从远侧推向近侧；放松足部关节，可以出现反复的响声。以上手法反复操作，务必使关节筋膜松开，疼痛减轻。在纵弓塌陷兼有横弓塌陷，可将鹅卵石放在水盆中摩揉足底，并用足趾抓夹鹅卵石。早晚各1次。在治疗的同时要改变工种，改善工作条件。

②僵硬型扁平足：治疗效果较差，可以考虑以下方法：中药活血化瘀，内服外用；手法活动足部各关节，先是踝关节，然后是跟距关节、距舟关节、距跗关节、跗趾关节，加大各关节的活动范围。以上手法，每周2～3次，4～6周为1个疗程，同时使用足弓鞋、足弓托。

③痉挛型扁平足：魏氏伤科治疗本病有一定的经验。本病一般慢性发病，症状由轻而重，当患者来就诊时往往已有数月或1年以上，治疗方法如下。

准备阶段：外用活血化瘀洗方，根据症状表现可用内服药，使局部肌肉、筋膜、韧带得到不同程度的松弛，一般需要2～4周。

手法矫正畸形：一助手紧握患者踝上，固定其体位，术者一手托住足跟，一手握足背，托足跟之手的拇指将舟骨由内向外推，握足背之手使踝足向内翻位折返，此时可有骨关节"咯咯"松解声音。这种声音也标志着骨关节的纠正，如一次不行，可以重复进行2～3次。

痉挛畸形得到矫正后，由助手将患者足部保持内翻位，外敷消瘀散包扎。然后用长形夹板两块（长约26cm、宽约8cm、厚0.5cm），一块横置于足踝内侧，另一块竖置于小腿及踝部的内侧，上至小腿中下部，下至足跟。横置夹板须在内踝以下。同时要衬托较厚的棉垫，尤其是小腿与内踝舟骨部棉垫更要加厚，以防引起压迫性溃疡。夹板放置包扎后，应仔细检查一遍，查看夹板放置位置是否正确，棉垫位置及厚度是否恰当。然后再用绷带包扎，先扎踝部，后扎小腿及足部。一般第一次扎得较松，然后再逐步加紧。

每隔3天换药1次，同时用手法继续内翻校正，一般必须多次才能矫正痉挛畸形。在换药时，要注意是否有夹板造成的压迫性损伤，这一点很重要。如有压伤，可以采用"环形压垫"。

夹板固定时间一般为4周，如痉挛仍未完全松弛，固定的时间要适当延长。手法纠正痉挛畸形时，患者应采取卧位。如腓骨肌痉挛明显影响手法效果，可以做局部封闭后施行手法。

去除夹板后的固定处理：外洗方；翻足导引；足弓托及足弓垫、高筒皮靴。如有骨关节炎者，效果较差，应逐步手法治疗，并中药内服外敷。

2. 足跟痛 足跟，中医学称之为"踵"，这一部位疼痛往往与肾经有关。足少阴肾经上行途径中有"四足跟"的通道，年高肾气衰退，跟部蜕变。脚痛之症最多而难治。脚乃人生之下流，水湿之气一犯，则停留不肯去，须提其气而水湿之气始可散。

足跟痛为单侧，也可以为双侧。行走时疼痛症状加重，多发生在年龄较大的患者。疼痛部位多为足跟部侧面或跟下面，或者跖筋膜在跟骨的附着处。在跟部有脂肪垫，由弹性纤维与密集脂肪细胞所组成，其中有纤维层分隔。当负重时，弹性纤维向四周膨胀，不负重时，脂肪垫恢复原来的柱状。随着年龄的增长，脂肪垫胶原纤维发生退行性改变，长期受压或急性挫伤可引起纤维间隔破裂，造成出血，同时脂肪外溢，继续挤压，更可以引起跟骨的皮质增厚，使跟骨内静脉压力增高。这也是疼痛的原因。有些足跟痛，X线摄片可以见跟骨呈现骨刺样增生，是由于跖筋膜牵拉跟骨止点所引起。而增生是一片骨的增生。至于"骨刺"这一名词，有人主张不用，怕患者引起误解，以为是有刺就应该去除，事实上，曾有人手术切除这种骨刺，结果并不能缓解疼痛，反而破坏了脂肪垫，引起行走困难，甚至感染。

（1）诊断：首先辨明疼痛部位。疼痛在跟部两侧多为脂肪垫劳损变性，如有明显肿胀，可能有出血后瘀滞粘连。疼痛点在跟下面，如果无骨质增生，可能为脂肪与纤维间隔损伤，有骨质增生者，则为跖骨筋膜或其他肌肉（如小趾外展肌、跖方肌）劳损所致。其次看有没有肿胀。应两足对比才能看出，有肿胀，则可能内部出血或水湿滞留。第三看局部皮温是否增高。如果升高，可能有慢性的炎症，湿热下注。

附：李国衡医话

（2）鉴别诊断：本病注意与以下疾病鉴别：①跟腱炎与跟腱滑囊炎：跟腱增厚有轻微摩擦者，穿鞋不便，局部压痛。②痹证型跟痛症：类风湿因子阳性；X线摄片足跟下缘有改变。③肾虚跟痛症：久病卧床，皮肉变薄，跟骨脱钙，骨质疏松。

疼痛程度分级：可以采取以下方法：拇指压下后皮肤颜色变色即痛为+++；需要较重力量按下疼痛为++；深按则疼痛为+。

（3）治法：①手法治疗：跟骨边缘疼痛，可用搓法搓揉跟骨周围。跖筋膜及其他肌肉劳损可以用以下手法：搓、按、揉跟部侧面及下面；点揉筋肌、肌肉附着点，反复操作；推按足底部肌肉、筋膜，使之放松；将足部大小关节松解。上述手法每周2～3次。②导引：采用抬跟震坠法。两足跟轻轻抬起，跖趾部负重站立，双前臂向前。两足跟缓缓向下落地，使足跟部产生轻轻震荡，同时两臂收回。以上动作反复10次左右，早晚各1次。③其他：海绵垫或者毛毡垫，用于跟骨疼痛比较集中的患者，针对痛点部位在海绵垫或者毛毡垫上剪一小洞，避免痛点直接承受压力。

足跟痛不单纯是局部病变，与全身有一定的关系，在外治的同时应考虑辨证内治。

中药外用方：①化瘀洗方：刘寄奴12g，川红花6g，南川芎9g，大蓟12g，小蓟12g，独活12g，大黄6g，桑枝9g，鳖甲12g，土鳖虫9g。功能化瘀破积、舒筋止痛。②消瘀散敷药：蒲公英35g，五灵脂50g，参三七15g，泽兰叶20g，乳香15g，没药15g，紫荆皮25g，川大黄15g，丹参25g，刘寄奴20g，续随子15g，土鳖虫15g，苏木10g，老鹳草20g，蒲黄15g，当归20g。以上药粉碾末，用冷开水、饴糖调敷。每1～2天更换1次。功能活血化瘀、消肿止痛。③舒筋活血洗方：伸筋草9g，红花6g，海桐皮9g，秦艽9g，土鳖虫6g，当归9g，钩藤9g，独活9g，乳香9g，没药9g。功能舒筋活血、通络止痛。④足跟痛洗方：莪术9g，当归9g，三棱9g、红花9g，川牛膝9g，透骨草9g，刘寄奴12g，威灵仙9g，徐长卿9g。加醋水煎，外洗。功能活血化瘀、软坚消肿止痛。⑤《证治要诀》脚心痛洗方：川椒目10g，香白芷10g，生草乌9g。用于筋膜挛缩。

⑥骨刺霜：生川乌、草乌各 30g，生香附 30g，乳香、没药各 30g，威灵仙 15g，见肿消 20g，虎杖 20g，透骨草 30g，丁香 6g，肉桂 6g。炼制成霜，局部涂擦，每日 2～3 次。

中药内服方：①桃红四物汤。②大活血汤。③四物汤加味：生地黄、赤芍、当归、黄柏、牛膝、薏苡仁、知母、甘草。用于湿热下注所致跟疼痛，见局部灼热者。④八珍汤加味：带皮茯苓 9g，生薏苡仁 12g，苍术 6g，车前草 9g，白扁豆 9g，陈皮 9g，当归 9g，川牛膝 9g，炒黄柏 9g，丝瓜络 9g，络石藤 9g，大枣 5 枚。用于久病卧床，肾气亏虚者。

中医伤科古代文献资料概要

中医"伤科"亦称为"正骨科"或"跌打科"，是治疗跌打损伤及运动系统的一些疾病。过去从事伤科的先辈，技艺往往秘而不传；有的是武术名家兼行此道，则重于临床实际，口授心传，很少用文字进行经验总结。如此则影响了伤科的发展。而在浩如烟海的中医文献中，相对来看，伤科的文献不足就显得非常突出。

作者近年来对这方面进行了初步探索，在考证中觉得很多文献资料对目前伤科的发展有很大的启示。为此，作者将隋以前的有关中医伤科的文献记载概要，结合临床体会加以摘录，从而丰富后学者的学习内容，以便对提高临床医疗水平有所帮助。

1. **原始社会时期** 远古时代的人类在自然界中生活，为了生存，以兽皮、树叶遮身取暖，同大自然的严寒冰雪作顽强的斗争，一面摄取生活资料，野果、草谷充饥，另一方面防御猛兽的伤害，于此必然要产生一些简陋的医疗活动。据考古学研究，我国约在 50 万年前就有了人类，在原始森林着火或火山爆发中发现了火，并学会了取火，"燧人氏钻木取火，炮生而熟，令人无腹疾"。由于应用了火，被火烫伤之疾在所难免。传说中的"巢氏构木为巢"就是远古时代人类生活的景象。"昔者先王未有宫室，冬则居营窟，夏则居檜巢"，是最原始的房屋。人们白天采集果实，晚上栖息树上，坠堕的发生是必然的；同时在摄取食物过程中受伤出血也在所难免，于是用树木裹、草茎扎或野草敷以止血止痛，这种外治法是最早的医疗活动。正如巴甫洛夫所讲：有了人类，就有医疗活动。因此，医疗来源于人类生存斗争的实践。约在公元前3000年，随着生产工具的改进，石器的精制，弓箭的发明，创伤疾患也随之而频繁发生。而神农"尝百草之滋味，水泉之甘苦，令民知所避就，当此之时，一日而遇七十毒气"，则体现了中草药被人们认识掌握药性的实践过程。

伤痕的记载，最早见于周口店发掘的两块头骨，一个是成年女性，在她的左额和顶骨颞颥线的经过处，有一个约10cm的穿孔，可推断为重击打破的伤口。另一个是山顶洞的老年男性，在他的左额上有一长形凹坑，可能是生前被石块打击的痕迹。

2. 殷商时期　伤疾的最早文字记载，可以从殷墟甲骨文"疾""医"二字的形义得到启示。甲骨文的疾有两种写法：一种象征着人躺在床上流血的样子；一种象征着矢射着人体的姿势。古人以矢伤来描写疾病的痛苦状况，说明古人疾病中以矢伤为多。又如甲骨文的医字，象征着士兵在作战中避免矢伤的防御工具。挡矢伤的工具和治矢伤的方法具有同样效果，于是人们就把能治矢伤的人称为"医"。

3. 周秦汉时期　随着社会生产力的发展，医疗也有了很大的进步，逐渐出现了医事分工和科学的管理制度。《周礼》中将医分为"食医""疾医""疡医""兽医"。疡医掌管肿疡、溃疡、金疡、折疡，其中后二者系属伤科诊治范畴。当时的伤外科尚未分科，由疡医来掌握治疗。那时虽无专门医学书籍，但从古代文献中仍有一些伤疾的记载。《礼记》云："瞻伤、察创、视折、审断。"蔡邕注云："皮曰伤、肉曰创、骨曰折，骨肉皆绝曰断。"说明周代伤疾已有皮肉创伤、骨折、断肢的记载。《左传》云："郑公孙黑将作乱……伤疾作而不果。"据考证，这是郑公被游楚所击伤，显然指的是宿伤。其他如"若跌弗视地，厥足用伤"；"夫代之大匠斫者，希有不伤其手矣"，都是当时对伤疾的一些认识。

长沙马王堆汉墓出土的帛书，有一幅彩绘的导引图，描绘了40余种姿势，如鹞背、熊经等。从内容来考证，该书应是战国时期的著作。关于导引的起源，最早见于《吕氏春秋·古乐》："昔陶唐氏之始，阴多滞伏而湛积，水道壅塞，不行其原，民气郁闷而滞着，筋骨瑟缩不达，故作为舞以宣导之。"这是以舞为导引疗法的记载。

秦汉时期出现了我国现存最早的一部中医经典——《黄帝内经》。该书对人体生理、解剖、病理、诊断和治疗原则都有明确的论述，其中关于筋骨、气血、经络、藏象等学说，为伤科医学的发展奠定了良好的基础。《灵枢·经脉》云："骨为干……筋为刚。"骨犹如本之干，能立其身。筋为劲，能约束骨节。筋骨能支撑人体、连缀骨骼，从而产生运动。有关筋骨与气血的关系，《灵枢·本脏》云："经脉者，所以行气血而营阴阳，濡筋骨，利关节者也……血和则经脉流行，营复阴阳，筋骨劲强，关节滑利矣。"说明了筋骨等组织依靠气血而得以濡养，气血调和，关节滑利，则筋骨刚强。有关筋骨与肝肾的关系，《内经》说"肝主筋""肾生骨髓"，《素问·六节藏象论》云："肾者……主充在骨……肝者……其充在筋。"说明筋骨内受肝血肾气的充养，故筋骨的发育、生长和衰退都与肝肾的盛衰有着密切的关系。如果肝肾亏损的患者，由于筋痿骨脆弱，稍受外伤，即易骨折。"筋伤内动于肝""骨伤内动于肾"，说明筋骨劳伤日久，必然耗损肝血肾气而成劳损。此外，《内经》中亦散在记载着损伤的病因、病理、诊断和治法等。《素问·脉要精微论》云："肝脉搏坚而长，色不青，当病坠若搏，因血在胁下，令人喘逆。"《素问·缪刺论》云："人有所堕坠，恶血留内，腹中满胀；不得前后，先饮利药，此上伤厥阴之脉，下伤少阴之络，刺足内踝之下、然谷之前……见血立已。"说明伤后瘀血归肝，故脉多呈弦；伤后体内瘀血停留，提出攻下之利药和针刺之法，对于由高处坠堕的胸腰椎压缩性骨折，导致脘腹瘀血停积、二便不利，采用攻泻通腑之药，能使症状渐次缓解。这对后世伤科内伤瘀血学说的建立奠定了理论基础。

《汉书·艺文志》著录的《金创瘈疭方》三十卷（已佚），可能是伤科第一部专书。东汉《神农本草经》记载了365种药物，其中有关治伤的药物达百味，为后世伤科治疗学的发展提供了条件。《史记·扁鹊仓公列传》

附：李国衡医话

记载了名医淳于意的 25 则医案，其中两例是伤科病例：其一为宋健的举重受伤，其二为破石堕马受伤。

汉代张仲景《金匮要略》云："千般疢难，不越三条……三者，房事、金刃、虫兽所伤。"后世据此将损伤归于不内外因。仲景还记载了治马坠及金疮的王不留行散方，是目前所能见到的最早伤科方药。

华佗的麻沸散在《后汉书》和《三国志》中皆有记载，现代进行的中药麻醉就是以麻沸散化载而成的。华佗同时倡导导引术，首创"五禽戏"体育疗法，对伤科疾病的功能恢复起到促进作用。

4. 两晋、南北朝时期　晋代葛洪在《肘后备急方》中云"布帛宽缚之"，是伤科包扎术的首次记载。该书系晋元康九年（公元 299 年）以前的作品，故包扎术最迟在公元 3 世纪就有了。而书中记载的软膏敷金疮，也是敷药外治损伤的首次记载。王叔和《脉经》中有脉象和瘀血停留的记载。

南北朝龚庆宣撰《刘涓子鬼遗方》，是我国现存最早的一本外科专书，首次出现了"内伤"二字，其第二卷记载了金疮三十一方（内服 26 方、外治 5 方），有很多方药，在现代伤外科临床仍有一定的参考价值。

主要参考书目

［1］陈邦贤.中国医学史.北京：商务印书馆，1937.

［2］李国衡.伤科常见疾病治疗法.上海：上海科学技术出版社，1960.

［3］贾得道.中国医学史略.太原：山西人民出版社，1979.

［4］北京中医学院.中国医学史讲义.上海：上海科学技术出版社，1964.

本书亦参考了石筱山主编的"伤科发展史（石氏伤科汇编）"及施维智主编"中医伤科发展简史"两部内部资料。